高等医学院校教材
供临床医学类及相关专业用

诊断学实训教程

主　编　应　萍　乌建平　聂景蓉
副主编　任　伟　许　远　张　颖　梁　益
编　委（按姓名汉语拼音排序）
曹　晶（兰州军区兰州总医院）
褚继春（河西学院）
李文阳（河西学院）
李永春（江西医学高等专科学校）
梁　益（广西科技大学第一临床医学院）
刘　涛（河西学院）
聂景蓉（常德职业技术学院）
濮晓明（河西学院）
任　伟（河西学院）
覃　灏（广西科技大学第一临床医学院）
乌建平（江西医学高等专科学校）
许　远（河西学院）
应　萍（河西学院）
张　颖（江西医学高等专科学校）

北京大学医学出版社

ZHENDUANXUE SHIXUN JIAOCHENG

图书在版编目（CIP）数据

诊断学实训教程 / 应萍，乌建平，聂景蓉主编. —北京：北京大学医学出版社，2017. 6（2023. 2重印）

ISBN 978-7-5659-1575-8

Ⅰ. ①诊… Ⅱ. ①应… ②乌… ③聂… Ⅲ. ①诊断学-教材 Ⅳ. ①R44

中国版本图书馆CIP数据核字（2017）第049186号

诊断学实训教程

主　　编：应　萍　乌建平　聂景蓉

出版发行：北京大学医学出版社

地　　址：（100191）北京市海淀区学院路38号　北京大学医学部院内

电　　话：发行部 010-82802230；图书邮购 010-82802495

网　　址：http：//www.pumpress.com.cn

E-mail：booksale@bjmu.edu.cn

印　　刷：中煤（北京）印务有限公司

经　　销：新华书店

责任编辑：韩忠刚　刘云涛　**责任校对**：金彤文　**责任印制**：李　啸

开　　本：850 mm×1168 mm　1/16　**印张**：12　**彩插**：1　**字数**：332千字

版　　次：2017年6月第1版　2023年2月第4次印刷

书　　号：ISBN 978-7-5659-1575-8

定　　价：25.00元

前　言

随着社会的发展，现代医学进入飞速发展的时代，医学教育亦应与时俱进，提高教学质量。培养具有创新精神和实践能力的医学人才，是临床医学教育发展的需要。诊断学是临床各课程的基础，学习诊断学是为了掌握诊断疾病的基础理论、基本技能和基本方法，这些是医学生和临床各科医师必须具备的基本能力。诊断学又是一门实践性很强的课程，主要是要教会学生诊断和思维方法，熟练规范地应用临床基本技能和检查技巧，这些对医学生的培养和发展具有深远的意义。

本书编写的目的是提高合格医师的职业素质，使其具有良好的医患沟通能力、人文关怀精神和爱伤意识，以及高尚的医德医风；同时训练合格医师所必须具备的基本技能，使其具有系统规范地进行体格检查的能力、正确判读辅助检查的技能，并具备临床基本诊断技术操作的能力。本书能够为学生提供良好的学习诊断学的方法，通过问诊、体格检查、心电图检查、实验室检查和X线检查及临床常用诊疗技术的训练，为进一步学习其他临床课程打下基础，也为临床执业（助理）医师实践技能考试做准备。

本书包括问诊、检体诊断、实验诊断和影像诊断，以问诊内容和方法、体格检查项目、检查顺序及操作手法为主线，用临床常见体征鉴别，结合诊断疾病的步骤，逐步训练医学生的临床思维程序；实验诊断有八节，基本涵盖目前临床开展的所有实验内容；影像诊断有五节，以X线检查为主，包含有一些CT检查内容，主要以图片为主，便于同学进行X线片的基本阅读和学习。书中穿插了知识拓展，增加学习兴趣。书后有附录，为病历书写和临床执业（助理）医师实践技能考试提供方便。

本书的问诊和检体诊断部分由任伟、应萍、许远、曹晶、褚继春、李文阳、李永春、聂景蓉编写，实验诊断部分由刘涛、张颖、梁益编写，影像诊断部分由濮晓明、乌建平、覃灏编写。他们有丰富的临床以及教学经验和专业知识，在编写过程中付出了大量心血。但错误与疏漏在所难免，欢迎广大师生与同道不吝赐教，万望斧正，以图再版时修改。

河西学院2015年教材建设项目资助出版，项目编号HXXYJC-2015-24。

目 录

现病史：5 年前，患者开始在紧张和活动时感到心前区不适。4 年前，在一次打球中突感胸前闷痛难忍，并失去知觉。患者被救护车送往当地县医院，诊断“心脏病”，住院 2 周。出院休息 3 周后工作。6 个月后，在一次剧烈活动时，出现了第 2 次心脏病发作，被送往当地县医院，医生告之是“心肌梗死并发心律不齐”，并用抗心律失常药物。医生曾告诉患者应该做心导管检查，但患者感到恢复得很好，不愿做此检查。

入院前 6 个月，患者开始出现较频繁的胸痛，约半月发生一次，并伴有气紧，软弱无力。尽管用了美托洛尔（倍他乐克），一天 2 次、每次一片，硝酸异山梨酯，一天 4 次、每次一片，仍感胸痛，并放射到左上臂。胸痛常常是运动、紧张和饱食诱发。发作时，患者含服硝酸甘油，大多能在 5min 内缓解。逐渐地发展出现步行 200 多米就感气紧。6 个月前，尚能步行 500 米左右。由于自觉病情逐渐加重，患者和其家人要求做心导管检查和进一步治疗而入院。

患病以来，体重无改变，大小便正常，睡眠尚可。

既往史：自幼身体健康。未患过风湿热。15 岁时患急性阑尾炎，行阑尾切除术。没有药物过敏史，无传染病史。曾发现过高血压，血压具体不详，用过药，但没有随访，也未坚持用药。无糖尿病史。血脂情况不详。

个人史：吸烟 21 年，约每天 1 包。4 年前第一次“心脏病”发作后戒烟。不饮酒。无长期用药史，无服用精神药物史。

家族史：父亲有糖尿病，控制不好。外祖父 76 岁时是死于“心脏病”，母亲 69 岁时患胃癌去世。有一个姐姐，体健。一个 10 岁的儿子。家中无高血压患者。无其他传染病史。

请根据以上内容，进行问诊评估。

评估条目应包括：

1. 医生自我介绍。
2. 讲明医生自己的身份。
3. 患者姓名，或用恰当的称谓。
4. 年龄、职业、住址，或其他有关资料。

主诉和现病史

5. 主要症状　胸痛。
6. 诱因　活动和情绪激动。
7. 程度　开始时胸闷感，后来胸痛难忍。
8. 持续时间　大约 5 分钟。
9. 发作频率　5 年前偶尔发作，近半年频繁，约半月一次。
10. 放射部位　左上臂。
11. 缓解因素　休息、含服药物。
12. 病程　5 年，近半年加重。
13. 伴随症状　气紧。
14. 病情发展过程　2 次“心脏病”发作。
15. 发作情况　胸前剧痛，意识丧失。
16. 诊治经过　2 次住院治疗。
17. 诊断性检查　心电图。
18. 医生建议做心导管检查，患者未服从医嘱。
19. 过去住院诊断　心肌梗死和心律失常。
20. 曾用药物　美托洛尔、硝酸异山梨酯。
21. 患者入院要求　做心导管检查和进一步治疗。
22. 患病以来，大小便正常。

23．患病以来，体重无改变。

既往史

24．15 岁时患过急性阑尾炎，手术治疗。

25．曾发现高血压，未随访，也未坚持用药。

26．无糖尿病史。

27．血脂情况不详。

个人史

28．吸烟 20 年，每天 1 包，5 年前已戒烟。

29．工作情况：(教师，工作压力大)。

家族史

30．父亲有糖尿病。

31．外祖父死于“心脏病”。

32．母亲死于胃癌。

33．家族中无高血压病史。

其他关心的问题

34．肯定患者及时戒烟是正确的。

35．解释应服从医嘱，心导管检查可能是应该做的。

二、问诊方法的评估

问诊方法对获取病史资料的质量和建立良好的医患关系非常重要。前面所述的各条技巧都应进行评估。针对具体的患者，每条技巧的应用不尽相同，但这些方法都会在收集资料过程中综合体现，因此，将问诊方法的评估归纳为以下三个方面技能的评估更有实际应用的价值，即收集资料的技能、基本的交流技能和建立融洽医患关系的技能。以下标准可以作为评估问诊方法的参考。由观察者（教师或标准化病人）评分，可以客观反映学生问诊的基本技能。

1．收集资料技能　主要包括问诊内容的组织安排、向患者提问的问题类型、资料的引证核实和对资料进行归纳小结的技能等。收集资料的技能评分标准如下：

（1）很好：对提问内容的组织安排合理，提问目的明确，重点突出。能按顺序提问、问题清楚，由一般提问开始。使患者对所提问题能清楚地理解。对重要而必须要明确的内容进行恰当的引证核实。能自如地对病史进行归纳小结。

（2）一般：对提问内容的组织安排尚可。提问时有遗漏，但能再重新追问。部分问题欠清楚，有时用了诱导性提问或暗示性提问（如你从来没有这种症状，是吗？）。未能在恰当的时机对病史进行归纳小结或小结不完整、不准确。

（3）较差：对提问内容的组织安排不合理，提出问题不明确和（或）重复提问。所提问题不清楚难于回答。未能对重要内容进行引证核实。

2．基本的交流技能　包括问诊的进度、友善的举止、对患者恰当的赞扬与鼓励、及时教育患者、避免医学术语等，反映医生向患者提供信息的能力，基本交流技能的评分标准如下：

（1）很好：适当使用鼓励性语言如“继续讲，我明白”等鼓励患者说出病史，不轻易打断患者，恰当地利用停顿技巧。理解患者提出的问题，并提供足够的信息。对患者的提问能做出令患者满意的答复。语言通俗易懂，避免使用难懂的医学术语。主动鼓励患者提问，既能获得更多的资料，又能确认原来的信息。使用体语正确，如适当的视线接触等。

（2）一般：能给患者一些信息，但不明确患者想要问的问题或不能清楚地判断患者是否理解其意思。谈话中有时出现专业用语或行话而使患者理解有误。有时打断患者或有较长而尴尬的停顿。不能抓住时机及时鼓励患者提问。

（3）较差：忽视患者真正需要或对信息的要求，谈话中多次出现专业用语或行话，患者难于理解医生的提问。不给患者提问的机会，出现不适当的体语如用笔频繁敲击桌面等。

3．建立融洽医患关系的技能 包括医生的仪表整洁、举止大方、尊重患者，具有同情心和建立良好的医患关系的各种沟通技能，如耐心倾听，相互提问，关心、尊重患者等。建立融洽医患关系技能的评分标准如下：

（1）很好：穿着工作服整洁，尊重患者，态度认真。关心、同情患者，使患者感到舒服。建立了良好的医患关系。

（2）一般：工作服不够整洁、不够尊重患者，从言行举止上未能表现出明显的同情心。没有出现责备和厌烦患者的言行。不能时刻使患者感到舒适。

（3）较差：衣着不整、脏乱。言行使患者感到不舒服，或有不尊重患者的言行。

【课堂评估】

1．回答问诊的重要性。

2．回答问诊的方法与技巧。

3．回答现病史包括的内容。

知识拓展

问诊要领总结

组织安排，时间顺序，巧妙过渡，进度适宜；正确提问，耐心倾听，重复关键，小结要领；语言通俗，核实引证，文明礼貌，仪表端正；赞扬鼓励，同情关心，灵活启发，重点探询；注意反馈，诚恳谦虚，鼓励提问，结束得体；不应责备，不可诱问，不用术语，不要连问；要点儿事，必须牢记，驾轻就熟，自有捷径。

第二课　基本检查方法

实训目的

1．掌握：视诊、触诊、叩诊、听诊四种基本检查方法及注意事项。
2．了解：嗅诊的检查方法及临床应用。

【准备工作】

备好听诊器。

【实训内容】

一、视诊

视诊是检查者通过视觉来观察被检者全身或局部表现的一种检查方法。

（一）视诊方法

1．全身视诊　主要是观察被检者全身一般状态和体征，如年龄、性别、发育、营养、意识、面容、体位、步态或姿势等。

2．局部视诊　可了解被检者身体各部分的改变，如皮肤、黏膜、舌苔、头面、颈部、胸廓、腹部、四肢、骨骼关节等。某些特殊部位需借助仪器设备观察，如耳镜、检眼镜（眼底镜）和内镜等。

视诊简单易行，能反复和持续进行，可以前后比较和动态观察。

（二）视诊的注意事项

1．视诊最好在间接日光下进行，亦可借助灯光。在观察黄疸和发绀时最好在自然光线下进行。

2．环境应当温暖，体位和裸露部分应当根据视诊的部位决定，并根据需要做一些动作以配合检查。

3．视诊应当全面系统，以免遗漏体征，并做两侧对比。视诊中应当根据主诉和鉴别诊断的需要，有的放矢、有重点地进行。

4．视诊必须要有丰富的医学知识和临床经验作为基础，否则会出现视而不见的情况。疾病的临床征象繁多，只有通过深入细致和敏锐的观察，才能发现对确定诊断具有重要意义的临床征象。

5．在进行全面系统体格检查时，身体各部分视诊、触诊、叩诊和听诊一般应结合进行。

二、触诊

触诊是检查者用手触摸被检者身体的各部分进行检查的一种方法，其中以腹部触诊最为重要。触诊可以发现视诊未能发现的体征，也能证实视诊所见，还可以明确或补充视诊尚未确定的一些体征。手的感觉以指尖和掌面皮肤最为敏感，因此多用这两个部位进行触诊。

（一）触诊的方法

根据触诊时手施加压力大小不同，可分为感觉触诊法、浅部触诊法和深部触诊法。临床上应根据需要选择适当的触诊法。

1．浅部触诊法　检查者站在被检者的对面或右侧，用一手轻轻放在被检的部位上，利用掌指关节和腕关节的协同动作，柔和地进行滑动触摸。浅部触诊适用于体表浅在病变、关节、软组织，浅部的动脉、静脉和神经、阴囊、精索等。腹部浅部触诊可触及的深度 1cm 左右。

感觉触诊法，又称触感法，检查者站在被检者的对面或右侧，将一手或双手手掌置于被检者某部位，依靠手掌的感觉来判断局部的震动。如检查心脏搏动、心脏震颤、肺部语音震颤和胸膜摩擦感等。

浅部触诊法注意事项：检查完每个区域后，检查者的手应提起并离开检查部位，不能在被检者体表上移动到另一检查区域。

2．深部触诊法　常用于腹部检查。检查者站在被检者的右侧，用一手或两手重叠，由浅入深，逐渐加压以达深部。深部触诊主要用以检查腹腔病变和脏器情况。腹部深部触诊法触及的深度常常超过 2cm。根据检查目的和手法的不同又可分为以下几种：

（1）深部滑行触诊法：嘱被检查者张口平静呼吸，或与被检者谈话以转移其注意力，使腹肌尽量松弛。检查者站在被检者的右侧，以并拢的示指、中指、环指指端逐渐压向腹腔的脏器或包块，在被触及的脏器或包块做上下左右的滑动触摸。如为肠管或索条状包块，则沿与长轴相垂直方向滑动触诊。这种触诊法常用于腹腔深部包块和胃肠病变的检查。

（2）双手触诊法：检查者站在被检者的右侧，右手置于被检查部位，而左手置于被检查脏器或包块的后部，并将其推向右手方向，这样除可起固定作用外，还可使被检查脏器或包块更接近体表以利于右手触诊。常用于肝、脾、肾和腹腔肿块的检查。

（3）深压触诊法：检查者站在被检者的对面或右侧，以拇指或并拢的示指、中指逐渐深压，用以探测腹腔深部病变，以确定有无压痛点，如阑尾压痛点和胆囊压痛点等。检查反跳痛时，即在深压的基础上迅速将手松开，并询问被检者是否感觉疼痛加重或查看面部是否出现痛苦表情。

（4）冲击触诊法：又称浮沉触诊法。检查者站在被检者的右侧，检查时以右手示指、中指、环指并拢，取 70° ～ 90° 的角度，置放于腹壁上拟检查的相应部位，做数次急速而较有力的冲击动作。在冲击时即会有腹腔脏器在指端浮沉的感觉。这种方法一般在因大量腹水使腹腔脏器或包块难以触及时使用。因急速冲击可使腹水在脏器表面暂时移去，脏器随之浮起，使指端易于触及肿大的肝、脾或腹腔包块。注意，冲击触诊会使被检查者感到不适，操作时应避免用力过猛。

（二）触诊的注意事项

1．检查者应先向被检者讲明检查目的和配合要求。指甲要剪短，手要温暖，动作要轻柔。

2．受检者应取适当体位。腹部检查应当仰卧，下肢屈曲，双臂置于体侧，腹肌放松，检查者站在患者的右侧，面向被检者。检查脾时，必要时被检者可取右侧位，左下肢屈曲，右下肢伸直。

3．检查下腹部时，必要时嘱被检者排空大小便，以免将充盈的膀胱或粪块误诊为肿块，或者检查时有不适。

4．触诊时应由浅到深，由轻到重。先检查“健康”的部位，再检查可能有病变的部位。

5．要熟悉脏器的正常位置、大小以及正常的变异。避免将腹直肌、浮肋、游走肾或器官异位误诊为肿块。

操作练习：用浅部触诊法触摸体表浅在病变、关节、软组织、浅部的动静脉等；用深部滑行触诊法和双手触诊法检查腹部脏器肝、脾、肾及肿块；用深压触诊法探测腹腔深在病变的部位或确定腹腔压痛点，如阑尾压痛点、输尿管压痛点等。检查反跳痛时，即在深压的基础上迅速将手抬起，并询问患者是否感觉疼痛加重或观察其面部是否出现痛苦表情；用冲击触诊法检查腹水时腹腔内脏器。

三、叩诊

叩诊是用手指、手掌、拳头等叩击被检者身体某部表面，使之震动而产生声响，根据震动和声响的特点来判断被检查部位有无异常或根据是否出现疼痛来判断病变的方法。叩诊时应嘱被检者充分暴露被检部位，肌肉放松。叩诊多用于确定心、肺、肝、脾等脏器的边界，浆膜腔中液体或气体的多少、肺部病变大小与性质以及子宫和膀胱有无胀大等情况。

（一）叩诊方法

可分为直接叩诊法和间接叩诊法：

1．直接叩诊法　检查者站在被检者的对面或右侧，以右手示指、中指、环指（并拢）的掌面直接拍击被检者的部位，借拍击的反响和指下的振动感来判断病变情况的方法称为直接叩诊法。这种叩诊法适用于胸部或腹部面积较广泛的病变，如胸膜粘连或增厚，大量的胸水或腹水等。

2．间接叩诊法　检查者站在被检者的对面或右侧，左手中指第二指节作为板指紧贴于拟叩诊部位，但不要重压，其他手指稍微抬起，勿与体表接触。右手指自然弯曲，以中指指端叩击左中指第二指骨的前端，叩击方向应与叩诊部位的体表垂直；叩诊时应以腕关节与掌指关节的运动为主，避免肘关节及肩关节参加运动。叩击动作要灵活、短促、富有弹性。叩击后右手中指应立即抬起，以免影响音响的振幅与频率。在一个部位叩诊时，每次只需连续叩击 2 ～ 3 下，如未能获得明确印象，可再连续叩击 2 ～ 3 下。不间断地连续叩击反而不利于对叩诊音的分辨。叩击力量要均匀适中，使产生的音响一致，才能正确判断叩诊音的变化。对待不同的检查部位，叩击力量应视具体情况决定，被检部位范围比较大、位置比较深时，则需使用中度叩诊法，如确定心脏或肝的绝对浊音界；当被检脏器或病灶位置距体表较深，达 7cm 左右时则需使用重（强）叩诊法。

（二）叩诊音

被叩击部位的组织或器官因密度、弹性、含气量以及与体表间距不同，故在叩击时产生不同的音响。根据音响的频率（音调高低）、振幅（音响强弱）和是否乐音（音律和谐）的不同，在临床上叩诊音常分为清音、鼓音、过清音、浊音、实音 5 种。

1．清音　清音是一种音调低、音响较强，频率为 100 ～ 128 次 / 秒，振动持续时间较长的非乐性叩诊音，是正常肺部的叩诊音。

2．鼓音　鼓音是一种和谐的乐音，与清音相比音响更强，振动持续时间也较长，在叩击含有大量气体的空腔器官时出现的叩诊音。正常人见于左侧前下胸的胃泡区及腹部。病理情况下，可见于肺空洞、气胸、气腹等。

3．过清音　过清音是属于鼓音范畴的一种变音，介于鼓音与清音之间，音调较清音低，音响较清音强，为一种类乐音。临床上常见于肺组织含气量增多、弹性减弱时，如肺气肿。

4．浊音　浊音是一种音调较高、音响较弱、振动持续时间较短的非乐性叩诊音，在叩击被少量含气组织覆盖的实质脏器时产生的音响，如叩击心脏或肝被肺的边缘所覆盖的部分，或在病理状态下如肺炎（肺组织含气量减少）所表现的叩诊音。

5．实音　亦称**重浊音或绝对浊音**，音调较浊音更高、音响更弱、振动持续时间更短的非乐性叩诊音，如叩击实质脏器心脏或肝所产生的音响。在病理状态下，见于大量胸腔积液或肺实变等。

（三）叩诊的注意事项

1．环境要安静和温暖。被检者裸露部位不应感到寒冷。检查者手要温暖。

2．被检者应保持适当体位，如胸部叩诊，可取坐位或仰卧位，腹部叩诊常取仰卧位。少量腹水，嘱被检者侧卧位或膝胸位。

3．叩诊要按一定顺序进行，从上到下，从前到后，并做两侧对比，注意对称部位音响的异同。

4．根据检查部位和检查目的而选择适当的叩诊方法。

操作练习：学会用直接叩诊法与间接叩诊法，尤其是间接叩诊法，进行胸部和腹部的叩诊音的检查。

四、听诊

听诊是用耳朵或借助听诊器听取被检者身体各部位发出的声音，并根据音响强弱、音调高低、声音性质以及变化来判断脏器是否正常的一种诊断方法。

（一）听诊方法

1．一般听诊　检查者用耳朵听取被检者身体某一器官发出的音响，如语声、咳嗽、呃逆、呼吸、啼哭、嗳气、肠鸣音、骨擦音等。

2．直接听诊法　检查者用耳郭（耳廓）直接贴附在被检者的体壁上进行听诊，用这种方法所听得的体内声音很微弱。该方法不够卫生，也不便施行，某些部位更难以用直接听诊，故目前只有在某些特殊或紧急情况下才采用。

3．间接听诊法　即用听诊器进行听诊的检查方法。此法方便，可在任何体位时使用，而且对脏器运动的声音还能起到放大的作用。间接听诊法的使用范围很广，除心脏、肺、腹部外，还可听取血管音、皮下气肿音、肌束颤动音、关节活动音、骨折断面摩擦音等。

（二）听诊注意事项

1．环境应安静和温暖，在寒冷季节应使听诊器胸件温热后再接触被检者体表，以免因寒冷引起肌肉震颤而影响听诊。

2．被检者取一定的体位，一般取坐位或卧位。有时需配合呼吸运动或变换体位后再听诊。

3．检查部位应充分显露，并采取舒适体位，使其全身肌肉松弛，以便进行听诊。切忌隔着衣服听诊，以免衣服摩擦发出音响。检查者要采取适宜方便的位置进行听诊，用手持听诊器的胸件，紧贴于听诊部位，避免缝隙漏气或因摩擦而产生杂音，不可用过度的压力以致被检者感到痛苦。

4．集中注意力听取检查器官所发出的声音，辨别外来的杂音。听诊一个器官时应将其他器官发出的声音忽略，如听诊肺部呼吸音或啰音时，应暂时忽略心音和心脏杂音。

5．听诊应与视诊、触诊、叩诊结合起来。听诊肺部时应上、下、左、右对照鉴别。

（三）听诊器

临床上最常用的是软质听诊器，由耳件、胸件（或称体件）、连接管（或称皮管）等部分组成。使用前先检查听诊器有无故障（阻塞、松动、破裂），使用时将弯曲金属管的凹面向前，将耳件放在两耳的外耳道，注意耳件弯度要与外耳道相适应。连接管要避免与其他物品摩擦。胸件分钟型和膜型两种。钟型用于小部位的听诊，如小儿肺部、体型瘦者的肋间等，低音调听诊效果较好，如二尖瓣狭窄的隆隆样舒张期杂音（图 2-1）。膜型适用于较大部位听诊，高调的声音听诊效果较好，如主动脉瓣关闭不全的叹气样杂音。

操作练习：学习用听诊器相互听取体内某些脏器活动时所产生的微弱声音。根据其变化来推断脏器病变情况。听诊是检查心、肺疾病的重要手段。

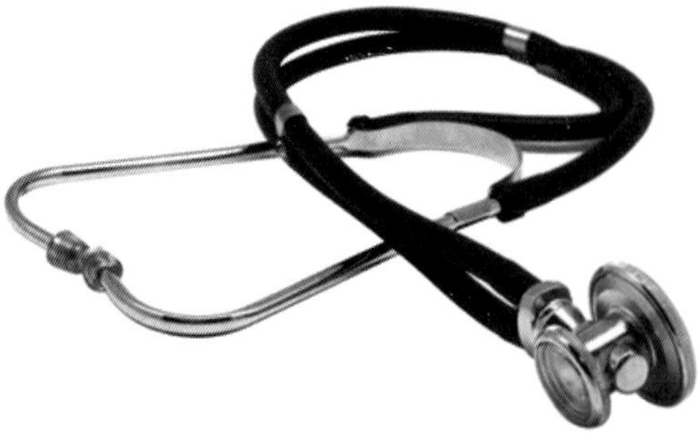

图 2-1 听诊器

五、嗅诊

嗅诊是检查者通过嗅觉来发现被检者发出的异常气味的方法。异常气味大都来自皮肤、黏膜、呼吸道、胃肠道、呕吐物、排泄物和脓液等。嗅诊的检查者可用手将气味扇向自己的鼻部，然后仔细判断气味的特点与性质。临床上经常用嗅诊检查的有狐臭味、汗液味、呼吸味、痰液味、呕吐物味、粪便味、尿液味和脓液味等。

操作练习：学习嗅诊检查，以嗅觉辨别发自患者体表、呼吸道、胃肠道或呕吐物、排泄物等的异常气味，以判断疾病的性质和变化。

【课堂评估】

1．请正确演示触诊的几种方法，并说明检查结果。

2．请正确演示叩诊的几种方法，并说明是哪种叩诊音。

第三课　一般检查

实训目的

1．掌握：一般状态、皮肤黏膜、全身浅表淋巴结检查。重点掌握血压、体温的检查方法和临床意义。

2．了解：正常状态和异常改变的临床意义。

【准备工作】

1．备好听诊器、血压计、手电筒、压舌板、体温表（口表及肛表）、消毒棉签、直尺、软尺、标记笔等。

2．一般检查时，被检者可取坐位，检查者站（坐）在其对面；取仰卧位时，检查者位于被检者右侧。

【实训内容】

一、生命征

（一）体温

1．检查方法　常用的方法有口腔测量法、腋下测量法和肛门测量法三种。用于口腔测量的体温表叫口表，用于腋下测量的体温表叫腋表，用于肛门测量的体温表叫肛表。无论用哪种测量方法，测量前都应将体温表内的水银柱甩至35℃以下。测量后取出体温计，观察刻度后甩下水银，放入盘中。

（1）口腔测量法（口测法）：将口表消毒、擦干，将水银头端放于患者舌下，让患者紧闭口唇，切勿用牙咬，也不要说话，以免体温表被咬碎或脱落，5min 后取出。正常的口腔温度为36.2 ～ 37.2℃。该法较为准确，但不能用于婴幼儿及神志不清者。

（2）腋下测量法（腋测法）：擦干患者腋下，将腋表轻轻放入患者腋下，使水银头端置于腋窝的顶部，让患者夹紧腋窝。10 min 后取出。正常腋下体温为 36 ～ 37℃。该法简便安全，且不易交叉感染，为最常用的体温测量方法。

（3）肛门测量法（肛测法）：让患者屈膝侧卧或俯卧，露出臀部，将涂有凡士林或肥皂液的肛表水银端，轻轻插入肛门内 3 ～ 4cm，不可插入太深，需用手扶持。5min 后取出，用软纸擦净体温表后，读出体温刻度。正常肛门体温为 36.5 ～ 37.7℃。该法测值稳定准确，多用于婴幼儿及神志不清者。

2．读数方法　一手拿住体温计尾部，即远离水银柱的一端，使眼与体温计保持同一水平，然后慢慢地转动体温计，从正面看到很粗的水银柱时就可读出相应的温度值。读数时注意千万不要用手碰体温计的水银端，这样会影响水银柱而造成测量不准。

3．相互换算　肛测法最准确，是测量的标准，但不方便；口测法比直肠低 0.5℃，腋测法比肛测法低 1.0℃。

4．注意事项　腋下如有汗液，需擦干再量。若测量时间未到就松开腋下，则需重新测量，时间应重新计算。在测量体温前凡影响实际体温的因素（如饮开水或冷饮、热毛巾擦拭腋窝等）均应避免，喝热饮、剧烈运动、情绪激动及洗澡需待 30min 后再测量。玻璃体温计最高温度值是 42℃，因此在保管或清洁时温度不可超过 42℃，不可将体温计放入热水中清洗或用于测量水及其他物体的温度。

知识拓展

新型体温计

近年来体温测量方法还出现了耳测法和额测法，体温计除了水银体温计外，现在还有电子体温计和红外线体温计。

电子体温计使用方法：①用棉花棒或卫生纸蘸取乙醇擦拭消毒感温头和量温棒部分，为避免机件受损，请勿以乙醇或其他溶液接触感温头及量温棒以外的部件。②按一下 ON 键则打开体温计。开机后数字显示检测，并会鸣叫一声。显示屏显示上次关机时所读取的温度值（188.8 表示功能正常，过 2 ~ 3s 后显示上次记录的温度），过 2 ~ 3s 后显示（L0）和闪动的“° C（° F）”表示此时开始可以测量温度。③测腋窝温度：测量前手臂自然下垂，将腋窝夹紧 1min，使腋窝温度稳定；将体温计的感温头置入腋窝中央并夹紧约 1min，待显示屏℃符号停止闪烁即表示腋窝温度已测量完成。④测口腔温度：测量前将双唇闭上约 1min，使口腔内温度平稳，将体温计的感温头置于舌下内侧根部和舌紧密接触后，将双唇紧闭约 1min，待显示屏℃符号停止闪烁，即表示口腔温度已测量完成。⑤如果温度 > 37.5℃，则听到短促的蜂鸣声。⑥按一下 OFF 键则是关闭体温计。若忘记关闭，10min 后体温计自动关闭。

红外线体温计使用方法：测试的部位主要有两个，一个是额头，一个是耳朵。测量额头的红外线体温计叫做额温体温计（额温计），测量耳朵的体温计叫做耳温体温计（耳温计）。

额温计使用方法：①使用前必须先做室温校正，即根据额温枪所附说明换算成中心温度。②测量者必须在休息状态下，额头保持干燥。③将额温计置于额头前 2 ~ 5cm，按压按钮测量，直至颜色改变或显现温度数据。

耳温计使用方法：①按电源钮，确定“预备标志”已经显示。按下滑板按钮，探头伸出并自动套上胶套，检查胶套有无破损，无破损则 30s 内测完体温。②三岁以内：要把耳朵向下向后拉，再将耳温枪测温头置入耳朵内。三岁以上（含大人）：要把耳朵向上向后拉。将探头置入耳道密合，按压测温钮，持续 1s，听到单一长音“哔”声放开，完成体温测量。③取出耳温枪，将滑板快速退回，胶套自动脱离探头，读取温度。

（二）呼吸

检查方法：通过视诊观察胸部、腹部的运动类型、频率、节律、深度和两侧呼吸运动是否对称。要求观察至少 30s。

（三）脉搏

检查方法：一般常用桡动脉处触诊，要求检查至少 30s。

注意事项：

1．脉搏检查主要是用触诊方法。

2．检查脉搏时，必须选择浅表的动脉，一般多用桡动脉。特殊情况下，也可检查颞动脉、颈动脉、肱动脉、股动脉和足背动脉。

3．检查者手指并拢，以示指、中指和环指指腹平放于桡动脉近手腕处，仔细感觉脉搏搏动情况，注意其速率、节律、紧张度、强弱、有无特殊脉搏、动脉管壁情况等。

4．两侧均须触诊，以作为对比。正常人两侧差异很小，难以察觉。某些疾病时，两侧脉搏出现明显差异，如两侧脉搏强弱不等，或一侧无脉搏。

5．上下肢脉搏应做对比性检查，并应同时做上下肢血压测量，以发现某些疾病，如多发性大动脉炎、主动脉缩窄等。

（四）血压

1．检查方法

（1）被检者至少安静休息 5min，在测量前 30min 内禁止吸烟和饮咖啡，排空膀胱。

（2）被检者取坐位，最好坐靠背椅；裸露右上臂，衣袖松解，肘部置于与心脏右心房同一水平（坐位相当于第 4 肋骨水平，卧位相当于腋中线水平），稍外展 45°。若疑有外周血管病，首次就诊时应测双臂血压。特殊情况下测量血压时可以取卧位或站立位；老人、糖尿病患者及常出现体位性低血压情况者，应测立位血压。立位血压测量应在卧位改为站立位 2min 后。切记不论被检者体位如何，血压计应放在心脏右心房水平。

（3）打开血压计开关，血压计水银柱液平面应在“0”点。使用大小合适的袖带，袖带内气囊至少应包裹 80% 上臂，大多数人的臂围 25 ～ 35cm，宜使用宽 13 ～ 15cm、长 30 ～ 35cm 规格的气囊袖带，肥胖者或臂围大者应使用大规格袖带，儿童用较小袖带。

（4）将袖带气囊对准肱动脉，紧贴缚被检者上臂，松紧适度（能伸进一指为宜）。袖带下缘应在肘弯上 2 ～ 3cm。于肘窝处触摸肱动脉，将听诊器胸件紧贴皮肤置于肱动脉处。

（5）最好选择符合计量标准的水银柱式血压计进行测量。若使用机械式血压表或符合国际标准的电子血压计，需与水银柱式血压计同时测值校正。

（6）测量时右手向袖带内快速充气，气囊内压力应达到桡动脉搏动消失并再升高 20 ～ 30mmHg，然后以恒定速率（2 ～ 6mmHg/s）缓慢放气，双眼平视汞柱液平面并随之下移。心率较慢时放气速率也较慢。

（7）在放气过程中仔细听诊听取柯氏音，观察柯氏音第 1 期与第 5 期水银柱的垂直高度。根据柯洛特柯夫（Korotkoff）5 期法，首先听到的响亮的拍击声（第 1 期）为收缩压，随后拍击声有所减弱和带有柔和吹风样杂音为第 2 期，第 3 期为较响杂音，然后音调突然变得沉闷为第 4 期，最终声音消失即是第 5 期，为舒张压。儿童、妊娠妇女、严重贫血、主动脉瓣关闭不全或柯氏音不消失者，以柯氏音第 4 期（变音）定为舒张压。获取舒张压读数后快速放气至零，根据听诊结果读出血压值。

（8）血压单位用毫米汞柱（mmHg）。毫米汞柱与千帕斯卡（kPa）的换算关系，1mmHg = 0.133kPa。

（9）应至少相隔 1min 重复测量，取 2 次读数的平均值记录。如果 2 次测量的收缩压或舒张压读数相差＞ 5mmHg，则相隔 2min 后再次测量，然后取 3 次读数的平均值。

（10）向右倾斜血压计，使汞柱内水银进入水银槽，关闭开关，整理好袖带。

（11）下肢血压测定：取俯卧位，用较宽的袖带缚于腘窝上 3 ～ 4cm，余同上肢。

2．注意事项

（1）检查血压计，水银柱是否在“0”点。

（2）测量时被检者的肘部位置与心脏右心房处于同一水平。

（3）血压计气袖绑扎部位正确、松紧适宜，气袖均匀紧贴皮肤缠于上臂，其下缘在肘窝以上 2 ～ 3cm 处的肱动脉表面。

（4）听诊器胸件放置于肱动脉搏动处（不能塞在气袖下）。

（5）测量过程要流畅，读数正确。向气袖内充气，边充气边听诊，肱动脉搏动声消失，水银柱再升高 20 ～ 30mmHg 后，缓慢放气，双眼观察汞柱，根据听诊和汞柱位置读出血压值。

二、一般状态

1．发育　发育一般以年龄、智力及身高、体重的关系以及躯干、四肢生长比例是否匀称来衡量。

检查方法：测量身高、体重，必要时测量头围、胸围、指距、坐高。

成人发育正常的指标：头部的长度为身长的 1/8 ～ 1/7；胸围约为身长的 1/2；双上肢展开后，左右指端的距离基本等于身高；坐高等于下肢的长度。

知识拓展

臂展 = 水平张开双臂，手臂伸直两手中指尖的距离。臂长 = 一只手水平抬起伸直，指尖到腋窝的距离。

2．营养　根据皮肤、毛发、皮下脂肪、肌肉发育情况综合判断为良好、中等或不良。不能单纯以肥瘦为标准。

检查方法：检查部位为前臂屈侧或上臂背侧下 1/3 处。检查内容：观察皮下脂肪的充实程度，嘱受检者手臂放松下垂，捏起皮下脂肪，捏时两指间的距离为 3cm，标准厚度男性一般为 12.5mm，女性一般为 16.5mm。

知识拓展

体质指数与腰臀比

BMI 即身体质量指数（body mass index，BMI），简称体质指数，是目前国际上常用的衡量人体胖瘦程度以及是否健康的一个标准。适用于 18 岁以上的成年人。

计算公式：体质指数（BMI）= 体重（kg）÷[身高（m）× 身高（m）]

即体质指数（BMI）= 体重（kg）÷ 身高 ^{2}（m^2）

我国居民的体质指数在 18.5 ～ 24 之间。BMI ≤ 18.5 为消瘦，≥ 24 为超重，≥ 28 为肥胖。

WHR 即腰臀比（waist-to-hip ratio，WHR），是腰围和臀围的比值。腰围：经脐部中心的水平围长，或肋最低点与髂嵴上缘两水平线间中点线的围长，在呼气之末、吸气未开始时测量，用软尺测量。臀围：臀部向后最突出部位的水平围长，用软尺测量。

女性理想的腰臀比例在 0.67 ～ 0.80 之间，男性在 0.85 ～ 0.95 之间。女性大于 0.8，男性大于 0.9，可诊断为中心性肥胖。

3．意识状态　意识状态是指人对周围环境和自身状态的认知与觉察能力，是大脑高级神经中枢功能活动的综合表现。意识状态的检查主要是给予言语和各种刺激，观察患者反应情况加以判断。正常人意识清晰。意识障碍按其程度由浅至深分为：嗜睡、意识模糊、昏睡、昏迷、谵妄。

检查方法：

(1) 检查睁眼反应：可压迫眶上切迹（眉弓处）或捏挤上臂或大腿内侧，观察被检者有无睁眼或能否用语言表达的痛苦表情，如失语、语言不通、气管切开等患者，观察其身体语言。

(2) 检查语言反应：可呼唤被检者姓名或摇动被检者，观察有无睁眼甚至言语，询问其近期生活事件，判断被检者是否能正确回答问题。

(3) 检查被检者的运动反应，可指令被检者做动作，观察被检者能否按吩咐进行动作。

4．面容与表情　面容是面部呈现的状态，表情是在面部或姿态上思想感情的表现。正常人表情自然，神态安怡，当被某些疾病困扰，或疾病发展到一定程度时可出现某些特征性面容与表情。典型面容有急性面容、慢性面容、贫血面容、病危面容、二尖瓣面容、肝病面容、肾病面容、甲亢面容、黏液性水肿面容等。

检查方法：以视诊为主，检查被检者面容与表情。

5．体位　体位是指患者身体所处的状态。常见的体位有自动体位、被动体位、强迫体位。

检查方法：以视诊为主，观察被检者的体位。

6．姿势与步态　姿势是身体呈现的样子。姿势的异常与身体的健康、个人习惯有密切关系。步态是指步行时的姿势，是一种复杂的运动过程，要求神经系统和肌肉的高度协调，同时涉及许多脊髓反射和大、小脑的调节，以及各种姿势反射的完整、感觉系统和运动系统的相互协调。

检查方法：检查时可请被检者普通行走，必要时也可闭眼行走。进一步检查时，可令被检者突然转弯、停步等。注意观察起步和停止的情况、伸足和落下的姿势、步伐的大小、节律及方向有无偏斜。正常范围没有统一的标准，一般存在主观因素，因此按检查者个人的标准评价。异常步态包括蹒跚步态、醉酒步态、共济失调步态等。

三、皮肤

1．色泽　与种族遗传有关，可因毛细血管分布、血液的充盈度、色素量的多少、皮下脂肪厚薄不同而异，同一个人不同部位、不同生理及疾病状态、不同环境下色泽也不同。

检查方法：以视诊为主，观察有无发绀、苍白、潮红、黄疸、色素沉着或脱失。

2．弹性　与年龄、营养状态、皮下脂肪及组织间隙所含液体量有关。

检查方法：常取手背或上臂内侧位，用示指与拇指将皮肤捏起，正常人于松手后皱褶立即平复，弹性减弱时皱褶平复缓慢，见于长期消耗性疾病或严重脱水的患者。

3．湿度　与汗腺分泌功能有关。

检查方法：以视诊和触诊为主。皮肤的湿度有正常、湿润、干燥。

4．皮疹　是指皮肤损害体征的总称。

检查方法：以视诊和触诊为主，详细检查皮疹的特征，包括皮疹的形态、分布、大小、数量、颜色、坚实度，必要时检查出退疹的演变过程。如有则注意其类型，如斑疹、玫瑰疹、丘疹、斑丘疹、荨麻疹等。

5．皮下出血　是指人体内毛细血管破裂造成的出血，是指出血于皮下、压之不会褪色的紫红色斑点。出血直径小于 2mm 者称为出血点（瘀点），直径 2 ~ 5mm 者为紫癜，直径大于 5mm 者为瘀斑，片状出血伴有明显隆起者为血肿。

注意事项：较小的瘀点要与红色的皮疹或小红痣鉴别，皮疹受压时一般可褪色或消失，瘀点和小红痣不褪色，但小红痣触诊时稍高于皮肤表面，且表面光滑。

检查方法：以视诊和触诊为主，详细检查有无出血点、紫癜、瘀斑、血肿。

6．蜘蛛痣与肝掌　蜘蛛痣为皮肤小动脉末端分支性扩张所形成的血管痣，形似蜘蛛而得名。

肝掌是患者手掌的大、小鱼际处发红，加压后褪色。

检查方法：用棉签钝头或指尖压迫蜘蛛痣的中心，即中央小动脉中心部，其辐射状小血管网即褪色，去除压力后又出现。压迫大、小鱼际检查肝掌。

7．水肿　皮下组织的细胞内及组织间隙液体潴留称为水肿，体腔内体液增多则称积液。水肿可表现为局部性或全身性。

检查方法：视诊和触诊结合，视诊可以诊断明显水肿，但不易发现轻度水肿。以手指按压检查部位后，受压组织就会发生凹陷，称为凹陷性水肿，但黏液性水肿和象皮肿虽有组织肿胀，但无受压后凹陷。

8．皮下结节　较大的皮下结节视诊就可以发现，较小的结合触诊才可能触及。

检查方法：视诊结合触诊。检查时注意大小、硬度、部位、活动度、有无压痛。

9．瘢痕与溃疡　瘢痕指皮肤外伤或病变愈合后结缔组织增生形成的斑块。外伤、感染、手术等可在皮肤上面遗留瘢痕，为诊断提供思路。皮肤溃疡由外伤、炎症、局部血液循环障碍、恶性肿瘤等引起。

检查方法：视诊和触诊结合，瘢痕检查时注意部位，皮肤溃疡检查时注意部位、大小、数目、形状、深浅和表面分泌物的情况。

10．毛发分布　毛发的颜色、曲直与种族有关，分布、多少和颜色可因性别、年龄而不同，遗传、营养、精神状态都可以影响。检查时注意部位，结果可以是正常、增多、稀少。

四、淋巴结

1．检查顺序　全身体格检查时，淋巴结的检查应在相应身体部位检查过程中进行。为了避免遗漏应特别注意淋巴结的检查顺序。头颈部淋巴结的检查顺序是：耳前、耳后、乳突、枕部、颌下、颏下、颈前、颈后、锁骨上淋巴结。上肢淋巴结的检查顺序是：腋窝淋巴结、滑车上淋巴结。腋窝淋巴结应按尖群、中央群、胸肌群、肩胛下群和外侧群的顺序进行。下肢淋巴结的检查顺序是：腹股沟部（先查上群、后查下群）、腘窝部。

2．检查方法

（1）视诊：不仅要注意局部征象（包括皮肤是否隆起，颜色有无变化，有无皮疹、瘢痕、瘘管等），也要注意全身状态。

（2）触诊：是检查淋巴结的主要方法。检查者将示、中、环三指并拢，其指腹平放于被检查部位的皮肤上进行滑动触诊。这里所说的滑动是指腹按压的皮肤与皮下组织之间的滑动；滑动的方式应取相互垂直的多个方向或转动式滑动，这有助于淋巴结与肌肉和血管、结节的区别。

3．检查内容　检查淋巴结应注意部位、大小与形状、数目与排列、表面特性、质地、有无压痛、活动度、界限是否清楚及局部皮肤有无红肿、瘢痕、瘘管等。同时注意寻找引起淋巴结肿大的原发病灶。

4．注意事项

（1）被检者先坐位受检，需要时平卧位。检查者站位得当，方便操作，利用手指由浅入深进行滑动触摸皮下的淋巴结是否肿大。

（2）检查时要使被检者检查部位的皮肤及皮下组织松弛。

（3）检查颌下淋巴结时，要被检者低头。检查颈部淋巴结时，让被检者头稍低，使头偏向检查侧。

（4）检查锁骨上窝淋巴结时，让被检者取坐位或卧位，头部稍向前屈，用双手进行触诊，左手触右侧，右手触左侧，由浅部逐渐触摸至锁骨后深部。

（5）检查腋窝淋巴结时，检查者以右手检查左侧，左手检查右侧。一般先检查左侧，检查者左手抓住患者左腕向外上屈肘外展抬高约45°，右手指并拢，掌面贴近胸壁向上逐渐达腋窝顶部，滑动触诊，然后依次触诊腋窝后、内、前壁，再翻掌向外将被检者外展之上臂下垂，触诊腋窝外侧壁。检查腋窝前壁时，应在胸大肌深面仔细触摸。检查腋窝后壁时，应在腋窝后壁肌群深面触摸。

（6）检查滑车上淋巴结时，左手扶托被检者左前臂，屈肘 90°，以右手小指抵在肱骨内上髁上，其他三指（示指、中指、环指）并拢在肱二头肌与肱三头肌间沟中纵行、横行滑动触摸，换手以同法检查右侧。

（7）腹股沟淋巴结检查时，用右手的示指、中指和环指紧贴腹股沟皮肤，横行滑动触诊水平组（上群）淋巴结，纵行滑动触诊垂直组（下群）淋巴结。

【课堂评估】

1．请演示体温、脉搏、呼吸、血压的测量方法，并说出正常值。
2．请演示全身浅表淋巴结的检查方法，并回答检查时应注意哪些问题。
3．把个人一般检查的实训报告交于教师评阅。

一般检查实训报告

体温____℃　　脉搏____/分钟　　呼吸____/分钟　　血压____mmHg

一般情况：发育____________________　营养____________________

　　　　　神志____________________　表情____________________

　　　　　面容____________________　体位____________________

　　　　　步态____

皮　　肤：色泽____________________　弹性____________________

　　　　　温度____________________　湿度____________________

　　　　　皮疹____________________　出血____________________

　　　　　水肿____________________　蜘蛛痣____________________

　　　　　溃疡及瘢痕________________　毛发分布________________

淋 巴 结：全身浅表淋巴结有无肿大________________________________

　　　　　有下列淋巴结肿大________________________________

检查者签名：________

日期：________

第四课　头颈部检查

实训目的

1．掌握：头、颈部检查的次序、内容及方法。
2．了解：头、颈部检查的临床意义。

【准备工作】

准备压舌板、软尺、棉签。

【实训内容】

一、头部及其器官的检查

1．观察头发分布、头颅外形及头部运动。小儿应注意囟门闭合情况。小儿必要时测量头围。头围的测量方法：以软尺自眉间绕到颅后通过枕骨粗隆一周。

2．观察眉毛有无脱落。眼睑有无水肿、下垂。分别反转上、下眼睑，观察睑结膜、穹隆结膜、球结膜有无苍白、充血、出血点和滤泡颗粒，巩膜有无黄染，角膜有无浑浊、瘢痕、溃疡、云翳等。

（1）翻上眼睑方法：用示指和拇指捏住上睑中部的边缘，嘱被检者向下看，此时轻轻向前向下牵拉，然后示指向下压迫睑板上缘，并与拇指配合将睑缘向上捻转即可将眼睑翻开。提起上睑中部的边缘，使眼睑反转复原。同法检查右侧。

（2）下眼睑观察法：双手拇指置于下眼睑中部，嘱被检者向上看，同时向下牵拉下眼睑边缘，充分暴露巩膜及结膜，可检查巩膜、球结膜。

3．观察眼球外形有无突出或凹陷，双侧瞳孔是否等大等圆。

4．取手电筒，检查两侧瞳孔的直接和间接对光反射：令被检者眼睛向前看，遮右眼，光源自侧方迅速照射左侧瞳孔，观察左侧瞳孔是否缩小，为直接对光反射；移开光源，用手隔开双眼，再次用光源直接照射左侧瞳孔，并观察右侧瞳孔是否缩小，为间接对光反射。同法检查左侧。

检查结果：正常人瞳孔直径 3 ～ 4mm，两侧等大等圆。光线刺激瞳孔，瞳孔立即缩小，移去光源，瞳孔迅速复原。可用“灵敏”“迟钝”“消失”记录之。

5．检查眼球运动　检查者伸出右手示指或置目标物，距受检左眼 30 ～ 40cm（不能太远，也不能太近），告之头部不动，眼跟着手指向六个方向运动，先水平向左→左上→左下，再水平向右→右上→右下（呈“H”形），检查每一个方向均从中间位开始，观察被检者有无运动障碍和震颤。同法检查右眼。

6．检查调节反射　检查者站在被检者右侧，右手示指自 1m 外，以较快速度移向被检者眼前 20cm 处，观察瞳孔是否缩小，以“灵敏”“迟钝”“消失”记录之。

7．检查集合（辐辏）反射　检查者站在被检者右侧，右手示指自 1m 外，缓慢移向被检者眼前 20cm 处，观察两侧眼球是否内向聚合。

8．检查耳部　有无畸形，结节或压痛，观察外耳道的皮肤及有无溢液，检查乳突有无压痛。先左后右。

左侧外耳道检查手法：请被检者头部转向右侧，将左手拇指放在耳屏前向前牵拉，右手中指和环指将耳郭向后方牵拉，拇指和示指持手电筒。

听力检查：一般通过与被检者的交谈可以了解听力情况。必要时可用粗测法检查，方法为：在静室内嘱被检者闭目坐于椅子上，并用手指堵塞一侧耳道，检查者持手表或以拇指与示指互相摩擦，自 1m 以外逐渐移近被检者耳部，直到被检者听到声音为止，测量距离。同样方法检查右侧。比较两耳的测试结果并与正常人（检查者）的听力进行对照。正常人一般在 1m 处可以听到机械表声或捻指声。粗测法发现被检者有听力减退，则应进行精确的听力测试和其他相应的专科检查。

9．观察鼻部皮肤和外形；观察鼻前庭和鼻腔，左手拇指将鼻尖上推，借助手电光观察，注意有无鼻中隔偏曲、分泌物、出血、鼻道阻塞等。用手指压闭一侧鼻翼，嘱被检者呼吸，检查两侧鼻通气情况。

10．检查两侧鼻窦（额窦、筛窦、上颌窦）。①额窦：检查者一手扶持被检者枕部，用另一只手拇指或示指置于眼眶上缘内侧用力向后向上按压，或以两手固定头部，双手拇指置于眼眶上缘内侧向后、向上按压，询问有无疼痛，两侧有无差异；②筛窦：检查者双手固定被检者两侧耳后，将拇指分别置于鼻根部与眼内眦之间向后按压，询问有无疼痛；③上颌窦：检查者双手固定于被检者的两侧耳后，将拇指分别置于左右颧部向后压，询问有无压痛，并两侧比较。也可用中指指腹叩击颧部，并询问有无疼痛。

11．观察口唇颜色，有无疱疹、口角糜烂等。取手电筒和消毒压舌板，观察口腔黏膜、牙齿、牙龈，轻轻压迫牙龈，注意有无出血和溢脓。嘱被检者张大口并发“啊”音，手持压舌板的后 1/3，在舌前 2/3 与舌后 1/3 交界处迅速下压，借助手电筒观察扁桃体、咽后壁、软腭、腭弓、腭垂，注意有无黏膜充血、红肿、淋巴滤泡增生。对增大的扁桃体须分度，并注意有无分泌物。请被检者伸舌，观察舌体、舌苔和伸舌运动、鼓腮示齿动作（后 2 项检查属于神经系统检查章节脑神经检查中的面神经检查内容）。

扁桃体肿大分度：①腭舌弓与腭咽弓之间为Ⅰ度。②超出腭咽弓为Ⅱ度。③达到或超过咽后壁中线为Ⅲ度。

12．腮腺　触摸两侧耳屏、下颌角、颧弓所构成的三角区并询问有无疼痛。检查口腔时注意在两侧第二磨牙颊黏膜部位的导管口有无红肿和分泌物。

二、颈部检查

1．视诊　解开衣领，充分暴露颈部。

（1）辨认颈部分区：颈前三角区为胸锁乳突肌内缘、下颌骨下缘与前正中线之间的区域。颈后三角区为胸锁乳突肌外缘、锁骨上缘与斜方肌前缘之间的区域。

（2）观察颈部皮肤，有无颈静脉怒张、搏动和颈动脉搏动，先左后右。观察甲状腺是否突出、对称。

颈静脉的检查：正常人立位、坐位（90°）、半卧位（45°），颈外静脉不显露；平卧位，充盈水平限于锁骨上缘至下颌角距离的下 2/3 处。若被检者取 30° ~ 45° 的半卧位颈静脉充盈超过正常水平（超过锁骨上缘至下颌角距离的下 1/3）或立位、坐位可见，称为颈静脉怒张，表示静脉压增高，见于右心功能不全、心包积液、上腔静脉综合征等。

颈动脉搏动检查：正常人颈动脉搏动微弱或看不见。颈动脉搏动增强见于主动脉瓣关闭不全、高血压等。

2．甲状腺检查

（1）视诊：请患者做吞咽动作，可见肿大的甲状腺随吞咽动作向上下移动，以此可与其他颈部肿块鉴别。如不易辨认，再嘱被检者两手放在枕后，头向后仰，再进行观察即较明显。

（2）触诊：请被检者配合做吞咽动作。随吞咽而上下移动者即为甲状腺。注意甲状腺的轮廓大小及表面情况，有无压痛及震颤。具体手法如下：

1）峡部：右手拇指自胸骨上切迹向上触摸，可感到气管前软组织，判断有无增厚。请被检者吞咽，可感到此软组织在手指下滑动，判断有无增大和肿块。

2）左、右叶：①双手触诊法。a. 前面触诊：左手拇指自甲状软骨下气管右侧向左轻推，右手示指、中指和环指自胸锁乳突肌后缘向前轻推，右手拇指在气管旁，以拇指滑动来确定甲状腺的轮廓大小及表面情况，有无肿块及震颤。换手检查右叶。b. 后面触诊：检查者可位于被检者背面，检查左叶时，右手示指及中指触摸甲状软骨下气管右侧，向左轻推甲状腺右叶，右手示指、中指、环指触摸甲状腺，用同法检查右叶。② 单手触诊法：检查者右手拇指置于环状软骨下气管右侧，将甲状腺轻推向左侧，其余示指、中指、环指触摸甲状腺左叶的轮廓、大小及表面情况。也可用左手检查甲状腺右叶。

甲状腺肿大分度：①Ⅰ度：不能看出肿大但能触及者。②Ⅱ度：能看到肿大又能触及，但在胸锁乳突肌以内者。③Ⅲ度：超过胸锁乳突肌者。

甲状腺检查结果判断记忆：正常是看不见摸不着；Ⅰ度肿大是看不见摸得着；Ⅱ度肿大是看得见摸得着，未超过胸锁乳突肌；Ⅲ度肿大是看得见摸得着，超过胸锁乳突肌。

3．气管位置检查　头部自然直立，示指、环指分别置于两侧胸锁关节，中指置于气管上由上向下滑动，观察中指是否在示指与环指中间，若距离不等则有气管移位。以正中、偏移记录。

4．听诊　颈部血管杂音，先左后右。若甲状腺肿大，须将听诊器放在肿大的甲状腺上，注意听诊有无连续性静脉“嗡鸣音”或收缩期动脉杂音。

注意事项：

1．颈部检查应在平静、自然的状态下进行，被检者最好取舒适坐位，解开内衣，暴露颈部和肩部。如患者卧位，也尽可能充分暴露。

2．检查时手法应轻柔，当怀疑被检者颈椎有疾患时更要注意。

操作练习：同学每 2 人一组，互相进行头颈部的手法练习并完成实训报告。

【课堂评估】

1．演示对光反射和眼球运动检查方法。

2．演示甲状腺的检查方法。回答肿大如何分度。

3．检查有无颈静脉怒张，回答判断方法。

4．完成头颈部检查的实训报告交于教师评阅。

头颈部检查实训报告

头部：头颅：形状________，大小________，压痛________，

肿块________，头皮________，其他________。

头发：量________，色________，光泽________，

其他________________。

眼：眼眉________，睫毛________，眼睑________，

结膜________，眼球________，巩膜________，

角膜______，瞳孔______，对光反射______，调节反射______。

耳：耳郭______，分泌物______，乳突压痛______，听觉______。

鼻：外形______，鼻翼扇动______，分泌物______，鼻旁窦压痛______。

口腔：气味________，流涎________________。

唇：色________，溃疡________，疱疹________。

齿：缺齿______，义齿______，龋齿______，其他______。

齿龈：色________，出血________，齿槽溢脓________。

舌：偏斜______，震颤______，舌苔______，舌乳头萎缩______。

口腔黏膜：色____，溃疡____，出血点____，色素沉着____，斑疹____。

咽：充血________________。

扁桃体：大小________，颜色________，渗出物________。

颈部：活动度______，对称______，动脉搏动______，静脉充盈______。

气管：位置________________。

甲状腺：大小________，硬度________，对称________。

检查者签名：______

日期：______

第五课　胸廓及肺部视诊、触诊及叩诊检查

实训目的

1．掌握：前胸部（肺部）检查内容和手法。重点掌握语颤及叩诊的操作及手法。学会辨别各种叩诊音。

2．熟悉：胸部常用体表标志。

3．了解：胸廓、肺部检查的正常表现。

【准备工作】

1．备好检查工具如直尺等。

2．被检者一般取坐位或仰卧位，脱去上衣，充分暴露腰部以上的胸部。

3．室内环境舒适温暖，防止因寒冷诱发肌颤，影响视诊和听诊。

4．光线充足，卧位检查前胸壁时，光线应从上方直接照射在被检者前面，检查后胸壁时，光线可自上方投射在被检者的背面，检查两侧胸壁时可用同样光线，检查者将被检者由前面转向后面时检查。

5．体格检查时检查者的手要温暖，手法要轻柔；根据检查的要求和内容采取不同的体位，检查前、侧胸部可取平卧位或坐位，检查后背部一般取坐位。

【实训内容】

一、辨识胸部的体表标志

1．骨骼标志　胸骨上切迹、胸骨柄、**胸骨角**、腹上角、剑突、肋骨、肋间隙、肩胛骨（下角）、脊柱棘突、肋脊角。

胸骨角：其两侧分别与左右第 2 肋软骨连接，是计数肋骨和肋间隙顺序的重要标志，还标志支气管分叉、心房上缘、上下纵隔交界、第 5 胸椎。

第 7 颈椎棘突：为背部颈椎与胸椎交界的骨性标志，低头时更为明显地突出，此处以下即为计算胸椎的起点。

肩胛角：被检者正坐或直立位，双手下垂时，肩胛角的位置相当于第 7 或第 8 肋骨的水平，或相当于第 8 胸椎水平。

2．垂直线标志　前正中线、**锁骨中线（左、右）**、胸骨线（左、右）、胸骨旁线（左、右）、腋前线（左、右）、腋后线（左、右）、腋中线（左、右）、肩胛线（左、右）、后正中线。每一侧 7 条垂直线。

确定腋前、中、后三线时被检查者上臂应外展，使上臂与躯干成 90° 角。

3．自然陷窝和解剖区域 腋窝（左、右）、胸骨上窝、锁骨上窝（左、右）、锁骨下窝（左、右）、肩胛上区（左、右）、肩胛下区（左、右）、肩胛间区（左、右）。

二、前胸部（肺部）

（一）视诊

暴露被检者胸部。

1．胸壁 检查者观察前胸部皮肤、胸壁静脉有无曲张，如有，确定其血流方向。

2．胸廓形态 切线位观察胸廓外形有无异常，肋间隙宽度有无改变。比较前后径及左右径即可确定胸廓形态，包括正常、扁平、桶状、佝偻病胸。

3．胸廓是否对称，有无一侧或局部隆起或凹陷。

4．胸壁软组织有无肿块、瘢痕、两侧乳房有无异常（对称性、表观情况）、乳头情况（位置、大小、对称性和有无内陷）。

5．两侧呼吸运动是否对称，有无增强、减弱。视线应与胸壁表面在同一平面，应在被检者不觉察时计算。

6．呼吸方式 胸式或腹式呼吸。注意其频率（过速、过缓、深度变化）、节律（潮式呼吸、间停呼吸、叹气样呼吸等）及深度。男性及儿童呼吸时，膈的运动起重要作用，胸廓下部及上腹部的动作比较明显，称腹式呼吸；女性呼吸时，其肋间肌的运动较为重要，称胸式呼吸。

注意事项：被检者可取坐位，病情严重者可取仰卧位；检查者应从不同角度，按一定顺序进行系统、全面地观察，才能发现细微的变化。

（二）触诊

1．胸廓 检查者用手掌前部分分别触压胸廓左右两侧，上、中、下三个部位，注意有无皮下气肿、胸壁压痛；双手按压胸廓两侧，检查胸廓弹性。正常无压痛，如有压痛，要注意胸部压痛的部位、程度、深浅。

2．胸骨压痛 检查者用拇指按压胸骨柄和胸骨体的中、下部，询问有无疼痛。

3．女性乳房触诊 被检者取坐位，先两臂下垂检查，然后双臂高举超过头部或双手叉腰再行检查。当仰卧位检查时，可垫以小枕头抬高肩部使乳房能够较对称位于胸壁上，以便进行详细的检查。以乳头为中心做一垂线和水平线，将乳房分为 4 个象限，便于记录病变部位。

触诊检查先左后右或由健侧至患侧，方向为外上→外下→内下→内上→乳头，由浅入深，旋转滑动触诊，以触及肋骨而不引起疼痛为度，注意有无红肿热痛、硬度、弹性、压痛和包块；检查乳头、乳晕，用拇指和示指同时轻压乳头两侧对称部位，注意有无硬结、分泌物。

如触及包块应注意：①部位：必须指明包块的确切部位。一般定位方法是以乳头为中心，按时钟的方位和轴向予以描述。此外，还应记录包块与乳头间距离。②大小：必须描述其长度、宽度和厚度。③外形：是否规则，边缘是否清楚或与周围组织粘连固定。④硬度：一般可描写为柔软、质韧、中等硬度或坚硬。⑤压痛：是否有压痛及其程度。⑥活动度：应确定病变是否可自由移动，如仅能向某一方向移动或固定不动，则应明确包块固定于皮肤、乳腺周围组织抑或固定于深部结构。

乳房触诊后，还应仔细触诊腋窝、锁骨上窝及颈部淋巴结是否有肿大，因为此处常为乳房炎症或恶性肿瘤扩散或转移所在。

4．胸廓扩张度 两手掌及伸展的手指分别置于胸廓前下部的对称部位，左右拇指分别沿两侧肋缘指向剑突，两拇指间距 2cm，嘱被检者做深呼吸，比较双手移动度是否一致。

5．语音震颤 检查者双手掌（亦可用更敏感的手掌尺侧缘）置于被检者胸部对称位置（不用力加压），嘱被检者以同等强度发“yi”长音，并双手交换检查，以排除双手感觉的误差，检查上、中、下三个部位，自上而下，由内到外依次检查，不能遗漏。比较两侧相应部位，注意有无增强和减弱。

注意正常人语颤分布，前胸上部较下部强，右上胸较左上胸强，后胸下部较上部强，肩胛间区亦较强。

6．胸膜摩擦感　检查者双手掌置于被检者胸廓前下侧部或腋中线第 5、6 肋间，嘱被检者深慢呼吸。触到吸气和呼气双相的粗糙摩擦感为阳性。

（三）叩诊

1．手法

（1）直接叩诊法：以右手示指、中指和环指三指，半弯曲，直接叩打于被检者体表。

（2）间接叩诊法：叩诊板为左手中指第一和第二指节，将其紧贴于叩诊部位，勿加重压，其余四指略抬起，勿与被检者体表接触，以免影响被叩组织震动；叩诊锤为右手中指，右手指自然弯曲，以中指叩击左手中指第二指骨的前端，叩击方向与叩诊部位的体表垂直。注意叩诊力量均匀而有节奏，短促且富于弹性，叩击后右手指应立即抬起，在同一部位只需连续均匀地叩打 2 ～ 3 下（必要时可重复），这样才能较正确地判断叩诊音的性质及变化。右手叩诊时须用腕力，忌用臂力（要用腕关节及掌指关节的运动进行叩打，避免肘或肩关节参加运动）。病变范围小、浅者宜用轻叩法，范围大、位置深者宜用重叩法。

注意事项：①环境安静、温暖，适当暴露检查部位。② 被检者可取适当的坐位或卧位，坐位时头稍向前倾，两手自然下垂或置于膝上，保持对称的体位，胸部肌肉松弛，嘱平静均匀地呼吸。③检查者可在被检者前面及后面叩诊，如被检者取卧位，应立于被检者的右侧。④叩诊顺序：左右对称由上而下，由前胸、侧面（腋部）到背侧按顺序进行叩诊。⑤叩诊力量不宜过重。

2．检查内容

（1）胸部叩诊音分布：以胸骨角为标记，确定肋间隙。板指与肋骨或肋间隙平行，由锁骨上窝开始，沿锁骨中线、腋前线自第 1 肋间隙至第 4 肋间，自上而下逐一肋间进行叩诊。其次检查侧胸壁，嘱被检者举起上臂置于头部，自腋窝开始沿腋中线、腋后线叩诊，向下检查至肋缘。检查时注意做左右、上下、内外对比，按照由外向内，自上而下，两侧对照的原则叩诊，注意叩诊音和板指震动感的变化。正常人右肺上叶叩诊音较左肺上叶浊，前胸上部较下部浊，背部较前胸浊。

肺部叩诊音有清音（肺野）、浊音（肝和心脏相对浊音界）、实音（肝和心脏绝对浊音界）、鼓音（胃泡区）。要注意影响叩诊音的因素。

（2）肺下界叩诊：按右锁骨中线、左腋中线、右腋中线顺序叩三条。被检者平静呼吸，检查者板指贴于肋间隙，自上而下，由清音叩到绝对浊音时反转板指，取板指中部做标记，计数肋间隙并记录。

正常肺下界两侧大致相等，平静呼吸时位于锁骨中线第 6 肋间隙、腋中线第 8 肋间隙、肩胛线第 10 肋间隙上。右侧要求叩三条线，即锁骨中线、腋中线和肩胛下角线。左侧由于心浊音界的影响，可只叩两条线，即腋中线和肩胛下角线。肺下界移动度只需叩肩胛下角线。

一般情况可以不做肺上界、肺前界的检查。

1）肺上界即肺尖的上界，其内侧为颈肌，外侧为肩胛带。叩诊方法是：自斜方肌前缘中央部开始叩诊为清音，逐渐叩向外侧，当由清音变为浊音时，即为肺上界的外侧终点。然后再由上述中央部叩向内侧，直至清音变为浊音时，即为肺上界的内侧终点。正常肺尖的宽度为 4 ～ 6cm，右侧稍窄。

2）正常的肺前界相当于心脏的浊音界。右肺前界相当于胸骨线的位置。左肺前界则相当于胸骨旁线自第 4 至第 6 肋间隙的位置。

三、背部

嘱被检者坐起，双手抱膝，暴露背部。

（一）视诊

皮肤、呼吸运动。

（二）触诊

1．胸廓扩张度 双手拇指在第 10 肋骨水平，两拇指间距 2cm，对称地将手掌置于背部两侧，拇指与中线平行，两手向脊柱推挤，嘱被检者做深呼吸，比较两侧呼吸动度是否一致。

2．语音震颤 两手掌置于肩胛下区对称部位，请被检者发“yi”音，然后两手交换检查一次，比较两侧是否相等。

（三）叩诊

1．背部叩诊音分布 肩胛间区脊柱两侧上、下共 4 个部位，左、右腋后线和左、右肩胛线，各在上、下共 8 个部位进行叩诊，先左后右。叩诊时在肩胛区板指与脊柱平行，在肩胛下区板指与肋骨或肋间隙平行。

2．叩诊肺下界和肺下界移动范围 先左后右。

（1）确定肩胛线：请被检者上臂自然下垂贴于胸侧壁，检查者握其肘，稍做内收外展动作，另一手触摸肩胛下角。

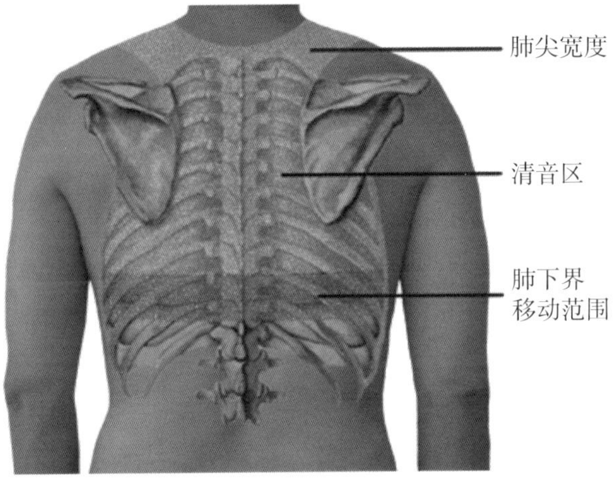

图 5-1 背部叩诊

（2）肺下界叩诊：沿肩胛线自上而下，叩出平静呼吸时的肺下界。

（3）肺下界移动度叩诊：先于平静呼吸时叩出肺下界，然后嘱患者深吸气后屏气，同时迅速自肩胛下角而下叩诊，清音转为浊音，翻转板指，做标记。嘱被检者恢复正常呼吸，然后再深呼气后屏气，自上向下叩至浊音，做标记。用直尺测量两标记之间的距离，即为肺下界移动度，并记录之。正常为 6 ~ 8cm。见图 5-1，彩图见书后。

操作练习：同学 2 人一组，互相进行操作手法练习并完成实训报告（30 页）。

【课堂评估】

1．试述胸骨角的临床意义。

2．试述肺部视、触、叩诊操作方法。

3．请叩出肺下界。

第六课　肺部听诊

实训目的

1．掌握：听诊器使用的方法及注意事项。
2．掌握：三种呼吸音的特点及正常肺泡呼吸音的分布。
3．掌握：干啰音及湿啰音的特点及其临床意义。

【实训内容】

一、注意事项

1．诊查室内必须安静，避免嘈杂声音的影响，室内要温暖，听诊器的胸件在使用前应保持温暖，避免因寒冷引起肌肉震颤而影响听诊。

2．要患者解开衣服，将检查部位适当暴露，切忌不要隔着衣服听诊。采取舒适体位，使其全身肌肉松弛，以便进行听诊。

3．检查者要采取适宜方便的位置进行听诊，用手持听诊器的胸件，紧贴于听诊部位，避免缝隙漏气或因摩擦而产生杂音，不可用过度的压力以致被检者感到痛苦。

4．集中注意力听取检查器官所发出的声音，辨别外来的杂音。

二、检查方法

1．顺序　听诊的次序自肺尖开始，自上而下，自前面至侧面（自腋窝向下行），最后检查背部（自肩胛上区、肩胛间区及肩胛下区）。检查背部时嘱被检者坐起，双手抱膝，暴露背部。听诊部位按锁骨中线、腋前线、腋中线 3 条线，上、中、下各 3 个部位，左右对称，共 18 个听诊点，背部听诊在肩胛间区脊柱两侧上下左右 4 个部位，腋后线、肩胛线上下左右 8 个部位，共 12 个听诊区，听诊时比较两侧呼吸音有无异常变化，有无附加音（干、湿啰音）及胸膜摩擦音。

2．要进行两侧对称部位的对照比较听诊。

3．嘱患者微张口，做均匀而稍深的呼吸，必要时做深呼吸或咳嗽，易于听到呼吸音及啰音的变化。

4．教师可带领学生在“心肺听诊与腹部触诊电子标准化综合教学系统”上听诊异常呼吸音、啰音等。

三、检查内容

1．呼吸音　应熟悉三种呼吸音的特点。听诊时，注意声音性质及吸气期声音的强弱、音调的高低及时相的长短。

（1）支气管呼吸音：类似把舌尖抬高张口呼出空气所发出的“ha”音。其特点为呼气期较吸气期长，音较强，调较高。正常在喉、胸骨上窝，背部第6、7颈椎及第1、2胸椎附近可听到。

（2）肺泡呼吸音：类似上齿咬下唇吸气时所产生的“fu-fu”音，声音柔和，有如微风吹拂的声音。其特点为吸气比呼气的声音长，强而调高，呼气期音短，弱而调低，此音在正常两侧肺野均可听到。

（3）支气管肺泡呼吸音：特点为吸气似肺泡呼吸音的吸气音，但音调较高且较响亮。呼气音似支气管呼吸音的呼气音，但强度稍弱，音调稍低，在吸气与呼气之间有极短暂的间隙。支气管肺泡呼吸音吸气相与呼气相几乎相等。正常此音在胸骨两侧第1、2肋间隙，肩胛间区的第3、4胸椎水平及肺尖前后部可听到。

2．啰音　啰音是呼吸音以外的附加音，正常情况是没有的，故非呼吸音的改变。按性质的不同可分为湿啰音（小水泡音、中水泡音、大水泡音、捻发音）和干啰音（哨笛音、鼾音、哮鸣音）。

（1）湿啰音

1）特点：断续而短暂，一次常连续多个出现，于吸气时或吸气终末较为明显，有时也出现于呼气早期，部位较恒定，性质不易变，中、小水泡音可同时存在，咳嗽后可减轻或消失。

2）分类：按呼吸道腔径大小和腔内渗出物的多寡分粗、中、细湿啰音和捻发音。

①粗湿啰音：又称大水泡音。发生于气管、主支气管或空洞部位，多出现在吸气早期。见于支气管扩张、肺水肿及肺结核或肺脓肿空洞。昏迷或濒死的患者因无力排出呼吸道分泌物，于气管处可听及粗湿啰音，有时不用听诊器亦可听到，称为痰鸣。

②中湿啰音：又称中水泡音。发生于中等大小的支气管，多出现于吸气的中期。见于支气管炎、支气管肺炎等。

③细湿啰音：又称小水泡音。发生于小支气管，多在吸气后期出现。常见于细支气管炎、支气管肺炎、肺淤血和肺梗死等。

④捻发音：是一种极细而均匀一致的湿啰音。多在吸气的终末听及，颇似在耳边用手指捻搓一束头发时所发出的声音。此系由于细支气管和肺泡壁因分泌物存在而互相黏着陷闭，当吸气时被气流冲开重新充气，所发出的高音调、高频率的细小爆裂音。常见于细支气管和肺泡炎症或充血，如肺淤血、肺炎早期等。但正常老年人或长期卧床的患者，于肺底亦可听及捻发音，在数次深呼吸或咳嗽后可消失，一般无临床意义。

（2）干啰音

1）特点：干啰音为一种持续时间较长带乐性的呼吸附加音，音调较高，持续时间较长，吸气及呼气时均可听及，但呼气时明显。干啰音的强度和性质易改变，部位易变换，在瞬间内数量可明显增减。发生于主支气管以上大气道的干啰音，有时不用听诊器亦可听及，称为喘鸣。

2）分类

①高调干啰音：又称哨笛音。音调高，呈短促的“zhi-zhi”声或带音乐性。多起源于较小的支气管或细支气管。

②低调干啰音：又称鼾音。音调低，呈呻吟声或鼾声的性质，多发生于气管或主支气管。

3．语音共振　嘱被检者用一般面谈的声音强度重复“yi”长音，喉部发音产生的振动经气管、支气管、肺泡传至胸壁，与语音震颤不同的是并非用手触胸壁震动，而是用听诊器听声音。由听诊器听及即为语音共振。前胸取上、中、下三个部位，背部在肩胛间区脊柱两侧和肩胛下区左右共4点，从内到外，两侧对照，注意有无增强或减弱。正常情况下，听到的语音共振言词并非响亮清晰，音节亦含糊难辨。

耳语音：嘱被检查者用耳语声调发“yi-yi-yi”音，在胸壁上听诊时，正常人在能听到肺泡呼吸音的部位，仅能听及极微弱的音响，但当肺实变时，则可清楚地听到增强的音调较高的耳语音。故对诊断肺实变具有重要的价值。

4．胸膜摩擦音　嘱被检者深呼吸，于前下侧胸壁处听诊。胸膜摩擦音声音性质颇似一手掩耳，另一手指在其手背上摩擦时所听到的声音，十分近耳。通常呼吸两相均可听到，一般于吸气末或呼气初较为明显，屏气时声音消失。深呼吸或在听诊器体件上加压时，摩擦音可增强。

操作练习：同学2人一组，互相进行肺部听诊练习，并在“心肺听诊与腹部触诊电子标准化综合教学系统”上进行肺部听诊。

【课堂评估】

1．何谓呼吸音？正常呼吸音有几种？呼吸音听诊部位及听诊特点是什么？

2．回答干啰音、湿啰音各有哪些听诊特点。

3．完成胸廓及肺部检查的实训报告。

胸廓及肺部检查实训报告

胸部：胸廓形状____________________。

胸壁压痛（有无压痛及部位）____________________。

肺部：

视诊：呼吸运动__________，胸壁静脉____________________。

触诊：胸廓扩张度____________________，

语音震颤____________________，

胸膜摩擦感____________________。

叩诊：肺部叩诊音____________________，

肺下界：左侧锁骨中线__________，腋中线__________，肩胛线__________。

右侧锁骨中线__________，腋中线__________，肩胛线__________。

肺下界移动度____________________。

听诊：呼吸音____________________，

啰音____________________，

语音共振____________________，

胸膜摩擦音____________________。

检查者签名：__________

日期：__________

知识拓展

呼吸系统常见疾病的体征

疾病	视诊		触诊		叩诊	听诊		
	胸廓	呼吸动度	气管位置	语音震颤	音响	呼吸音	啰音	语音共振
大叶性肺炎	对称	患侧减弱	正中	患侧增强	浊音	支气管呼吸音	湿啰音	患侧增强
慢性阻塞性肺疾病	桶状	双侧减弱	正中	双侧减弱	过清音	减弱	多无	减弱
哮喘	对称	双侧减弱	正中	双侧减弱	过清音	减弱	干啰音	减弱
肺水肿	对称	双侧减弱	正中	正常或减弱	正常或浊音	减弱	湿啰音	正常或减弱
肺不张	患侧平坦	患侧减弱	移向患侧	减弱或消失	浊音	减弱或消失	无	减弱或消失
胸腔积液	患侧饱满	患侧减弱	移向健侧	减弱或消失	实音	减弱或消失	无	减弱
气胸	患侧饱满	患侧减弱或消失	移向健侧	减弱或消失	鼓音	减弱或消失	无	减弱或消失

第七课　心脏的视诊、触诊及叩诊检查

实训目的

掌握：心脏视、触、叩诊的内容和方法。重点是心界的叩诊方法，心界的测量，心型的判定。

【准备工作】

准备直尺，其余同肺部检查。

【实训内容】

一、视诊

被检者仰卧位，检查者开始时视线与被检者胸廓同高，观察心前区有无隆起及异常搏动。然后，视线高于胸廓，全面观察心前区。注意心尖搏动的位置、强弱、范围，有无心前区隆起及心前区异常搏动。

注意事项：环境安静，光线充足，最好来源于左侧。平静呼吸。被检者取坐位或仰卧位，检查者立于被检者右侧。冬天注意保暖。

二、触诊

方法：检查者先用右手全手掌开始检查，置于心前区，然后逐渐缩小到用手掌尺侧（小鱼际）或示指、中指及环指指腹并拢同时触诊，必要时也可单指指腹触诊。

1．心尖搏动　检查者手掌置于心前区，注意心尖搏动的位置，有无震颤。右手示指和中指并拢，用指腹确定心尖搏动的位置、范围，有无弥散、抬举性搏动；注意有无心前区异常搏动，包括剑突下。

2．震颤（猫喘）　在心前区用手触知的一种微细的震动感，是器质性心血管疾病的标志。检查者用手掌在各瓣膜听诊区和胸骨左缘，必要时用手掌小鱼际确定震颤的具体位置，判定收缩期还是舒张期。须注意根据触及的部位及时期来判断病变的部位及性质。

决定震颤是收缩期或舒张期的方法有：

①利用心尖搏动：紧随心尖搏动冲击手掌之后发生者为收缩期震颤，在其前发生者为舒张期震颤。

②利用颈动脉的搏动：紧随颈动脉搏动后发生者为收缩期震颤，在其前发生者为舒张期震颤。

③利用心音听诊：紧随第一心音之后发生者为收缩期震颤，紧随第二心音发生者为舒张期震颤。

3．心包摩擦感　在胸骨左缘第4肋间处（裸区）容易触到，被检者取坐位深呼气之末更易触到，收缩期明显，舒张期亦能触及，是心包炎的特征。

注意事项：手部温暖，检查者常用右手以手掌尺侧或用2～4指尖指腹触诊，不加压。

三、叩诊

1．注意事项　环境安静，温暖，适当暴露检查部位。被检者平静呼吸，取坐位或卧位。检查者用指指叩诊法，轻叩。心界应为相对浊音界。女性记录相对浊音界时，要让乳房弹回。

2．方法

（1）被检者取坐位时，检查者左手板指与所叩心界边缘平行，即板指与肋间隙垂直；卧位时，叩诊板指与心缘垂直，即与肋间隙平行，放在肋间，紧贴胸壁。

（2）步骤：先叩左界，从心尖搏动最强点外2～3cm处开始，一般为第5肋间左锁骨中线稍外，由外向内，叩至由清音变为浊音时用笔做标记，如此向上逐一肋间进行，直至第2肋间。然后叩右界：先叩出肝上界（即在右锁骨中线上由清音变为浊音处），于其上一肋间，通常为第4肋间，由外向内叩出浊音界，逐一肋间向上，到第2肋间，分别标记。

（3）测量记录：先确定前正中线和锁骨中线。前正中线即通过胸骨正中的垂直线。锁骨中线是指锁骨两端正中处向下做一与前正中线平行之纵线，其测量方法为从锁骨胸骨端开始测量，至锁骨肩峰端的距离，在此两点间的直线距离的1/2处做一标记，从此标记用直尺向胸廓引出与前正中线平行的纵行直线，即为锁骨中线。测出前正中线到锁骨中线的距离；以直尺测量每一肋间心脏左、右界距前正中线的距离，并填入表格。于表后注明锁骨中线至前正中线距离。正常成人心脏相对浊音界参考表7-1。

表7-1　正常成人心脏相对浊音界

右（cm）	肋间	左（cm）
2～3	Ⅱ	2～3
2～3	Ⅲ	3.5～4.5
3～4	Ⅳ	5～6
	Ⅴ	7～9

注：锁骨中线距前正中线8～10cm

（4）结论：正常心脏相对浊音界，心右界第2、3肋间不超过3cm，第4肋间不超过4cm，心尖部不超过锁骨中线，心腰部约为最下部浊音界的1/2。

【课堂评估】

做10人心脏的视、触、叩诊检查，上交10个心浊音界大小的记录。

知识拓展

心脏浊音界改变的心脏因素和临床常见疾病

心脏因素	心脏浊音界	临床常见疾病
左心室增大	向左下增大，心腰加深，心界似靴形。	主动脉瓣关闭不全
右心室增大	轻度增大：绝对浊音界增大，相对浊音界无明显改变； 显著增大：心界向左右两侧增大。	肺源性心脏病或房间隔缺损
左、右心室增大	心脏浊音界向两侧增大，且左界向左下增大，称普大型。	扩张型心肌病
左心房增大或合并肺动脉段扩大	左心房显著增大：胸骨左缘第3肋间心界增大，心腰消失；左心房与肺动脉段均增大：胸骨左缘第2、3肋间心界增大，心腰更为丰满或膨出，心界如梨形。	二尖瓣狭窄
主动脉扩张	胸骨右缘第1、2肋间浊音界增宽，常伴收缩期搏动。	升主动脉瘤
心包积液	两侧增大，相对、绝对浊音界几乎相同，并随体位改变，坐位时心界呈三角烧瓶样，卧位时心底部浊音界增宽。	心包积液

第八课　心脏听诊

实训目的

1．掌握：心脏听诊内容及方法，掌握五个瓣膜听诊区的部位及听诊顺序，正确识别正常第一、二心音的听诊特点。

2．了解：心率、心律、心音异常的特点及临床意义。

【准备工作】

听诊器。

【实训内容】

一、注意事项

1．环境安静温暖　检查者听诊时要集中注意力听心音，排除呼吸音干扰。

2．体位　被检者取坐位或卧位，疑有主动脉瓣关闭不全者取坐位且上半身前倾。必要时可使之改变体位以利于听清杂音，如心尖部杂音在左侧卧位时较易听到。有时还可以请被检者做深吸气或深呼气，或做运动后再进行听诊。

3．胸件选择　膜型胸件适合听高音调杂音，听诊时须紧贴胸壁，如主动脉瓣关闭不全的舒张期杂音。钟型胸件适合听低音调杂音，听诊时轻放在胸壁上，勿加压，如二尖瓣狭窄的隆隆样舒张期杂音。

4．听诊部位　①二尖瓣区：又称心尖区，心尖搏动最强点。②肺动脉瓣区：胸骨左缘第2肋间处。③主动脉瓣区：胸骨右缘第2肋间处。④主动脉瓣第二听诊区（Erb区，第五听诊点）：胸骨左缘第3、4肋间处。⑤三尖瓣区：胸骨体下端近剑突，稍偏右或稍偏左处。两侧均可。

5．听诊顺序　二尖瓣区 → 肺动脉瓣区 → 主动脉瓣区 →主动脉瓣第二听诊区（Erb区，第五听诊点）→ 三尖瓣区，这种顺序易记忆，为大多数人所采用。如从心底部开始，即肺动脉瓣区 → 主动脉瓣区 → 主动脉瓣第二听诊区 → 二尖瓣区 → 三尖瓣区，这种顺序易区别第一心音与第二心音，但初学者不宜采用。为使初学者及一般住院医生熟练掌握规范的心脏听诊，即从心尖区开始至肺动脉瓣区这种逆时针方向心脏听诊顺序作为诊断学教学规范方法，并与心脏视诊、触诊、叩诊皆从心尖区开始协调一致。

6．听诊步骤　先听心尖搏动最强处，听诊心率（1min）、心律、心音（强度改变、心音分裂、额外心音）、杂音；然后依次肺动脉瓣区、主动脉瓣区、主动脉瓣第二听诊区、三尖瓣区。在胸骨左缘第3、4肋间听诊心包摩擦音。

听诊时还要注意：A_2 与 P_2 的强度比较；心音分裂注意听诊部位，体位及呼吸的影响；杂音需注意其最强的部位、时期、性质、传导、强度及其与体位、呼吸、运动的关系。

在实训中教师可带领学生在“心肺听诊与腹部触诊电子标准化综合教学系统”上进行心脏听诊练习。

二、听诊内容

心率、心律、心音、额外心音、杂音、心包摩擦音。

1．心率　正常成人 60 ～ 100 次 / 分，＜ 60 次为心动过缓，＞ 100 次为心动过速。

2．心律　正常时整齐，异常时可有期前收缩、心房颤动等。

几种常见心律失常的听诊特点：

（1）心房颤动：①心律绝对不规则。②心音强弱不一致，有些心搏听不到第二心音。③脉搏短绌（即桡动脉的搏动次数少于心搏次数）。

（2）期前收缩：提前出现的心搏，这次搏动的第一心音较正常者响亮，第二心音正常或减轻，其后有较长的间歇期。

3．心音

（1）第一心音、第二心音的特点（表 8-1）：

表 8-1　第一心音与第二心音的鉴别

鉴别点	第一心音	第二心音
机制	房室瓣关闭	半月瓣关闭
时期	收缩期	舒张期
音调	低钝、强度较响	高而清脆，强度较 S_1 低
时限	稍长	稍短
心尖搏动	一致	搏动之后出现
最清楚部位	心尖区	心底部

（2）听诊时都要比较 S_1 与 S_2 的强度、音调及长短，并比较 S_1 在何处最强，比较肺动脉瓣区（P_2）和主动脉瓣区第二心音（A_2）的强弱。注意心音强度改变，包括生理性及病理性改变。

心音的增强与减弱：

① S_1 增强：可见于高热、甲状腺功能亢进、心室肥大、二尖瓣狭窄等。

② S_1 减弱：可见于心肌炎、心肌梗死等。

③ S_2 增强：主动脉瓣区 S_2 增强见于主动脉内压力增高，常伴金属音调。肺动脉瓣区 S_2 增强见于肺动脉压增高。

④ S_2 减弱：A_2 减弱见于主动脉瓣狭窄或关闭不全，P_2 减弱见于肺动脉瓣狭窄或关闭不全。

（3）注意心音性质

钟摆律：心率 ＞ 120 次 / 分，第一心音失去原有性质，S_1 与 S_2 相似，极似钟摆之“di、da”声，见于重症心肌炎、心肌梗死。又因此音调见于胎儿心音，故称胎心律。

（4）心音分裂：注意听诊部位、体位及呼吸的影响。

S_1 分裂：二尖瓣及三尖瓣关闭不同步，见于右束支传导阻滞。

S_2 分裂：肺动脉瓣与主动脉瓣关闭不同步，见于二尖瓣狭窄、房间隔缺损、肺动脉高压。可分为通常分裂、固定分裂和逆分裂。

4．额外心音　在两个心音以外，出现一个额外的心音即为三音律。常见的三音律有舒张早晚期奔马律、生理性 S_3、二尖瓣开放拍击音、心包叩击音、收缩期喀喇音。

舒张期额外心音：①舒张早期奔马律、收缩期前奔马律、重叠奔马律。②二尖瓣开放拍击音（开瓣音）。③心包叩击音。

收缩期额外心音：①收缩早期喀喇音（收缩早期喷射音）。②收缩中、晚期喀喇音。

5．杂音　杂音是指除心音与额外心音外，在心脏收缩或舒张过程中的异常声音。

（1）听杂音时注意分析杂音的要点

1）出现的时间：发生 S_1 与 S_2 之间者，称为收缩期杂音；发生于 S_2 和下一心动周期的 S_1 之间者，称舒张期杂音；杂音连续出现于收缩期和舒张期，称连续性杂音。收缩期和舒张期杂音又按出现的早、中、晚及持续时间的长短，分为早期、中期、晚期或全期杂音。舒张期杂音和连续性杂音均称为病理性，收缩期杂音可能属病理性，要结合其强度等特点来确定。

2）最响的部位：各瓣膜听诊区仔细对比，才能确定其最响部位。一般来说，杂音最响的部位，往往就是病变所在部位。

3）性质：杂音的性质可以分为吹风样（柔和或粗糙）、隆隆样、叹气样、机器声和乐音样五种，不同的病变有其特征性杂音。

4）传导方向：杂音常沿产生杂音的血流方向传导，也可借周围组织而扩散，杂音的最响部位和传导方向有助于判断杂音的来源和病理性质。如果在心前区两个部位听到同性质和同时期的杂音，就可将听诊器从其中的一个瓣膜区逐渐移向另一个瓣膜区。若杂音逐渐减弱，杂音可能来自响瓣膜区。若无减弱后又增强，则可能两个瓣膜都有病变。

5）强度：收缩期杂音分为六级，舒张期杂音可参照此标准，但也只分为轻、中、重度三级。

1 级：杂音弱，仔细听诊才能听到，不伴震颤。

2 级：较易听到的弱杂音，不伴震颤。

3 级：中等响亮的杂音，可有震颤。

4 级：较响亮的杂音，有震颤。

5 级：很响亮的杂音，听诊器离开胸壁时听不到，伴明显震颤。

6 级：极响，听诊器离胸壁尚有一段距离亦可听到，伴强烈震颤。

一般 2/6 级以下的收缩期杂音多为功能性，3/6 级以上者多为器质性。

6）与体位、呼吸、运动的关系：比较坐位和卧位、呼气与吸气对杂音强度的影响，有利于病变部位的确定。运动使杂音增强，听诊更加清楚。

（2）几种常见心脏的杂音

1）二尖瓣狭窄：心尖部先递减后递增型低音调隆隆样舒张中、晚期杂音，不传导，呼气末用钟型胸件听诊较清楚，常伴舒张期震颤、第一心音亢进和开瓣音。

2）二尖瓣关闭不全：心尖部 3/6 级以上较粗糙的吹风样全收缩期杂音。向左腋下传导，呼气时增强，左侧卧位时更清楚。

3）主动脉瓣狭窄：主动脉瓣区 3/6 级以上喷射吹风样的收缩期杂音，为递增 - 递减型（菱形），向颈部传导。常伴有收缩期震颤。

4）主动脉瓣关闭不全：主动脉瓣第二听诊区叹气样递减型舒张期杂音（第二听诊区更明显），向下或心尖部传导。前倾坐位，呼气末屏住呼吸时更易听到。

5）动脉导管未闭：胸骨左缘第 2 肋间响亮的机器声样连续性杂音，呈大菱形杂音，高峰在 S_2 处，常伴震颤。

6）室间隔缺损：胸骨左缘第 3、4 肋间响亮（4/6 ～ 6/6 级）粗糙的全收缩期杂音，常伴有收缩期震颤。

（3）功能性与器质性杂音的鉴别：见下表 8-2。

表 8-2 功能性与器质性杂音的鉴别

鉴别点	功能性	器质性
年龄	儿童、青少年多见	不定
部位	肺动脉瓣区和（或）心尖区	不定
性质	柔和、吹风样	粗糙，吹风样，常呈高调
持续时间	短促	较长，常为全收缩期
强度	一般为 2/6 级以下	常在 3/6 级以上
震颤	无	3/6 级伴有
传导	局限，传导不远	沿血流方向传导较远而广

6．心包摩擦音 此音是一种音质粗糙，似用指腹摩擦耳郭的声音（有时较柔和），近在耳边，其发生与心脏活动一致，而与呼吸无关，在收缩期和舒张期均能听到（有时只在收缩期听到）。通常出现于胸骨左缘第 3、4 肋间，取前倾坐位，屏住呼吸时易听到，并可与胸膜摩擦音鉴别。将听诊器胸件向胸部加压时，使摩擦音增强，可与皮肤摩擦音鉴别。

操作练习：同学每 2 人一组，相互练习，并记录结果。

【课堂评估】

1．请演示心脏浊音界叩诊方法和记录方法。
2．试述心脏听诊的内容、顺序和操作方法。
3．心脏杂音应从哪几个方面进行描述？
4．把心脏检查的实训报告交于教师评阅。

心脏检查实训报告

心脏：

视诊：心尖搏动位于＿＿＿＿＿＿＿＿，范围＿＿＿＿＿＿，强度＿＿＿＿＿＿＿，

心脏搏动＿＿＿＿＿＿＿＿＿＿，心前区隆起＿＿＿＿＿＿＿＿＿＿＿＿＿。

触诊：心尖搏动触于＿＿＿＿＿＿，强度＿＿＿＿＿＿＿＿＿＿＿＿＿＿＿＿＿＿，

震颤＿＿＿＿＿＿＿＿＿＿＿＿＿＿＿＿＿＿＿＿＿＿＿＿＿＿＿＿＿＿＿＿。

叩诊：心脏浊音界如下：

右（cm）	肋间	左（cm）
	Ⅱ	
	Ⅲ	
	Ⅳ	
	Ⅴ	

注：左锁骨中线距前正中线＿＿cm

结论：＿＿＿＿＿＿＿＿＿＿＿＿＿＿＿＿＿＿＿＿＿＿＿＿＿＿＿＿＿＿＿＿＿。

听诊：节律＿＿＿＿＿＿＿＿＿＿＿＿，心率＿＿＿＿＿＿＿＿＿＿＿＿次/分。

心音：第一心音＿＿＿＿＿＿＿＿＿，第二心音＿＿＿＿＿＿＿＿＿＿＿，

A_2、P_2＿＿＿＿＿＿＿＿＿＿。

额外心音＿＿＿＿＿＿＿＿＿＿＿＿＿＿＿＿＿＿＿＿＿＿＿＿＿＿＿＿，

心脏杂音：＿＿＿＿＿＿＿＿＿＿＿＿＿＿＿＿＿＿＿＿＿＿＿＿＿＿＿，

心包摩擦音：＿＿＿＿＿＿＿＿＿＿＿＿＿＿＿＿＿＿＿＿＿＿＿＿＿＿。

检查者签名：＿＿＿＿

日期：＿＿＿＿

知识拓展

心脏听诊记忆歌诀

1．正常心音

第一心音低而长，心尖部位最响亮，一二之间间隔短，心尖搏动同时相。

第二心音高而短，心底部位最响亮，二一之间间隔长，心尖搏动反时相。

2．窦性心动过速

贫血甲亢和发热，心炎心衰和休克。情绪激动和运动，肾上腺素心率快。

3．窦性心动过缓

颅压增高阻黄疸，甲低冠心心肌炎。药物影响心得安（普萘洛尔），体质健壮心率缓。

4．两个心音同时增强

常人运动或激动，两个心音同时增，高血压病贫血症，甲亢发热亦相同。

5．第一心音增强

室大未衰热甲亢，早搏（期前收缩）“用药”一音强。二尖瓣窄“拍击性”，房室阻滞“大炮样”。

6．第二心音增强

P_2 增强二尖瓣窄，肺气肿和左心衰，左右分流先心病，肺动脉压高起来，

A_2 增强血压高，动脉硬化亦常在。

7．第一心音减弱

二主瓣膜不全闭，心衰炎梗一音低。

8．第二心音减弱

动脉瓣漏或狭窄，动脉压低二音衰。

9．钟摆律

钟摆胎心律严重，心肌炎梗心肌病。

10．第一心音分裂

一音分裂心尖清，电延右束阻滞症，肺动脉高压右心衰，机械延迟而形成。

11. 第二心音分裂

通常分裂有特点，最常见于青少年，呼气消失吸明显。

12．窦性心律不齐

窦性心律稍不齐，心音正常成周期，吸气加快呼气慢，健康儿童非疾病。

13．早搏（期前收缩）

期前收缩称早搏，室性早搏为最多。房性交界共三种，心电图上易分说。

14．心房颤动

房颤特点三不一，快慢不一律不齐，强弱不等无规律，脉率定比心率低。

15．生理性杂音

生理杂音级别小，柔和吹风不传导，时间较短无震颤，儿童多见要牢记。

16．二尖瓣关闭不全

二尖瓣漏有特点，粗糙吹风呈递减，三级以上缩期占，左腋传导左卧清，吸气减弱呼明显。

17．二尖瓣狭窄

二尖瓣窄杂音断，舒张隆隆低局限。一音亢进 P_2 强，开瓣音响伴震颤。

知识拓展

18．主动脉瓣狭窄

主动脉窄有特点，粗糙缩鸣拉锯般。递增递减颈部传，A_2 减弱伴震颤。

19．主动脉瓣关闭不全

主瓣不全有特点，舒张叹气呈递减。胸骨下左心尖传，二区较清前倾身，呼末屏气易听见。

20．肺动脉瓣狭窄

肺瓣狭窄有特点，粗糙缩鸣属先天。杂音递增又递减，P_2 减弱伴震颤。

21．肺动脉瓣相对性关闭不全

肺瓣舒杂有特点，杂音多为相对性。柔和吹风卧吸清，二尖瓣窄常合并。

22．三尖瓣相对性关闭不全

三尖瓣区有缩鸣，杂音性质似吹风，多数相对关不全，极少数为器质性。

23．房间隔缺损

房缺杂音有特点，胸骨左缘二肋间，缩期杂音吹风般，P_2 分裂多无颤。

24．室间隔缺损

室缺杂音有特点，胸骨左缘三四间，响亮粗糙缩鸣音，常伴收缩期震颤。

25．动脉导管未闭

连续杂音有特征，粗糙类似机器声，动脉导管未闭时，胸左二肋附近听。

26．心包摩擦音

连续杂音有特征，注意鉴别胸摩擦。前倾屏气易听见，心梗包炎尿毒加。

第九课　血管检查

实训目的

掌握：血管检查的内容和方法。

【准备工作】

听诊器、玻片、血压计等。

【实训内容】

一、视诊

切线位观察颈、胸、腹部情况。

1．动脉搏动　观察有无异常搏动。颈动脉搏动见于脉压增大时。在胸骨右缘第 2 肋间及附近或胸骨上窝可见隆起及收缩期搏动，见于升主动脉或主动脉弓动脉瘤。胸骨左缘第 2、3 肋间可见收缩期搏动，见于肺动脉扩张及部分正常青年人。腹部搏动见于腹壁薄及腹主动脉及分支动脉瘤。

2．动脉迂曲　观察浅表动脉（颞浅动脉、肱动脉、桡动脉等），出现迂曲见于动脉硬化。

3．静脉充盈　观察颈静脉充盈情况，卧位时其充盈度超过锁骨上缘至下颌角距离的下 2/3 处，或立位与坐位可见明显静脉充盈，见于右心衰竭、心包疾患及上腔静脉综合征。

肝颈静脉回流征检查方法：按压肿大的肝 30s，颈静脉充盈更加明显，见于右心衰竭，心包疾患。

观察发现腹壁静脉充盈，可见于门静脉高压、上腔静脉或下腔静脉阻塞时形成侧支循环。

4．静脉搏动　观察发现有无颈静脉搏动，颈静脉搏动柔和，范围弥散，触诊时无搏动感，见于三尖瓣关闭不全。

5．毛细血管搏动检查　检查者用手指轻压患者指甲床末端，或以一干净玻片轻压其唇黏膜，如见到红、白交替的节律性微血管搏动即为毛细血管搏动，见于脉压增大时。

二、触诊

可用于血管触诊的浅表动脉有颞浅动脉、股动脉、桡动脉、肱动脉等，但临床上常用的是桡动脉。检查动脉时通常用三个手指（示指、中指、环指）。

1．脉率　正常人与心率一致，但在某些心律失常时，由于心搏提前，心脏充盈不足，排血量过少，使周围血管不能出现脉搏，如同时计数心率及脉率时发现脉率少于心率称脉搏短绌。

2．脉律　脉搏的节律可反映心脏的节律，脉律不规则是心律不齐在脉律上的表现。

3．紧张度　用靠动脉近端的手指压迫血管，直到在动脉远端的手指触不到脉搏，其时所用的压力大小，即表示脉搏的紧张度，它决定动脉收缩压的高度。

4．强弱　即脉搏的大小，取决于周围血管阻力和动脉的充盈度，与脉压大小有关。凡有动脉受压，管壁变厚，血栓阻塞时，脉搏可减弱。因此，可进行左、右、上、下脉搏对比。

5．动脉壁状态　检查者以近端手指按压动脉并逐渐用力使远端手指触不到脉搏为度，此时即可根据近端手指所施加压力的大小来估计脉搏的紧张度。正常人的动脉光滑而柔软，且有一定的弹力。动脉硬化时失去弹性，可触及较硬的索状物或有迂曲。检查时要左、右、上、下脉搏对比，凡有动脉受压，管壁变厚，血栓阻塞时该侧脉搏可减弱。

6．脉波形状

（1）水冲脉：检查者用整个手握住患者的腕部并使被检者手臂抬高过头时亦能感到被检者的脉搏骤起骤降有力搏动，见于脉压增大时。

（2）交替脉：节律正常而脉搏交替出现一强一弱，表示心肌严重损害。

（3）奇脉（吸停脉）：吸气时脉搏明显减弱或消失，而在呼气终时增强，见于心包疾患。

三、听诊

1．动脉枪击音　将听诊器胸件放于肱动脉处可听到的“ta-ta-”短促如射枪声，也可大腿微屈在股动脉上听诊枪击音，见于脉压增大时。

2．杜氏（Duroziez）双重杂音　正常人须将听诊器胸件加压时才出现收缩期杂音，稍加压力所听到的收缩期及舒张期双重杂音呈吹风样，不连续。见于脉压增大时。

3．动脉杂音　凡血管丰富的肿物、动脉瘤、动脉狭窄、动静脉瘘可在病变处听到杂音。

4．静脉　听诊右侧颈静脉，注意有无静脉营营音。颈静脉营营音可为生理性，亦常见于贫血患者。有腹壁静脉曲张时在脐周围或上腹部可听到一种连续性的静脉嗡鸣音，见于门脉高压。

周围血管征：临床特点包括颈动脉搏动增强，毛细血管搏动、水冲脉、枪击音、杜氏双重杂音等，是因脉压增大所引起，见于甲亢、严重贫血、主动脉瓣关闭不全、动脉导管未闭、动静脉瘘等。

四、血压

见第三课“一般检查”内容。

操作练习：同学 2 人一组，互相进行操作练习。

【课堂评估】

1．回答水冲脉、交替脉、奇脉及检查方法。

2．什么是周围血管征？演示周围血管征检查方法。

3．把血管检查的实训报告交于教师评阅。

血管检查实训报告

周围血管征：颈动脉搏动明显____，

毛细血管搏动__________，水冲脉__________，枪击音__________。

桡动脉：脉搏频率__________次 / 分，节律__________，强度__________，

紧张度__________，血管壁状态__________，脉搏短绌__________。

其他____。

检查者签名：________

日期：________

第十课　腹部检查

实训目的

1．掌握：腹部触诊的方法、内容及注意事项。
2．了解：腹部其他检查方法及临床应用。

【准备工作】

听诊器、量尺等。

【实训内容】

一、辨认腹部体表标志及分区

（一）体表标志

1．肋弓下缘　由第 8 ～ 10 肋软骨连接形成肋弓，第 11 、12 浮肋处于此肋弓之外，其下缘为腹部上界，常用于腹部分区及肝脾测量。

2．胸骨剑突　通过软骨连接于胸骨下端的骨性三角为腹部上界，常用作肝测量的标志。

3．腹上角　又称胸骨下角，为两侧肋弓至剑突根部的交角，用于判断体型及肝测量。

4．脐　为腹部的中心，平第 3 ～ 4 腰椎 之间，为腹部四分区的标志。

5．髂前上棘　髂嵴前上方突出点，为腹部九区分法标志及常用骨髓穿刺部位。

6．腹直肌外缘　相当于锁骨中线在腹部的延续，右侧腹直肌外缘与肋弓下缘交界处为胆囊点。

7．腹中线　相当于腹白线，为胸骨中线的延续，是腹部四分区法的中线。

8．腹股沟韧带　两侧腹股沟韧带与耻骨联合上缘共同构成腹部体表的下界。

9．肋脊角与肋腰角　背部两侧第 12 肋骨与脊柱的交角和与腰大肌的交角，为检查肾叩击痛的位置。

（二）腹部分区法

四区分法：通过脐划一水平线与垂直线，两线相交，将腹部分为四区，即左上腹、左下腹、右上腹和右下腹（图 10-1）。

九区分法：由两条水平线和两条垂直线将腹部分为井字形九区，上水平线为两侧肋弓下缘连线，下水平线为两侧髂前上棘连线，两条垂直线通过左、右髂前上棘至腹中线连线的中点。四线相交将腹部分为左、右上腹部（季肋部），左、右侧腹部（腰部），左、右下腹部（髂窝部）及上腹部、中腹部（脐部）和下腹部（耻骨上部）9 个区域（图 10-2）。

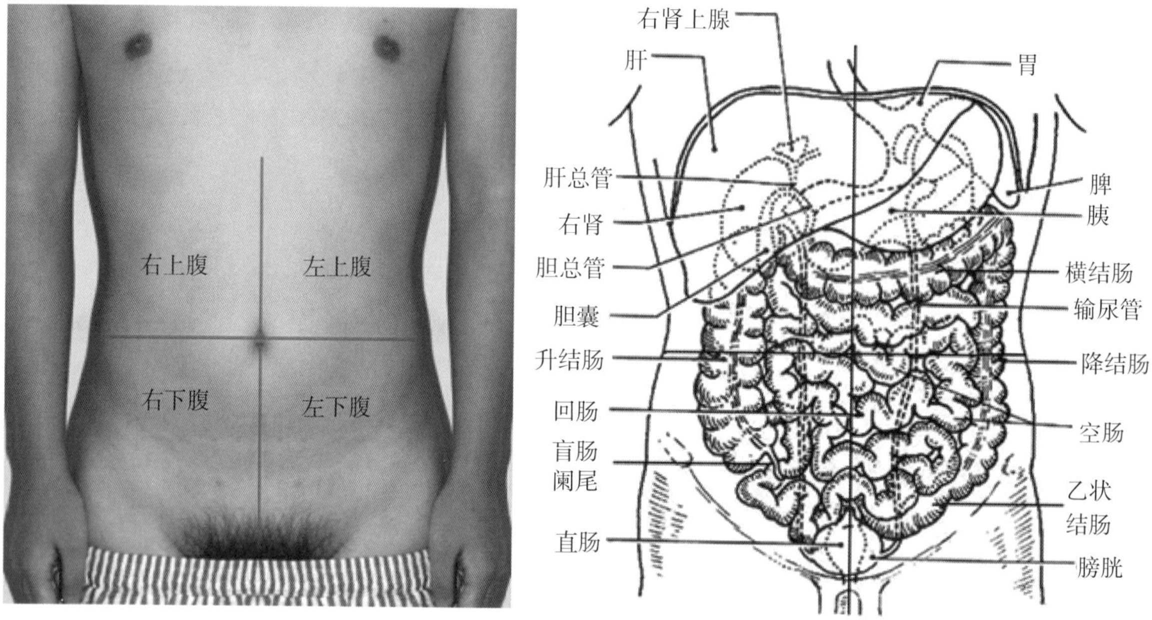

图 10-1　腹部四分区

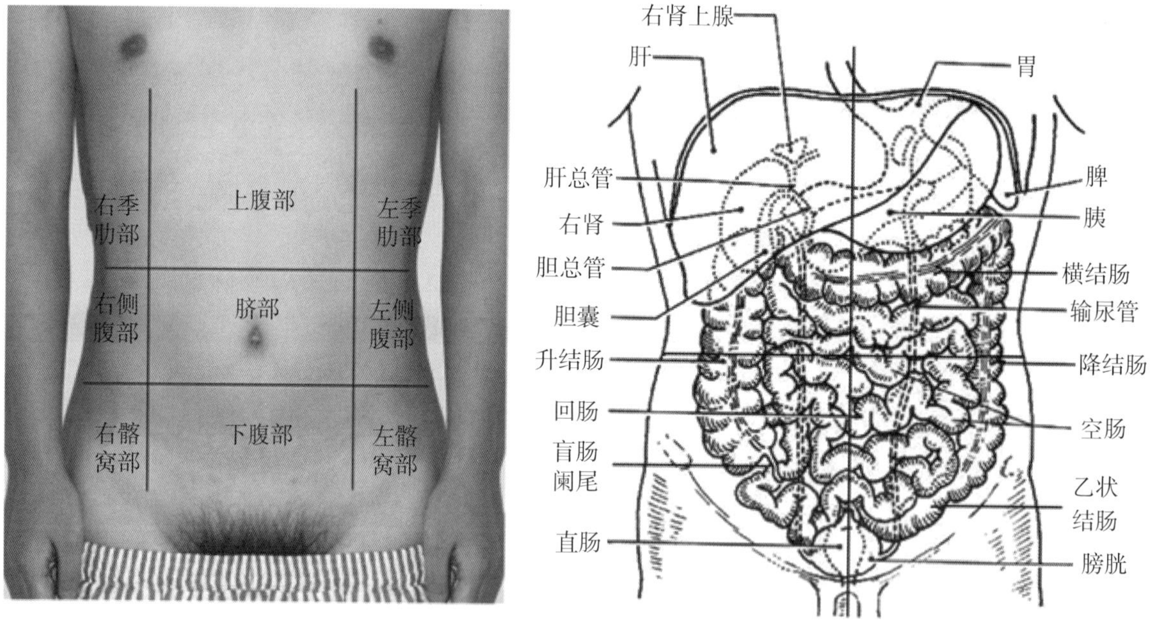

图 10-2　腹部九分区

七区分法：在九分法的基础上将两侧腹部的三区改为通过脐的水平线分为上下两区，即左上腹部、左下腹部、上腹部、脐部、下腹部、右上腹部、右下腹部。

二、腹部检查

（一）视诊

1．检查方法　嘱被检者排空膀胱，取低枕仰卧位，两手自然置于身体两侧，充分暴露全腹，上自剑突，下至耻骨联合，身体其他部位应遮盖，注意保暖，暴露时间不宜过长，以免腹部受凉而不适。检查者站在被检者的右侧，视线与被检者腹部同水平，自切线方向观察，然后再提高视线自上而下视诊全腹。

2．检查内容

（1）腹部外形：腹部是否平坦，两侧是否对称，有无一侧隆起或凹陷，有腹水或腹部包块时还应测量腹围的大小。腹围是经髂嵴点的腹部水平围长。

正常腹部外形：健康成年人平卧时前腹壁大致于肋缘与耻骨联合在同一水平或是略低，称为**腹部平坦**，坐起时脐以下部分稍前凸。肥胖者或小儿（尤其餐后）腹部外形较饱满，前腹壁稍高于肋缘与耻骨联合的平面，称为**腹部饱满**。消瘦者和老人因腹壁皮下脂肪较少，腹部下陷，前腹壁稍低于肋缘与耻骨联合的平面，称为**腹部低平**。这些都属于正常腹部外形。

（2）呼吸运动：是否存在或有无异常。正常人可以见到呼吸时腹壁上下起伏，吸气时上抬，呼气时下陷即为腹式呼吸运动。男性和儿童以腹式呼吸为主，成年女性则以胸式呼吸为主，腹壁起伏不明显。

（3）腹壁静脉：正常情况下腹壁静脉一般不显露，较瘦或皮肤白皙的人隐约可见，明显消瘦和腹壁松弛的老年人可见静脉暴露于皮肤，但较直，并不迂曲、怒张。若腹壁静脉明显且有曲张现象，表示已有侧支循环建立，多见于门静脉、上腔静脉及下腔静脉三大静脉阻塞。腹压增加的情况如腹水、腹腔巨大肿物、妊娠等也可见静脉暴露。

为辨别腹壁静脉曲张的来源需检查其血流方向。

检查方法：①选择一段没有分支的腹壁静脉，检查者将右手示指和中指并拢压在静脉上，然后示指固定原位阻断血流；中指挤出该段静脉内血液至一定距离（7.5 ~ 10cm），不超过静脉分支点。②中指放开。若此段静脉迅速又被充盈，说明此静脉血流流向为从中指向示指方向；如不充盈，则血流方向相反。③中指仍压原处，为阻断血流，以示指挤出一段静脉血后放开，若此段静脉迅速又被充盈，说明静脉血流方向为从示指向中指方向。

结果判定：①肝门静脉阻塞有门脉高压时，腹壁曲张静脉常以脐为中心向四周伸展。典型的可呈“海蛇头”样扩张现象，但罕见。静脉血流方向与正常人相同，即脐以上者向上流，脐以下者向下流。②下腔静脉阻塞时，腹部两侧浅静脉皆见扩张或曲张，有时延及胸壁两侧，脐上下的静脉血流方向皆向上。③上腔静脉阻塞时，上腹壁或胸壁的浅静脉曲张，血流均转向下方。

（4）观察有无胃肠型、蠕动波及其他如色素、皮疹、腹纹、瘢痕、脐部、疝等情况。

3．注意事项

（1）视诊最好在自然光线下进行，亦可借助灯光，光线宜充足而柔和，最好与腹部表面形成切线角度，这样有利于观察腹部较小的隆起。当患者仰卧位时，光源最好在头部；如患者取坐位或直立位时，光源不宜放在患者的对面，最好在腹部的一侧。

（2）环境应当温暖，充分暴露腹部。

（二）触诊

1．触诊前的注意事项

（1）被检者的体位：目的在于使被检者舒适，并能使腹壁肌肉松弛，适合于检查者检查，可按需要采取以下体位。①**仰卧位：**为了使被检者腹壁肌肉达到最大限度的松弛，头垫低枕，令被检者头和肩稍高，两手臂自然置于身体两侧，髋关节和膝关节稍弯，两腿屈曲并稍分开，微张口做缓慢深呼吸，以使腹肌松弛。仰卧位是腹部检查常用体位，在腹部触诊检查中，被检者没有做体位要求的，均取仰卧位。②**直立位：**被检者直立，身体稍向前倾，适用于肾触诊。③**右侧卧位：**对脾触诊有帮助。

（2）检查者的位置：①被检者采取仰卧位时，检查者应站或坐于被检者右侧，面对被检者，右手前臂置于水平位。②被检者采取直立位时，检查者坐于被检者右侧，面向被检者，以一手支持被检者腰部另一手触诊。

（3）检查者的手：应温暖灵活、柔和，天冷时宜搓热双手，指甲必须剪短，常用右手检查，检查时主要为指关节及腕关节用力。

（4）触诊的技巧：①触诊的动作应尽可能轻柔，需要时应逐渐增加压力。②训练被检者行均匀的腹式呼吸，呼气时腹壁肌肉较弛缓，有利于进行深部触诊。③检查神经兴奋性增高的人，当手刚一接触其腹壁甚至于还没有接触到腹壁时，常常出现腹肌的急剧收缩，此时需利用与被检者谈话来分散其注意力。④先从“无病”的部位开始触诊，然后再逐渐转到“有病”的部位。

2．练习腹部各种触诊法

（1）浅部触诊法：用自然平放的手掌，放于腹壁上，使被检者适应片刻，此时检查者可感受到被检者腹壁紧张度，然后以轻柔的动作开始触诊，做腹壁的一般触诊（下压 1cm 左右），从左下腹开始，逆时针方向进行，避免用指尖猛戳腹壁，检查每个区域后，检查者的手应提起并离开腹壁，再以同样手法检查下一个区域。此检查法用于了解腹肌紧张度及浅压痛。

（2）深部触诊法

①深部滑行触诊法：主要用手指，一般稍用力（下压约 2cm 或更多），当被检者腹壁较厚或检查者力气较小时，可用左手置于右手背部，两手重叠，以并拢的手指末端逐渐加压进行。本法用于检查腹内深部包块及了解盲肠及胆囊。

②双手触诊法：用一手（通常是左手）把被检者的器官，保持于一定的位置，或将其推向另一触诊的手（通常是右手），进行触诊，这种检查法可应用于检查肾、肝、脾、妊娠的子宫、肿物和女性内生殖器官等。

③深压触诊法：用一个或两三个并拢的示指、中指和（或）环指垂直放于腹壁的手指指端逐渐用力地加压于较为局限的地方，用于确定疼痛点。当触诊腹部出现压痛后，用并拢的示指、中指和（或）环指于原处稍停片刻，然后迅速将手抬起，如此时患者感觉腹痛骤然加重，并有痛苦表情，称为反跳痛。

④ 冲击（浮沉）触诊法：腹腔积液时，欲触诊增大的肝脾以及腹腔内大的肿物需用此法，将右手三个或四个手指相互并紧，并稍弯曲，然后垂直地放于腹壁的一定部位，做出二、三次短促而有力的冲击，此时手指末端可突然排开腹水，触到所探查的实体。

⑤钩指触诊法多用于肝、脾触诊。

3．检查方法及内容　正常腹部触诊包括腹肌软硬程度，较瘦的人可触及脊柱，腹主动脉搏动，右肾下极，在右肋缘下可触得肝，也可触得乙状结肠，尚应触诊腹股沟部淋巴结及股动脉。

（1）腹壁紧张度：以全掌放于腹壁，感受腹壁紧张度，并使患者适应片刻。然后轻柔地进行腹部浅触诊，先触诊未诉病痛的部位，一般自左下腹开始滑行触诊，然后沿逆时针方向移动，同时观察被检者的反应及表情。同时检查腹壁的抵抗感、表浅的压痛、包块、搏动和腹壁上的肿物。

（2）压痛及反跳痛

压痛：检查者用右手并拢的示指和中指指端由浅入深触诊时发生的疼痛，称压痛。正常腹部触诊时不引起疼痛，重按压可有压迫感。出现压痛多来自腹壁或是腹腔内有病变。腹壁病变较浅表，检查者可抓捏腹壁或被检者仰卧位做屈颈抬肩动作可使腹壁肌肉紧张而触痛更明显，而有别于腹腔内的病变引起的压痛。压痛的部位提示存在相关脏器的病变。如位于脐与右髂前上棘连线中外 1/3 交界处的麦氏（McBurney）点有压痛，提示阑尾病变。

反跳痛：当触诊腹部出现压痛后，用一个或两三个并拢手指于原处停留片刻，然后迅速将手抬起，以检查有无反跳痛。出现反跳痛表明腹膜壁层已受炎症累及。

（3）腹部包块：可左手与右手重叠，以并拢的四指手指末端逐渐加压进行。如果触及肿物或包块，须注意其位置、大小、形态、质地、压痛、搏动、移动度及与腹壁的关系。

（4）液波震颤：检查者左手掌轻贴于被检者的一侧腹壁，右手四指并拢屈曲，用右手指指腹部叩击左侧腹壁。如贴于右侧腹壁的手掌有被液体冲击的感觉，则为液波震颤阳性。为排除腹壁本身振动的传导，被检查者或助手需用右手掌尺侧缘压在脐部腹正中线上，再叩击对侧腹壁。

（5）肝的触诊

1）双手触诊法：检查者站在被检者右侧，用左手拇指置于季肋部，其余四指置于背部，以限制右下胸廓扩张，增加膈肌幅度。右手并拢，掌指关节伸直，与肋缘大致平行地放在右髂窝部，沿右锁骨中线，被检者呼气时手指压向腹深部，吸气时手指向前迎触肝缘。如此反复进行中，手指逐渐向肋缘滑行移动，直至触及肝缘或肋缘。注意吸气时手指上抬的速度要落后于腹壁的抬起。如果肋下触及肝，测量肝缘与肋缘间的距离。必要时宜在右锁骨中线叩出肝上界并测量肝的上下径，以排除肝下移。然后在前正中线触诊肝，一般从脐部开始，自下向上滑行移动，与呼吸运动配合，手指逐渐向剑突滑行移动，直至触及肝缘或剑突。测量肝缘与剑突根部间的距离。

2）单手触诊法：检查者站在被检者右侧，右手掌平放在右侧腹壁，腕关节自然伸直，三指并拢，与肋缘大致平行，使示指和中指前端的桡侧缘与肋缘平行，自右髂窝开始，逐渐向上移动触诊。右手的触诊方法同前。

3）钩指触诊法：适用于儿童和腹壁薄软者。触诊时，检查者位于被检者右肩旁，面向其足部，将右手掌搭在其右前胸下部，右手第二至第五指屈曲呈钩状，嘱被检者做深而慢的腹式呼吸运动，检查者手指随吸气而更进一步屈曲指关节，这样手指指腹容易触到下移的肝下缘。触诊应在右锁骨中线上及前正中线上进行。

触及肝时，要求描述：

①大小：在自然、平静的呼吸状态下，在右锁骨中线及前正中线上分别记录肝下缘至右肋下和剑突下的距离，常以 cm 表示。

②质地：一般将肝质地分为三级，质软、质韧（中等硬）和质硬。如触之柔软似口唇者为质软，见于正常人；触之似鼻尖者为质韧（中等硬），见于肝炎、脂肪肝及肝淤血时；触之硬如额头者为质硬，见于肝硬化、肝癌。

③表面状态和边缘：包括检查肝的表面是否光滑、有无结节，边缘的薄厚，是否整齐等。正常肝表面光滑，边缘整齐且薄厚一致。

④压痛：正常肝无压痛，如果肝包膜有炎性反应或因肝大受到牵拉，则肝有压痛，轻度弥漫性压痛见于肝炎、肝淤血等，局限性剧烈压痛见于较表浅的肝脓肿（常在右侧肋间隙处）。

⑤搏动：正常肝或由炎症、肿瘤等原因引起的肝大并不伴有搏动。如果触到肝搏动，应注意其为传导性搏动还是扩张性搏动。传导性搏动，系因肝传导了其下面的腹主动脉的搏动所致。扩张性搏动是由于右心室的收缩搏动通过右心房、下腔静脉而传至肝所致。两种肝搏动的鉴别方法是：被检者立位，检查者一手按于肝前面，另一手按于肝后面。如前后两手皆感到肝与心搏同步（相当于心收缩后期）搏动，则为肝扩张性搏动；如仅肝前面的手有此感，肝后面的手无此感，说明为肝传导性搏动。

肝大者还要做**肝颈静脉回流征检查**，即用右手掌压迫右上腹（约 10s），逐渐加重压力，观察颈静脉，如出现颈静脉怒张更加明显，则为肝颈静脉回流征阳性。

（6）脾的触诊

检查者左手掌置于被检者左腰部第 7 ～ 10 肋处，试从后向前托起脾，右手掌放于腹壁，与肋弓大致呈垂直方向。一般从脐部开始，两手配合，随呼吸运动深部滑行向肋弓方向触诊脾，直至触及脾或左肋缘。触诊不满意时，可嘱被检者右侧卧位，右下肢伸直，左下肢屈曲使腹部皮肤松弛则较易触到。

如脾大，则测量（以 cm 表示）：甲乙线（第Ⅰ线）即左锁骨中线与左肋缘交点至脾下缘的距离；甲丙线（第Ⅱ线）即左锁骨中线与左肋缘交点至脾最远点的距离；丁戊线（第Ⅲ线）即脾右缘与前正中线的距离，超过正中线，则测量脾右缘至正中线的最大距离以“+”表示；未超过正中线则测量脾右缘与正中线的最短距离以“-”表示。除检查脾大小外，还应注意质地、表面情况、有无压痛及摩擦感等。

（7）胆囊触诊

1）胆囊肿大的触诊：胆囊肿大明显时，在右肋下腹直肌外缘可触及一梨形或卵圆形张力较高的包块，随呼吸而上下移动，质地视病变性质而定。若未肿大到肋缘以下，触诊时就不能查到胆囊。此时可探测胆囊有无触痛。

2）胆囊触痛检查法：患者取仰卧位，腹壁放松，检查者以左手掌平放于患者右肋下部，以拇指指腹勾压于右肋下腹直肌外缘与肋弓交界的胆囊点处，其余四指与肋骨交叉，首先以拇指用力按压腹壁然后嘱患者缓慢深吸气，在吸气过程中发炎的胆囊下移时碰到用力按压的拇指，即可引起疼痛，此为胆囊触痛。如因剧烈疼痛而致吸气中止称**胆囊触痛征阳性**，又称 **Murphy 征阳性**。常见于急性胆囊炎。

（8）肾的触诊：检查肾，一般用双手触诊法。可采取平卧位或立位。卧位触诊右肾时，嘱被检者两腿屈曲并做深呼吸。检查者立于被检者右侧，以左手掌从后面托起右腰部，右手掌平放在右上腹部，手指方向大致平行于右肋缘，于被检者吸气时双手相对挤压。触诊左肾时，左手绕过被检者前方而托住左腰部，右手掌横置于被检者左上腹部，以前法进行触诊。

当肾和尿路有炎症或其他疾病时，可在一些部位出现压痛点：双手拇指依次深压两侧第 10 肋弓下缘偏内（即**季肋点**）、脐水平腹直肌外缘（**上输尿管点**）和髂前上棘水平腹直肌外缘（**中输尿管点**），询问被检者有无疼痛。

（9）膀胱触诊：一般采用单手滑行触诊法。被检者取仰卧屈膝位，检查者用右手自脐开始向耻骨方向触摸，触到肿块应注意其性质。膀胱增大多因积尿引起，为扁圆形或圆形，呈囊性感觉，手不能有推移，按压时憋胀有尿意，可与增大子宫、卵巢囊肿及直肠肿瘤鉴别。

（三）叩诊

1．检查方法及内容　腹部叩诊检查同浅触诊，从左下腹开始，以逆时针方向叩诊，以发现有无异常的浊音或实音。叩诊内容如下：

（1）腹部叩诊音：正常腹部叩诊时，除肝、脾所在部位叩诊呈浊音或实音外，其余部位叩诊均为鼓音。

（2）腹腔脏器的叩诊包括：肝及胆囊叩诊，胃泡鼓音区（Traube 区），脾叩诊、肾叩诊、膀胱叩诊等。

1）肝叩诊：一般沿右锁骨中线，由肺部向下叩诊。匀称体型者正常肝上界在右锁骨中线上第 5 肋间，下界位于右季肋下缘，右锁骨中线上肝浊音区上下径之间的距离为 9 ～ 11cm；在右腋中线上肝上界在第 7 肋间，右肩胛线为第 10 肋骨水平。

肝区叩击痛的检查：检查者将左手掌平放在右季肋区，右手握拳由轻到中等力量叩击左手背，询问受检者叩击时有无疼痛。

2）胆囊位于深处，临床上不能用叩诊检查其大小，仅能检查胆囊区有无叩击痛，叩击痛是胆囊炎的重要体征。

3）胃泡鼓音区（Traube 区，讨贝区）的叩诊：胃泡鼓音区位于左前胸下部肋缘以上，约呈半圆形，为胃底穹隆含气所致。检查时在左锁骨中线前胸下部，自上而下做间接叩诊，由肺区清音变为鼓音，即为胃泡鼓音区的上界，再做水平方向叩诊鼓音区大小。

4）脾叩诊：脾叩诊同肝，采用间接叩诊法。在左腋中线上，由肺区向下叩诊，由清音转为实音，即为脾所在。正常脾浊音区在左腋中线上第 9 ～ 11 肋间。

5）肾叩诊：嘱被检者取坐位或侧卧位，背部转向检查者，暴露背部，用双拇指按压背部第 12 肋与脊柱夹角的顶点（即肋脊点）和第 12 肋与腰肌外缘的夹角顶点（即肋腰点），同时询问被检者有无疼痛。

肾区叩击痛的检查：用左手掌平放在左肋脊角处，右手握拳用轻到中等的力量叩击左手背，询问有无疼痛。同法检查右侧有无叩击痛。

6）膀胱叩诊：当膀胱触诊不满意时，可用叩诊来判断膀胱膨胀的程度。一般由脐水平线叩向耻骨联合。如发现由鼓音转浊音，且浊音区一直延续到耻骨联合上缘，并隐没于其后，呈圆形浊音区，则可能为胀大的膀胱，当尿液排出后，浊音区叩诊则变为鼓音。而妊娠子宫、卵巢囊肿或子宫肌瘤时，在膀胱区均叩得浊音，应注意鉴别。

（3）移动性浊音：当腹腔内有较多游离液体（在1000ml以上）时，因体位不同而出现浊音区变动的现象，称移动性浊音。

检查方法：叩诊先从脐部开始，沿脐水平向左侧方向移动，当叩诊音由鼓音变为浊音时，板指位置固定，嘱被检者右侧卧位，稍停片刻，重新叩诊该处，听取音调是否变为鼓音。然后向右侧移动叩诊，移动不便时可改变指尖方向，继续叩诊直达浊音区。叩诊板指固定位置，嘱被检者向左侧翻身180°呈左侧卧位，停留片刻后再次叩诊，听取叩诊音变化。如出现浊音区随体位移动而变化的现象，为**移动性浊音阳性**。

2．注意事项

（1）环境应安静，以免影响叩诊音的判断。

（2）根据叩诊部位不同，被检者应采取适当体位，叩诊腹部时常取仰卧位；确定有无少量腹水时，可嘱被检者取肘膝位。

（3）叩诊时应注意对称部位的比较与鉴别。

（4）叩诊时不仅要注意叩诊音响的变化，还要注意不同病灶的震动感差异，两者应相互配合。

（5）叩诊操作应规范，用力要均匀适当，一般叩诊可达到的深度为5～7cm。叩诊力量应视不同的检查部位、病变组织性质、范围大小或位置深浅等情况而定。病灶或检查部位范围小或位置浅，宜采取轻（弱）叩诊，如确定肝相对浊音界及叩诊脾界时；当被检查部位范围比较大或位置比较深时，则需要用中度力量叩诊，如确定肝绝对浊音界；若病灶位置距体表达7cm左右时则需用重（强）叩诊。

（四）听诊

1．检查方法及内容

（1）肠鸣音：嘱被检者取平卧位，将已温暖的听诊器体件置于腹壁上，可在脐周听诊，但多在右下腹部听诊肠鸣音，至少听诊1min。

（2）振水音：嘱被检者取仰卧位，检查者用左耳凑近腹部，或用听诊器体件置于上腹部，示、中、环指三指并拢置于上腹部，手指与腹壁呈70°做数次急速有力的冲击动作，如能听到气、液撞击的声音，即为振水音。

（3）血管杂音：有动脉性杂音和静脉性杂音。

动脉杂音常在腹中线或腹部一侧，分收缩期及舒张期，听诊主要在腹主动脉、肾动脉、髂动脉及股动脉处进行；静脉杂音常在脐周或上腹部，为连续性嗡鸣音，尤其是腹壁静脉曲张严重处。

2．注意事项

（1）环境应安静和温暖，在寒冷季节应使听诊器体件暖和后再接触被检者体表。

（2）被检者取一定的体位，一般取坐位或卧位。

（3）肠鸣音听诊应至少1min。

（4）听诊应与视诊、触诊、叩诊结合起来。

在实训中教师可带领学生在“心肺听诊与腹部触诊电子标准化综合教学系统”上进行腹部触诊练习。

【课堂评估】

1．请演示肝、胆囊、脾、肾的检查方法，并回答肝、脾的测量方法。
2．请演示腹壁紧张度、移动性浊音的检查方法。
3．把腹部检查的实训报告交于教师评阅。

腹部检查实训报告

腹部：腹围测量（有腹水时）________________________cm。

视诊：对称__________，形状__________，膨胀__________，胃肠蠕动波__________，
腹壁静脉血流方向__________，呼吸运动__________，瘢痕__________，
疝__________，腹部隆起__________。

触诊：软或硬度__________，压痛__________，肌肉紧张__________，反跳痛__________。
肝：大小________，硬度________，表面性状________，压痛______，边缘______。
脾：大小__________，硬度__________，压痛__________，切迹__________。
肿块__________，膀胱膨胀__________，
振水音__________，腹水波动感__________。

叩诊：性质__________，移动性浊音__________，肾叩击痛左__________，右__________。
膀胱__________。

听诊：肠鸣音：加强 / 减弱__________，消失__________，频率__________次 / 分。

检查者签名：________

日期：________

第十一课　脊柱、四肢检查

实训目的

1．掌握：脊柱、四肢的检查内容和方法。
2．了解：脊柱、四肢病理改变的临床意义。

【准备工作】

叩诊锤。

【实训内容及方法】

一、脊柱检查

脊柱检查包括生理弯曲、脊柱活动度、脊柱压痛及叩击痛检查。

（一）体位

检查脊柱时，被检者取站立位或坐位，充分暴露躯干，双上肢自然下垂，检查者站在被检者后面。

（二）脊柱弯曲度检查

视诊检查　检查者从侧位和后位观察脊柱的4个生理弯曲是否存在，有无脊柱侧弯、病理性前凸和后凸畸形。

（1）生理弯曲：正常人脊柱有4个生理弯曲，即颈椎稍向前凸，胸椎稍向后凸，腰椎明显前凸，骶椎有较大幅度后凸。

（2）侧弯检查：检查脊柱侧弯时，检查者用示指、中指沿脊柱棘突，以适当压力，从上而下划过，划压后皮肤上出现一条充血的红线，以观察有无脊柱侧弯。

（三）脊柱活动度检查

1．颈椎活动度检查　检查者双手固定被检者双肩，嘱被检者做颈部前屈、后伸、左右侧屈、左右旋转运动，观察被检者颈椎活动度。

2．腰椎活动度　检查者双手固定被检者骨盆，嘱被检者做腰部前屈、后伸、左右侧屈、左右旋转运动，观察被检者腰椎活动度。

（四）脊柱压痛检查

检查脊柱压痛时，嘱被检者取坐位，身体略向前倾。检查者以右手拇指或者示指指腹部自上而下，依次按压颈椎、胸椎及腰椎棘突和椎旁肌肉，检查有无压痛。有压痛点时，需重复检查确认。

（五）脊柱叩击痛检查

可以选用直接叩击法或间接叩击法，叩痛部位以第7颈椎棘突作为骨性标志，计数病变椎体的位置。

1．直接叩击法　检查者以叩诊锤或指端（单一）依次轻叩胸椎和腰椎棘突，询问有无叩击痛。如有疼痛，以第7颈椎为骨性标记计数病变椎体位置。

2．间接叩击法　被检查者坐正，检查者将左手手掌置于被检查者头顶部，右手半握拳以小鱼际肌部叩击左手掌，观察被检查者脊柱各部位有无疼痛。疼痛部位多提示病变部位。

二、四肢及关节检查

受检者取坐位或仰卧位。充分暴露双上肢，从肩至指尖，暴露双下肢。检查者运用视诊和触诊，观察四肢及关节的形态、肢体位置、活动度或运动情况等。正常人四肢与关节左右对称，形态正常，无肿胀及压痛，活动不受限。

浮髌试验：若膝关节肿胀时应做此试验，以确定有无关节腔积液。嘱被检者取仰卧位，下肢伸直。用左手拇指和其余四指分别固定于关节上方两侧，右手的拇指及其余四个手指分别固定于关节下方两侧。然后用右手示指将髌骨连续向后方按压数次，压下时有髌骨与关节面的碰触感，松开时有髌骨浮起感，即为浮髌试验阳性，说明关节腔内有积液。

三、手部检查

（一）体位

被检者取立位、坐位或仰卧位，双手自然放松并充分暴露，检查者站于被检者前方或右侧。

（二）视诊

观察上肢皮肤、关节、手指、指甲。应注意被检者双手有无红肿、皮肤破溃、皮下出血；有无肌萎缩；双手关节有无畸形、肿胀、活动受限；手指末端有无发绀、苍白；有无杵状指、反甲（匙状甲）。

（三）触诊

触诊被检者双手皮肤温度是否正常，局部有无压痛点及肿块，骨与关节正常解剖标志是否改变，肌腱与滑囊是否增粗、有无肿块等。

（四）手的功能位

手腕背伸30°并稍偏尺侧，拇指于外展时掌侧屈位，其余各指屈曲，呈握茶杯姿势。

（五）手的休息位

呈半握拳状，腕关节稍背伸约20°，向尺侧倾斜约10°，拇指尖靠达示指关节的桡侧，其余四指呈半屈曲状，屈曲程度由示指向小指逐渐增大，且各指尖均指向舟骨结节处。

【课堂评估】

1．请检查脊柱的压痛。

2．请描述正常脊柱的生理弯曲和活动度。

第十二课　神经系统检查

实训目的

1．掌握：神经反射检查内容及方法。
2．熟悉：神经反射检查的临床意义。

【准备工作】

叩诊锤、棉签等。

【实训内容】

神经系统检查包括对脑神经、运动神经、感觉神经、自主神经（植物神经）以及神经反射各个方面的检查。但在一般体格检查中则以神经反射的检查为主，其他脑神经、自主神经（植物神经）等由神经专科医生检查。检查顺序先左后右，注意两侧对比。

一、检查四肢的运动功能和肌力

（一）检查上肢运动功能和肌力

1．请被检者活动上肢，观察有无运动功能障碍或异常。

2．检查者右手置于被检者右前臂内侧，嘱其做屈肘动作；右手置于被检者左前臂外侧，嘱其做伸肘动作，观察肌肉克服阻力的力量，即肌力。同法检查右前臂肌力，并与左侧比较。

3．被检者双手紧握检查者示指、中指和环指，检查者用力抽回，比较两侧握力。

（二）检查下肢运动功能和肌力

1．请被检者活动下肢，观察有无运动功能障碍。

2．检查者用手握住被检者小腿下部，可以两侧同时或单侧，嘱其做屈腿动作，两侧比较。

3．用手置于被检者胫骨下方，请被检者做伸膝动作，两侧比较。

二、浅反射

刺激皮肤、黏膜或角膜等引起的反射，用“存在”“消失”记录之。

（一）角膜反射

检查方法：嘱被检者眼球向内上方注视，检查者用细棉絮从旁触一侧角膜，观察两侧眼睑是否立即闭合。正常反应为被刺激侧迅速闭眼和对侧也出现眼睑闭合反应，前者为直接角膜反射，后者为间接角膜反射。

结果判断：直接与间接角膜反射皆消失见于三叉神经病变（传入障碍）。直接反射消失，间接反射存在，见于病侧面神经瘫痪（传出障碍）。角膜反射完全消失见于深昏迷患者。

注意事项：使用棉签时一定要捻成细束，从被检者视野外接近并轻触角膜，避免触及睫毛。

（二）腹壁反射

检查方法：被检者取仰卧位，双下肢屈曲。用钝竹签在被检者两侧腹壁的上（肋缘下）、中（脐水平）、下（腹股沟上）自外向内轻划，观察划处的腹壁肌肉收缩。反射中枢分别是胸髓7～8节，胸髓9～10节，胸髓11～12节。

结果判断：正常可看到划处的腹壁肌肉收缩。双侧上、中、下三部反射均消失见于昏迷或急腹症患者；一侧上、中、下三部反射消失见于同侧锥体束病损；肥胖者、老年人及经产妇由于腹壁过于松弛，也可出现腹壁反射的减弱或消失。

（三）提睾反射

检查方法：用钝竹签轻划被检者男性大腿内侧上部，观察同侧的提睾肌收缩使睾丸上提。

结果判断：正常人多能引出。锥体束损害或局部病变，一侧提睾反射可减弱或消失。双侧反射消失为腰髓1～2节病损。老年人或局部病变，如腹股沟疝、阴囊水肿、精索静脉曲张、睾丸炎、附睾炎也可影响提睾反射。

（四）跖反射

检查方法：嘱被检者仰卧位，髋、膝关节伸直，检查者用左手握住受检者踝部，右手用叩诊锤柄或钝竹签沿被检者足底外侧，由后向前划至小趾跖关节处再转向拇趾侧，观察足跖的反应。同法检查另一侧。

结果判断：正常反应为足跖屈曲（Babinski 征阴性）。反射消失为骶髓1～2节病损。

（五）肛门反射

检查方法：检查者用大头针轻划被检者肛周皮肤，观察肛门外括约肌的收缩情况。

结果判断：正常表现为肛门外括约肌收缩。反射障碍是骶髓4～5节或肛尾神经病损。

三、深反射

刺激骨膜、肌腱经深部感受器完成的反射，又称腱反射。

注意事项：检查时被检者要合作，肢体肌肉要放松。检查者叩击力量要均等，两侧要对比。

知识拓展

反射强度分级

反射强度通常分以下几级：

0：反射消失。

1+：肌肉收缩存在，但无相应关节活动，为反射减弱。

2+：肌肉收缩并导致关节活动，为正常反射。

3+：反射增强，可为正常或病理状况。

4+：反射亢进并伴有阵挛，为病理状况。

（一）肱二头肌反射

检查方法：嘱受检者前臂屈曲90°，检查者以左手拇指置于被检者的肱二头肌腱上，右手持叩诊锤叩击左拇指指甲，可使肱二头肌收缩，引出屈肘动作。反射中枢为颈髓5～6节。

（二）肱三头肌反射

检查方法：嘱被检者外展上臂，半屈肘关节，检查者用左手托住其上臂，右手用叩诊锤直接叩击鹰嘴上方的肱三头肌腱，可使肱三头肌收缩，引起前臂伸展。反射中枢为颈髓6～7节。

（三）桡骨骨膜反射

检查方法：嘱被检者前臂置于半屈半旋前位，检查者以左手托住其腕部，并使腕关节自然下垂，随即以叩诊锤叩击桡骨茎突，可引起肱桡肌收缩，发生屈肘和前臂旋前动作。反射中枢在颈髓5～6节。

（四）膝（腱）反射

检查方法：被检者取坐位时，小腿完全松弛下垂；取仰卧位检查时，检查者用左手托起被检者的膝关节使之屈曲约120°，用右手持叩诊锤叩击膝盖髌骨下方股四头肌腱，可引起小腿伸展动作。反射中枢在腰髓2～4节。

（五）跟腱反射（踝反射）

检查方法：被检者取仰卧位，髋、膝关节稍屈曲，下肢外旋、外展位，检查者用左手将被检者足部背曲成直角；被检者也可取双膝跪位，并背对检查者，臀部上抬，双侧踝关节自然悬垂。检查者以叩诊锤叩击跟腱，反应为腓肠肌收缩，足向跖面屈曲。反射中枢为骶髓1～2节。

（六）阵挛

阵挛是深反射亢进的表现。锥体束以上病变导致深反射亢进时，用力使相关肌肉处于持续性紧张状态，该组肌肉则发生节律性收缩，称为阵挛。

1．踝阵挛　检查方法：被检者仰卧位，下肢髋与膝关节稍屈曲，检查者一手托住小腿，另一手握住足的远端，突然用力使踝关节背屈，快速推动数次，并保持一定的推压力，阳性表现为腓肠肌与比目鱼肌发生连续性节律性收缩，而致足部呈现交替性伸屈动作，系腱反射极度亢进。

2．髌阵挛　检查方法：被检者仰卧，下肢伸直，检查者以示指及拇指置于髌骨上缘，突然用力向远端方向快速推动数次，然后保持适度的推力。阳性表现为髌骨发生一连串的上、下颤动，意义同上。

四、病理反射

锥体束病损时，大脑失去了对脑干和脊髓的抑制作用而出现的异常反射。

（一）**Babinski**（巴宾斯基）征

检查方法：同跖反射。阳性表现为踇趾向背伸，其余四趾向跖屈并向外下方扇形展开。一岁半以前的小儿可阳性，除此一般为锥体束损害的体征。

（二）**Oppenheim**（奥本海姆）征

检查方法：检查者用拇指及示指沿被检者胫骨前缘两侧，用力由膝盖下方向足尖方向滑压，观察足趾的反应。阳性表现同Babinski征。

（三）**Gordon**（戈登）征

检查方法：检查者用拇指和其他四指以适当的力量捏压腓肠肌，观察足趾的反应。阳性表现同Babinski征。

（四）**Chaddock**（查多克）征

检查方法：检查者右手用叩诊锤柄或钝竹签沿被检者外踝下方及足背外缘，由后向前划至趾跖关节处观察足趾的反应。阳性表现同Babinski征。

（五）**Hoffmann**（霍夫曼）征

检查方法：检查者左手持受检者腕关节上方，右手以中指及示指夹持被检者的中指，并向手背方向提拉，用拇指迅速向下弹刮受检者中指的指甲，如有拇指屈曲内收，其余三指有屈指动作时，即为阳性。多见于锥体束损害，如两侧阳性可见于腱反射活跃的人和神经官能症。该项检查通常认为是病理反射，但也有认为是深反射亢进的表现，反射中枢为颈髓7节～胸髓1节。

以上4种体征临床意义相同，其中Babinski征是最典型的病理反射。

五、脑膜刺激征

为脑膜受激惹的体征，见于脑膜炎、蛛网膜下腔出血。

（一）颈强直

检查方法：被检者仰卧，检查者用一手托住被检者的枕部，另一手置于胸前做屈颈动作，使下颏接触前胸壁，如被动屈颈检查时感觉到抵抗力增强，即为颈部阻力增高或颈强直。在除外颈椎或颈部肌肉局部病变后，即可认为有脑膜刺激征。

（二）Kernig（凯尔尼格）征

检查方法：被检者仰卧，检查者托起一侧大腿，使髋、膝关节各屈成直角，再用力抬高小腿，正常人可将膝关节伸达135°以上，如达不到135°时，出现伸膝受阻且伴疼痛与屈肌痉挛，即为阳性。先左后右。

（三）Brudzinski（布鲁津斯基）征

检查方法：被检者仰卧位，下肢伸直，检查者左手托扶受检者的枕部，右手置于胸前，然后被动向前屈颈。如膝关节与髋关节有反射性屈曲动作，即为阳性。

六、Lasegue（拉塞格）征（直腿抬高试验）

检查方法：被检者仰卧，下肢伸直，检查者站在被检者右侧，以一手扶持一侧膝关节上方，使下肢保持伸直状态，用另一手托住足跟，将下肢抬起。正常人可被抬到70°以上，如抬不到30°，出现由上而下的放射性疼痛，即为阳性反应，见于坐骨神经痛、腰椎间盘突出或腰骶神经根炎等。

【注意事项】

1. 正确记忆和理解，不能张冠李戴。
2. 被检者取一定的体位，确保肌肉放松。
3. 动作轻柔，部位准确，避免手法过重、粗暴。检查时一定是右手持叩诊锤叩击，无论查左侧还是右侧。

【课堂评估】

1. 请演示腹壁反射检查方法，并回答对应的神经节段。
2. 请演示病理反射的检查方法。
3. 把脊柱、四肢及神经反射检查的实训报告交于教师评阅。

脊柱、四肢及神经检查实训报告

脊柱：畸形 ________________，压痛 __________________________。

四肢：畸形__________，强直或瘫痪__________，肌肉萎缩__________骨折__________，

杵状指__________，静脉曲张__________，关节__________。

神经检查：角膜反射：左__________，右__________，腹壁反射：__________，

提睾反射：__________，肛门反射：__________。

肱二头肌反射：左__________右__________，

肱三头肌反射：左__________右__________，

桡骨膜反射：左__________右__________，

膝腱反射：左__________右__________，

跟腱反射：左__________右__________。

Babinski 征__________。

颈部：______，Kernig 征：__________，Brudzinski 征：__________。

Lasegue 征：__________。

检查者签名：________

日期：________

第十三课　全身体格检查

实训目的

掌握全身体格检查的次序和方法，能熟练、准确进行体格检查并记录。

【准备工作】

准备器械：体温计、压舌板、棉签、血压计、手电筒、叩诊锤。

【实训内容】

全身体格检查步骤共 80 步，包括：

一、一般检查

1．准备器械，问候患者。
2．测体温：腋测法。
3．脉搏：桡动脉，30s。
4．呼吸：胸廓运动，30s。
5．血压：袖带加压法。
6．取出体温计，读刻度后甩下水银。
7．发育、营养、体型、面容表情与体位。

二、头部

8．观察头发、头颅外形。
9．触诊头颅。
10．观察眼睑，翻转上眼睑，观察上、下睑结膜、穹隆结膜、球结膜和巩膜，先左后右。
11．观察眼球外形、双侧瞳孔。
12．取手电筒，检查左右瞳孔的直接和间接对光反射。
13．检查左右眼球运动。
14．检查调节反射。
15．检查辐辏反射，清醒患者不查角膜反射。
16．检查耳郭，观察外耳道，检查乳突，先左后右。
17．观察鼻外形、鼻前庭和鼻腔，检查两侧鼻通气。
18．触压双侧额窦、筛窦、上颌窦。
19．观察口唇：用压舌板观察口腔黏膜、牙齿、牙龈、扁桃体、咽后壁；观察舌体、舌苔、伸舌运动、鼓腮、示齿动作。

三、颈部

20. 观察颈部皮肤、血管，先左后右，观察甲状腺。
21. 触诊头、颈部淋巴结。
22. 触诊甲状腺峡部、左右叶。
23. 触诊气管位置。
24. 听诊颈部血管性杂音，先左后右。
25. 测试颈强直。检查 Brudzinski 征。

四、前胸部和肺部

26. 视诊皮肤、血管、胸壁、胸廓及乳房。呼吸运动。
27. 触诊腋窝淋巴结。
28. 触诊胸廓。
29. 胸廓扩张度。
30. 触诊语音震颤。
31. 触诊胸膜摩擦感。
32. 胸部叩诊音分布。
33. 肺下界叩诊。
34. 肺部听诊。
35. 听诊语音共振。
36. 听诊胸膜摩擦音。

五、心脏

37. 视诊心前区、心尖搏动。
38. 触诊心尖搏动及心前区搏动。
39. 触诊心包摩擦感。
40. 叩诊心脏浊音界。
41. 心脏听诊。
42. 听诊心包摩擦音。

六、背部

43. 视诊皮肤。
44. 触诊胸廓扩张度。
45. 触诊语音震颤。
46. 叩诊。
47. 叩诊肺下界和肺下界移动度。
48. 背部听诊。
49. 听诊语音共振。
50. 肋脊点、肋腰点压痛和肾区叩击痛。
51. 脊柱弯曲度、活动度。
52. 脊柱压痛、叩击痛。

七、腹部

53．视诊腹部外形、血管、皮肤。胃肠型和蠕动波。
54．腹部浅触诊。
55．腹部深触诊。
56．在前正中线触诊肝。
57．在右锁骨中线触诊肝。
58．脾触诊。
59．Murphy 征检查。
60．其他压痛点：季肋点、上输尿管点、中输尿管点。
61．肝区叩击痛。
62．液波震颤。
63．检查振水音。
64．检查腹部叩诊音分布。
65．叩诊移动性浊音。
66．右下腹听诊肠鸣音。
67．听诊有无血管杂音。
68．触诊两侧腹股沟淋巴结、股动脉搏动。
69．听诊（股动脉）有无枪击音、Duroziez 双重杂音。
70．检查上、中、下腹壁反射。

八、四肢及部分神经反射

71．视诊上肢皮肤、关节、手指、指甲（盖好被子）。
72．检查上臂内侧肘上 3 ～ 4cm 处皮肤弹性，触诊左、右滑车上淋巴结。
73．触诊双侧桡动脉搏动，有无交替脉、奇脉、水冲脉和毛细血管征。
74．检查左右上肢运动功能和肌力。
75．肱二头肌反射、肱三头肌反射、桡骨膜反射及 Hoffmann 征检查，先左后右。
76．视诊双下肢皮肤、下肢静脉、关节、踝部及趾甲。
77．（屈膝）触摸腘窝淋巴结，触诊凹陷性水肿（胫骨前缘内侧），先左后右。触摸两侧足背动脉。
78．检查左右下肢运动功能和肌力。
79．左、右膝反射、跟腱反射、Babinski 征、Oppenheim 征、Gordon 征、Kernig 征检查。
80．盖好被子，收拾完毕，感谢被检者的配合，并道别。

【实训方法】

1．同学互相操作练习。
2．观看全身体格检查教学录像。

【课堂评估】

1．考核体格检查操作。
2．写出实训报告交于教师评阅。

实训报告

T ______℃　　R ________次 / 分　　P________次 / 分　　BP____________mmHg

一般情况：

头部及器官：

　　眼：

　　耳：

　　鼻：

　　口腔：

颈部：

胸部：

　　肺：

　　心脏：

腹部：

肛门及生殖器

脊柱、四肢

神经系统：

检查者签名：________

日期：________

【体格检查的方法、顺序】

一、一般检查

1．病房内查体，被检者多取仰卧位。检查者步入病房，站在被检者右侧，向被检者问候，并做自我介绍。告之查体注意事项，希望予以配合，通过简短的交流，消除其紧张情绪，增强信任感，并了解被检者的应答和言语状况。

2．取体温表，先检查体温表内水银柱是否已甩至 35℃以下，然后把体温表放在腋窝深处紧贴皮肤，并嘱被检者若有汗液则须擦干后测体温。示指、中指、环指指腹平放在被检者右手桡动脉近手腕处，至少计数 30s 脉搏搏动次数，同时观察被检者呼吸，计算胸廓起伏频率，计数 30s。

3．测量右上臂血压前必须在安静环境下休息 5 ～ 10min。先打开血压计开关，检查水银柱液面是否与 0 点平齐，使被检者右上肢裸露，伸直并外展 45°，袖带气囊胶管避开肱动脉，袖带紧贴皮肤缚于上臂，下缘距肘弯横纹上 2 ～ 3cm，袖带不宜过紧或过松，一般以能伸进 1 指为宜。在肘窝肱二头肌腱内侧触及肱动脉，将听诊器膜型体件置于肱动脉上，不宜将体件塞在袖带下，并使测量点与腋中线同一水平。右手以均匀节奏向气袖内注气，待动脉搏动消失，再升高20～30mmHg（2.6～4.0kPa），然后缓缓放气，使水银柱缓慢下降，以每秒2～6mm速度为宜。两眼平视水银柱平面，听到的第一个搏动声为收缩压，水银柱继续下降至声音突然变低沉，直至消失，此时所示压力值为舒张压。同样的方法测定两次，间歇1min左右，取最低值为血压值。解下袖带，整理好后放入血压计盒内。向右侧倾斜血压计约45°，使水银柱内水银进入水银槽内后关闭开关。

取出体温表，观察刻度后甩下水银柱，将体温表放入托盘。分别记录每分钟脉搏、呼吸次数，血压和体温。观察被检者发育、营养、体型、面容表情和体位。

二、头部

1．观察头发、头颅外形。用双手拨开头发，检查整个头颅有无压痛、包块、损伤等。

2．观察眉毛分布有无脱落，眼睑有无下垂、水肿。嘱被检者眼睛下视，用右手示指和拇指捏住左上睑中部的边缘，轻轻向前牵拉，然后示指向下压，并与拇指配合将睑缘向上捻转，翻转上眼睑，观察眼睑结膜和穹窿结膜。提起上眼睑皮肤，使眼睑翻转复原。按同样方法检查右上眼睑。用双手拇指置于下眼睑中部，请被检者向上看，同时向下牵拉睑边缘，观察下眼睑结膜、穹窿结膜、球结膜及巩膜。

3．观察眼球的外形是否突出或下陷，双侧瞳孔是否等大等圆。取手电筒，检查对光反射。先查左瞳孔，手电光由外向内移动，直接照射瞳孔，并观察左瞳孔是否缩小。移开光源后，用手隔开双眼，再次用手电光直接照射左瞳孔并观察右瞳孔的动态反应，用同样的方法检查右瞳孔的直接和间接对光反射。检查者伸右臂竖示指，距被检者左眼前30～40cm处。嘱被检者注视示指的移动，并告之勿转动头部，可用左手固定被检者头部。示指按水平向外→外上→外下→水平向内→内上→内下，共6个方向进行，检查每个方向时均从中位开始，观察有无眼球运动障碍和眼球震颤。同法检查右侧眼球运动。

4．嘱被检者注视1m以外的示指，然后将示指较快地向鼻梁方向移动于距眼球约20cm处，观察两侧瞳孔变化，即调节反射。再将1m外的示指缓慢移动，观察两侧眼球的内聚，称为辐辏反射。

5．角膜反射检查时，嘱被检者向对侧上方注视，用棉签毛由眼角外向内，轻触被检者的角膜边缘，同时观察两侧眼睑闭合反应。先查左侧，后查右侧。清醒患者可不查角膜反射。

6．检查耳郭有无畸形、结节或触痛。请被检者头部转向右侧，将左手拇指放在耳屏前向前牵拉，右手中指和环指将耳郭向后上方牵拉，拇指和示指持手电筒，观察外耳道的皮肤及有无溢液，检查乳突有无压痛。先左后右。

7．观察鼻部皮肤和外形。左手拇指将鼻尖上推，借助手电光观察鼻前庭和鼻腔。检查者用手指压闭一侧鼻翼，请受检者呼吸，以判断通气状态。同样方法检查另一侧。

8．检查额窦、筛窦和上颌窦有无压痛。用双手固定于患者的两颞侧，将拇指置于眶上缘内侧同时向后按压，询问有无压痛，两侧有无差别。将手下移，先用右拇指置于被检者鼻根部与眼内眦之间，向后内方按压，询问有无疼痛。再将两手下移，拇指置于颧部，同时向后按压，询问有无疼痛，两侧有无差别。

9．观察口唇色泽，有无疱疹、口角糜烂等。取手电筒和消毒压舌板观察口腔黏膜、牙齿、牙龈，注意有无出血和溢脓，嘱患者张大口并发“a”音，手持压舌板的后1/3在舌2/3与舌后1/3交界处迅速下压，借助手电筒观察软腭、软腭弓、腭垂、扁桃体和咽后壁。注意有无黏膜充血、红肿、淋巴滤泡增生。扁桃体增大，则须分度。请被检者伸舌，观察舌体、舌苔和伸舌运动、鼓腮、示齿动作。

三、颈部

1．解开衣领，充分暴露颈部。观察颈部皮肤，有无颈静脉怒张、搏动和颈动脉搏动，先左后右。观察甲状腺是否突出，是否对称。

2．按顺序由浅入深触诊颈部淋巴结。用双手指滑动触诊耳前、耳后、乳突区淋巴结。请被检者将头转向右侧，用右手指触诊枕骨下区的枕后淋巴结。头部还原，检查者双手指尖在颈后三角沿斜方肌前缘和胸锁乳突肌后缘触诊；翻掌，用双手指在颈前三角区，先沿胸锁乳突肌前缘触诊。然后让被检者头稍低向左侧，检查者左手扶住头部，右手指尖分别触摸颌下和颏下淋巴结。同法触摸右侧颌下和颏下淋巴结。被检者头部稍前屈，用双手指尖在锁骨上窝内由浅部逐渐触摸至锁骨后深部检查锁骨上淋巴结。触到淋巴结时，应注意部位、大小、数目、硬度、压痛、活动度、有无粘连，局部皮肤有无红肿、瘢痕、瘘管等。

3．双手触诊法检查甲状腺。右手拇指在胸骨上切迹向上触摸甲状腺峡部在气管前有无增厚，请受检者做吞咽动作，判断有无肿大或肿块。然后用左手拇指在甲状软骨下气管右侧向对侧轻推，右手示指、中指和环指在左胸锁乳突肌后缘，右手拇指在气管旁，使甲状腺左叶在此四指间，以拇指滑动触摸来确定甲状腺的轮廓大小及表面情况，有无肿块和震颤。请被检者吞咽，肿大的甲状腺可随吞咽动作上下移位。同法检查甲状腺右叶。

4．将示指与环指分别放在两侧胸锁关节上，将中指置于气管之上，观察中指与示指、环指间距离，判断气管是否移位。

5．听诊颈部大血管区血管性杂音，先左后右。如果有甲状腺肿大，则将听诊器放在肿大的甲状腺上，注意有无连续性静脉“嗡鸣声”或收缩期动脉杂音。甲状腺无肿大则无须听诊。

6．揭开被子，去枕，嘱被检者下肢自然伸直，颈部放松，检查者左手托住被检者枕部，右手放在其胸前固定位置。左手使被检者头部前屈做被动屈颈动作，测试颈肌抵抗力，有无颈项强直；再次快速屈颈，观察两膝关节和髋关节的活动，如有屈曲则为 Brudzinski 征阳性。

四、前胸部和肺部

1．解开衣服，充分暴露前胸部。视诊皮肤，观察呼吸运动是否均衡、节律是否规整，两侧是否对称，肋间隙宽度，胸壁静脉有无曲张。切线方向观察并比较胸廓的前后径与左右径，注意胸廓外形的异常改变，如桶状胸、佝偻病胸或局部隆起。视诊两侧乳房对称性和乳房皮肤有无异常，乳头的位置、大小和对称性，男性有无乳房增生。

2．触诊腋窝淋巴结。检查者左手扶着被检者左前臂，屈肘外展抬高约45°，右手指并拢，掌面贴近胸壁向上直达腋窝顶部，手臂放下靠拢身体，由浅入深滑动触诊。然后依次触诊腋窝后壁、内侧壁、前壁，触诊腋窝前壁时，注意拇指和四指的配合，再翻掌向外，触诊腋窝外侧壁。同法检查右腋窝淋巴结。注意事项同颈部淋巴结的触诊。

3．用手掌前部分别触诊胸廓左右上、中、下三部有无皮下气肿，并询问被检者有无胸壁压痛。双手按压胸廓两侧，检查胸廓的弹性。用拇指按压胸骨柄及胸骨体的中、下部，询问检查者有无压痛。女性则常规触诊乳房，先查健侧，后查患侧。左乳房检查按外上、外下、内下、内上顺序由浅入深施加压力，旋转滑动触诊，一般以能触及肋骨而不引起疼痛为度，注意乳房有无红肿热痛和包块。触诊乳晕和乳头，则用拇指和示指同时轻压乳头两侧对应部位，注意有无硬结和分泌物。

4．检查胸廓扩张度，两手掌及伸展的手指置于胸廓前下部的对称位置，左右拇指分别沿两侧肋缘指向剑突，两拇指间距约2cm。然后嘱被检者做深呼吸动作，比较两手的动度是否一致。

5．将双手掌置于被检者胸部的对称位置，嘱其以同等强度发“yi”长音，并双手做一次交换，以排除两手触觉的误差。检查上、中、下三部位，比较两侧相应部位语音震颤的异同，注意有无增强或减弱。

检查胸部叩诊音分布，以胸骨角为标志，确定肋间隙。板指与肋骨平行，由第 1 肋间至第 4 肋间，按由外向内、自上而下、两侧对照的原则叩诊。注意叩诊音改变及板指的震动感。

6．肺下界叩诊，按右锁骨中线、右腋中线、右肩胛下角线叩三条线。被检者平静呼吸，检查者板指贴于肋间隙，自上而下，由清音叩到浊音时翻转板指，取板指中部用标记笔做标记，数肋间隙并做记录。

7．肺部听诊按锁骨中线、腋前线和腋中线三条线，上、中、下部三个部位左右对称部位（共 18 个听诊部位）。比较两侧的呼吸音有无异常变化，是否有呼吸音以外的附加音（干、湿啰音），必要时嘱被检者做深吸气动作。

8．检查语音共振，听诊器体件位置同语音震颤的检查，上、中、下三个部位，从内到外。嘱被检者以一般的声音强度重复发“yi”长音，做两侧对比，判断有无增强或减弱。嘱被检者深吸气，在前下侧胸壁听诊有无胸膜摩擦音。

五、心脏

检查者以切线方向观察心前区是否隆起，观察心尖搏动的位置、强弱和范围及心前区有无异常搏动。

手掌置于心前区，注意心尖搏动的位置、范围，是否弥散，有无抬举性搏动，确定的心前区异常搏动（包括剑突下搏动）。用手掌在心底部和胸骨左缘第 4 肋间触诊，注意有无震颤及心包摩擦感。必要时用手掌尺侧（小鱼际）确定震颤的具体位置，判定是收缩期还是舒张期。

心脏叩诊先叩左界，从心尖搏动最强点外 2 ～ 3cm 开始，沿肋间由外向内。叩诊音由清变浊时，翻转板指，在板指中点用标记笔做标记。如此自下而上，叩至第 2 肋间。叩右界则先右锁骨中线，自上而下，叩诊音由清变浊时为肝上界，于其上一肋间（一般为第 4 肋间）由外向内叩出浊音界，上移一个肋间，于第 3、第 2 肋间由外向内叩出浊音界，并分别做标记。然后标出前正中线和左锁骨中线，用直尺测量左右心浊音界各标记距前正中线的垂直距离和左锁骨中线与前正中线间的距离。

心脏听诊先将听诊器体件置心尖搏动最强的部位，听诊心率（1min）、心律、心音（强度改变、心音分裂、额外心音）、杂音。然后依次在肺动脉瓣听诊区（胸骨左缘第 2 肋间）、主动脉瓣听诊区（胸骨右缘第 2 肋间）、主动脉瓣第二听诊区（胸骨左缘第 3、4 肋间）及三尖瓣听诊区听诊。注意 A_2 与 P_2 的强度比较、心音分裂与呼吸的关系，如听到杂音，应认真辨别其最响的部位、时期、性质、传导、强度及与体位、呼吸、运动的关系。在胸骨左缘第 3、4 肋间听诊心包摩擦音。

六、背部

嘱被检者坐起，稍转向检查者，两手抱膝，暴露背部，视诊皮肤。双拇指在第 10 肋骨水平，对称性地把手掌放在背部两侧，两拇指间距约 2cm，两手向脊柱方向推挤，使皮肤松弛，双手在拇指掌侧缘平行。然后嘱被检者做呼吸动作，比较两手的动度是否一致。

检查者两手掌置于肩胛下区对称部位，请被检者发“yi”音，然后两手交换，请被检者以相等强度重复发“yi”音，比较两侧语音震颤是否相等。

背部叩诊肩胛间区脊柱两侧上下共 4 个部位，左右腋后线、肩胛线左右上下共 4 点，先左后右，比较叩诊音的分布是否正常。

请被检者上臂自然下垂贴于胸侧壁，检查者捏肘，稍做内收外展动作，另一手触摸肩胛下线。沿肩胛线自上而下，叩出平静呼吸时的肺下界，嘱被检者做深吸气后屏住呼吸，迅速沿左肩胛线自上而下叩至浊音区，翻转板指，再做标记，嘱被检者恢复正常呼吸。数肋间，用直尺测量两个标记间的距离，即肺下界移动范围。再叩右肩胛线处肺下界及深吸气、深呼气末的肺下界，数肋间，测量后肺下界移动范围，做记录。

听诊肩胛间区脊柱两侧上下共 4 个部位，左右腋后线、肩胛线上下共 4 点，注意双侧对称部位的呼吸音是否异常，有无干、湿啰音。嘱被检者以相同的声音强度发“yi”长音，在肩胛间区脊柱两侧和肩胛下区左右共 4 点，对比两侧语音共振有无增强或减弱。

用双拇指按压背部第 12 肋与脊柱夹角的顶点（即肋脊点）和第 12 肋与腰肌外缘的夹角顶点（即肋腰点），同时询问被检者有无疼痛。用左手掌平放在左肋脊角处，右手握拳用轻到中等的力量叩击左手背，询问有无疼痛，即肾区叩击痛。然后检查右侧有无叩击痛。

请被检者前后左右活动颈部及腰部，观察脊柱的活动度，有无活动受限。检查者用手指沿脊柱的棘突以适当的压力从上向下划，观察划压后皮肤出现的红色充血线，判断脊柱有无侧弯。检查者用拇指自上而下逐个按压脊柱棘突及椎旁肌肉直至骶部，询问有无压痛。先用间接叩诊法，嘱被检者坐正，将左手掌置于被检者头顶部，右手掌握拳叩击左手背，观察被检者有无疼痛，疼痛部位多提示病变部位。然后用叩诊锤直接叩击胸椎和腰椎的棘突，询问有无叩击痛。如有叩痛，则以第 7 颈椎棘突为骨性标记，计数病变椎体位置。

七、腹部

嘱被检者躺下取仰卧位。充分暴露腹部，切线位平视腹部外形是否平坦。视诊腹部皮肤，呼吸运动是否存在或有无异常，有无腹壁静脉曲张，胃肠型或蠕动波等。

请被检者屈膝并稍分开，以使腹肌松弛。以全掌放于腹壁上部，感受腹壁紧张度，并使患者适应片刻。然后轻柔地进行腹部浅触诊，先触诊未诉病痛的部位，一般自左下腹开始滑行触诊，然后沿逆时针方向移动，同时观察被检者的反应及表情。注意腹壁的紧张度、抵抗感、表浅的压痛、包块、搏动和腹壁上的肿物。用指尖深压位于脐与髂前上棘连线中外 1/3 交界处的 McBurney 点，停留片刻后突然将手抬起，以检查有无反跳痛，再做深触诊，左手与右手重叠，以并拢的手指末端逐渐加压进行。如果触及肿物或包块，须注意其位置、大小、形态、质地、压痛、搏动、移动度及与腹壁的关系。

双手触诊法检查肝：嘱被检者张口呼吸。检查者用左手拇指置于季肋部，其余四指置于背部，以限制右下胸廓扩张，增加膈幅度。右手并拢，掌指关节伸直，与肋缘大致平行地放在右髂窝，沿右锁骨中线，患者呼气时手指压向腹深部，吸气时手指向前迎触肝缘。如此反复进行中，手指逐渐向肋缘滑行移动，直至触及肝缘或肋缘。注意吸气时手指上抬的速度要落后于腹壁的抬起。如果肋下触及肝，必要时宜在右锁骨中线叩出肝上界并测量肝的上下径，以排除肝下移。然后在前正中线触诊肝，一般从脐部开始，自下向上滑行移动，与呼吸运动配合，测量肝缘与剑突根部间的距离。触及肝除测量肝的大小外，还应注意其质地、表面、边缘、压痛、搏动感等。肝大者做肝颈静脉回流征检查，即用手掌压迫右上腹，观察颈静脉，如出现颈静脉怒张更加明显，则为肝颈静脉回流征阳性。

双手触诊法检查脾：左手掌置于被检者左腰部第 7 ～ 10 肋处，试从后向前托起脾，右手掌放于腹壁，与肋弓大致呈垂直方向。一般从脐部开始，两手配合，随呼吸运动深部滑行向肋弓方向触诊脾，直至触及脾或左肋缘。触诊不满意时，可嘱被检者右侧卧位，右下肢伸直，左下肢屈曲使腹部皮肤松弛。如脾大，则测量甲乙线、甲丙线及丁戊线；除大小外，还应注意脾的质地、表面情况、有无压痛及摩擦感等。

被检者仍取仰卧位，两腿屈起稍分开。Murphy 征检查，以左手掌平放于被检者右季肋区下部，以拇指指腹勾压腹直肌外缘与肋弓交界处，其余四指与肋骨交叉。然后嘱做深吸气，同时注意被检者的面部表情，询问有无疼痛。因疼痛而突然中止吸气动作，为 Murphy 征阳性。

双手拇指依次深压两侧肋弓第 10 肋弓下缘偏内（即季肋点）、脐水平腹直肌外缘（上输尿管点）和髂前上棘水平腹直肌外缘（中输尿管点），注意有无压痛。检查肝区叩击痛，用左手掌平放在右季肋区，右手握拳由轻到中等力量叩击左手背，询问叩击时有无疼痛。

液波震颤检查时，检查者左手掌轻贴被检者侧腹壁。右手四指并拢屈曲，用右手指指腹部叩击左侧腹壁。如左手掌有波动感，为排除腹壁本身振动的传导，则请被检者或助手用右手掌尺侧缘压在脐部腹正中线上，再叩击对侧腹壁，如贴于右腹壁的手掌仍有被液体冲击的感觉，则为液波震颤阳性。

检查者左耳凑近被检者上腹部，示、中、环三指并拢置于上腹部，手指与腹壁呈 70° 做数次急速有力的冲击动作，如闻及气体和液体相撞击的声音即为振水音。

腹部叩诊音分布检查同浅触诊，从左下腹开始，以逆时针方向叩诊，以发现有无异常的浊音或实音。

移动性浊音的叩诊先从脐部开始，沿脐水平向左侧方向移动，当叩诊音由鼓音变为浊音，板指位置固定，嘱被检者右侧卧位，稍停片刻，重新叩诊该处，听取音调是否变为鼓音。然后向右侧移动叩诊，移动不便时可改变指尖方向，继续叩诊直达浊音区。叩诊板指固定位置，嘱被检者向左侧翻身 180° 呈左侧卧位，停留片刻后再次叩诊，听取叩诊音的变化。如出现浊音区随体位移动而变化的现象，为移动性浊音阳性。

右下腹听诊肠鸣音（1min）。在脐部和脐上两侧听诊有无血管杂音。

鉴于腹部触诊和叩诊可能影响肠鸣音的活跃程度，可根据专科情况，腹部检查改为视、听、触、叩的顺序进行。

双手触摸两侧腹股沟淋巴结。比较两侧腹主动脉的搏动是否存在，搏动强度是否一致，并将听诊器体件置于股动脉搏动处，听诊有无枪击音；稍加用力，注意有无 Duroziez 双重杂音。

取棉签分别沿肋弓、脐水平、腹股沟由外向内轻划刺激腹壁，先左后右，左右对比，检查上、中、下腹壁反射是否引出。

八、四肢及神经反射

盖好被子，视诊上肢皮肤、关节、手指及指甲。检查上臂内侧肘上 3 ～ 4cm 处皮肤弹性。触诊左滑车上淋巴结时，用左手扶托被检查者左臂，并屈肘约 90°，以右手小指固定在被检者的肱骨内上髁，示指、中指及环指并拢，在其上 2 ～ 3cm 处的肱二、三头肌之间的肌沟中，纵行、横行滑动触摸滑车上淋巴结。同法检查右上臂皮肤弹性和右滑车上淋巴结。

比较双侧桡动脉搏动是否一致，有无交替脉。请被检者深吸气，检查有无奇脉。左手指掌侧紧握被检者右手腕桡动脉处，将被检者前臂抬过头，感觉桡动脉的搏动，判断有无水冲脉。用手指轻压被检者指甲末端，观察有无红白交替现象，即毛细血管征。

请被检者活动上肢，观察有无运动功能障碍或异常。右手置被检者上臂内侧，嘱被检者做屈肘动作；右手置被检者的前臂外侧，嘱其做伸肘运动，观察肌肉克服阻力的力量，即肌力。相同方法测试右前臂肌力，并与左侧做比较。请被检者双手紧捏检查者示指、中指和环指，检查者用力回抽，以比较双侧握力。

以左手托住被检者屈曲的肘部，将大拇指置于肱二头肌肌腱上，然后以叩诊锤叩击拇指指甲，观察前臂的屈曲动作，即肱二头肌反射。用叩诊锤直接叩击鹰嘴突上方的肱三头肌肌腱，观察前臂的伸展运动，为肱三头肌反射。使被检者腕部桡侧面向上，并使腕关节自然下垂，用叩诊锤叩击桡骨茎突上方，观察前臂前旋、屈肘动作，为桡骨膜反射。检查者左手握住被检者关节上方，右手以中指及示指夹持被检者中指，稍向上提，使腕部处于过伸位，然后以拇指迅速弹刮患者中指指甲，如果其余四指有轻微的掌屈动作，则为 Hoffmann 征阳性。同样的方法检查右侧。

暴露下肢，视诊双下肢皮肤、下肢静脉、关节、踝部及趾甲。使被检者屈膝，触摸腘窝淋巴结，触压胫骨前缘内侧，有无凹陷性水肿，先检查左下肢，后查右下肢。双手同时触摸两侧第

1、2 趾骨间足背动脉，并两侧比较。

请被检者活动下肢，观察有无运动功能障碍。用手握住小腿下部，嘱被检者做屈腿运动；用手置于受检者胫骨下方并施加压力，请受检者对抗阻力做伸膝动作，检查肌力并两侧对比。

用左手在腘窝处托起下肢，使髋、膝关节稍屈，然后用叩诊锤叩击髌骨下方的股四头肌肌腱，观察小腿伸展动作，先查左侧后查右侧膝反射。使被检者髋、膝关节稍屈，下肢外旋外展位，用左手使足掌背屈呈过伸位，然后以叩诊锤叩击跟腱，观察足向跖面屈曲运动。同样方法检查右侧跟腱反射。

用手托住被检者左踝部，用叩诊锤柄或钝竹签沿足底外侧缘，由后向前划至小趾掌关节处再转向踇趾侧，正常表现为足趾跖屈，为 Babinski 征阴性。用拇指和示指或示指和中指沿被检查胫骨前缘用力由上向下滑压，阳性表现为踇趾缓缓背伸，其他四趾呈扇形展开为 Oppenheim 征阳性。将膝部稍抬起，右手拇指及其他四指捏压腓肠肌，称 Gordon 征，阳性表现同 Babinski 征和 Oppenheim 征。均先查左侧后右侧。

先使被检者一侧髋、膝关节屈曲成直角，左手置于膝关节上，右手置踝部并抬高小腿，Kernig 征阳性者伸膝受限，伴有疼痛，而且对侧膝关节屈曲。先查左侧后右侧。

盖好被子，收拾完毕后，感谢被检者的配合，并道别。

第十四课　正常心电图

实训目的

1．掌握：分析心电图的程序和方法。
2．熟悉：正常心电图各波的图像及正常值。
3．阅读及测量正常心电图并写出报告。

【实训内容】

一、熟悉心电图的各波段、波形

包括 P 波，P-R 间期，QRS 波，S-T 段，Q-T 间期，T 波和 R-R 间期（见图 14-1）。
注意事项：有无伪差，心电图导联有无标错，导联有无接错。

二、熟悉心电图描记纸

小方格各边均为 1mm，横线代表时间，心电图描记时常规移动速度是每秒 25mm，则 1mm 代表 0.04s；纵线代表电压，当输入 1mV 电压使定准电压线移位 10mm 时，则每 1mm 代表 0.1mV。

三、各波振幅（高度）与时间（宽度）的测量

1．时间的测量　选择波形较明显的导联，从波的起点测量到终点，以秒表示。
2．振幅的测量　向上波形的高度自等电位线上缘垂直地量到波的顶点，而向下波形的高度应以等电位线的下缘垂直地量到波的低端，波幅大小以 mm 或 mV 表示，即 1mm 相当于 0.1mV。

四、分析

首先注意有无技术的误差，定准电压是否准确，然后进行分析。
1．确定心律
（1）首先寻找有无 P 波，其后有无 QRS 波。
（2）再看 P-P 间期，R-R 间期是否规则。
（3）P 波和 QRS 波方向和关系是否一致，以确定其心律为窦性或异位或传导阻滞。
2．计算心率
（1）心律规则时：测量 P-P 间期，以 60/P-P 间期 = __次 / 分（心房率）；测量 R-R 间期，以 60/R-R 间期 = __ 次 / 分（心室率）。
心率（HR）= 60/ P-P 间期（R-R 间期）= 1500/ 小格数
依次可以推算：2 大格 = 10 小格，心率 150 次 / 分；3 大格 = 15 小格，心率 100 次 / 分；4 大格 = 20 小格，心率 75 次 / 分；5 大格 = 25 小格，心率 60 次 / 分。
（2）若心律不规则：可以测量 5 ~ 10 个 R-R 间期或 P-P 间期，求其平均值，然后算出平均心率。

（3）连续计算 6s 内（30 个大格）的 P 或 R 波数（作为起点的 P 波或 R 波不算在内），乘以 10，即为每分钟的心房率或心室率，一般用于心房颤动及明显心律不齐的心电图。

（4）查阅心率推算表。

3．P-R 间期的测量　选择一标准导联 P 波及 Q 波最显著者，测量自 P 波开始至 QRS 波起点之间的距离，正常 P-R 为 0.12 ～ 0.20s。如超过 0.20s，表示有房室传导障碍。在幼儿和心动过速的成人，P-R 相应缩短，P-R 间期过短亦为异常。

4．Q-T 间期的测量　Q-T 间期系 QRS 波开始至 T 波终末间的时距，正常 Q-T 间期与心率有关，心率越快，则 Q-T 越短，可按 $Q\text{-}T = 0.39\sqrt{R-R} \pm 0.04s$ 计算纠正。

5．各波的高度或深度的测定

（1）P 波

①形态：一般小而圆凸，可以有双峰，但峰距＜ 0.04s，亦或稍尖。

②时间：测自 P 波开始至终末，成人不超过 0.12s，小儿 0.04 ～ 0.09s。

③方向：Ⅰ、Ⅱ、V_4 ~ V_6 均应直立，Ⅲ、aVL，直立、双向或倒置，aVR 倒置，aVF 导联绝大多数直立，V_1、V_2 可以双向。

④电压：肢导联一般不超过 0.25mV，胸导联不超过 0.2mV。

（2）QRS 波群

①形态：肢导联中除 aVR 呈基本为向下的图型如 rS、Qr 或 QS 型外，其余各导联形态不定，可以出现 QRS 波群基本向上的如 qRs 型，Rs 型或 qR 型，亦可出现 QRS 波群基本向下的如为 rS 型，V_1 ～ V_6 的形态基本是从 rS 型→ Rs 型→ qRs 型。

②电压：QRS 波群基本向上的，$R_Ⅰ$ ＜ 1.5mV，R_{avL} ＜ 1.2mV，R_{avF} ＜ 2.0mV，R_{V1} ＜ 1.0mV，R_{V5} ＜ 2.5mV。

电压比例或总值：V_1 R/S ＜ 1，V_5 R/S ＞ 1；$R_Ⅰ$ +$S_Ⅲ$ ＜ 2.5mV；$R_Ⅱ$ +$R_Ⅲ$ ＜ 4.0mV；R_{avR} ＜ 0.5mV；R_{v1}+S_{V5} ＜ 1.2mV；R_{V5}+S_{V1} ＜ 4.0mV（男），3.5mV（女）。

6 个肢体导联中每个导联的 R+S 的绝对值（正向波与负向波的绝对值相加）都小于 0.5mV，或者 6 个胸导联每个导联的 R+S 的绝对值（正向波与负向波的绝对值相加）都小于 0.8mV，称为低电压。

③时间：QRS 波群时间 0.06 ～ 0.10s。

④ Q 波：Ⅰ、Ⅱ、aVL、aVF、V_3 ～ V_5 Q 波均应时间＜ 0.04s，电压＜ 1/4 R 波，但除外Ⅲ和 aVR，V_1 可出现 QS 波型。

（3）S-T 段：注意有无上下偏移。正常的 S-T 段大多是一条等电位线，但在任何导联下移不超过 0.05mV，正常肢导联及胸导联的 V_4 ～ V_6 上抬不超过 0.1mV，而胸导联上 V_2、V_3 可升高达 0.2mV 甚至更高。

（4）T 波：正常 T 波Ⅰ、Ⅱ应直立，Ⅲ可直立或倒置，aVR 的 T 波倒置，aVL、aVF 的 R 波如向上＞ 0.5mV，则 T 波直立。V_1 的 T 波可低平、双向或倒置，V_2、V_3 的 T 波也可倒置，但其深度不超过 0.4mV，若 V_1 的 T 波方向向上，则 V_2 ～ V_6 就不应再向下。在婴幼儿 V_4 的 T 波也可倒置。T_{V5}、T_{V6} 均为直立波。一般 T 波振幅不应低于同导联 R 波的 1/10。

（5）U 波：在 T 波后 0.02 ～ 0.04s 出现的宽而低平的小波，其方向与 T 波一致，在胸导联尤其在 V_3 可达 0.2 ～ 0.3mV。

（6）决定心电轴有无偏移：从Ⅰ到Ⅲ 导联 QRS 波群的主波方向，大致估计电轴偏移情况。①Ⅰ、Ⅲ导联主波一致向上为电轴不偏；②Ⅰ导联主波向下，Ⅲ导联主波向上为电轴右偏；③Ⅰ导联主波向上，Ⅲ导联主波向下为电轴左偏。

正常心电轴 0° ～ 90°，平均为 ±60°，电轴＞ + 90° 为电轴右偏，电轴＜ –30° 为电轴左偏，综上各点，结合临床情况，做出心电图诊断。

自导联Ⅰ、Ⅲ QRS 波测定心电轴表

Ⅲ/Ⅰ	-10	-9	-8	-7	-6	-5	-4	-3	-2	-1	0	+1	+2	+3	+4	+5	+6	+7	+8	+9	+10
-10	+240	+242	+244	+246	+248	+251	+254	+257	+261	+265	-90	-84	-78	-72	-66	-60	-53	-47	-41	-35	-30
-9	+238	+240	+242	+244	+247	+249	+252	+256	+260	+264	-90	-83	-77	-70	-63	-56	-49	-42	-36	-30	-25
-8	+236	+238	+240	+242	+245	+247	+251	+255	+259	+263	-90	-82	-75	-68	-59	-51	-43	-37	-30	-24	-19
-7	+234	+236	+238	+240	+243	+245	+249	+253	+257	+262	-90	-81	-73	-64	-55	-45	-37	-30	-23	-17	-13
-6	+232	+234	+235	+237	+240	+243	+246	+251	+256	+261	-90	-80	-70	-60	-49	-39	-30	-22	-16	-11	-7
-5	+229	+231	+233	+235	+237	+240	+244	+248	+254	+260	-90	-77	-65	-53	-41	-30	-19	-14	-9	-4	0
-4	+226	+228	+230	+213	+234	+236	+240	+244	+251	+258	-90	-74	-58	-43	-30	-19	-11	-5	-1	+3	+6
-3	+223	+225	+226	+228	+230	+232	+235	+240	+246	+225	-90	-68	-50	-30	-15	-7	-1	+4	+8	+11	+13
-2	+220	+221	+222	+223	+224	+227	+230	+234	+240	+250	-90	-54	-30	-10	-1	+6	+11	+13	+16	+18	+19
-1	+215	+216	+217	+202	+219	+220	+222	+225	+230	+240	-90	-30	-2	+8	+14	+18	+20	+21	+22	+23	+24
0	+210	+210	+210	+210	+210	+210	+210	+210	+210	+210	0	+30	+30	+30	+30	+30	+30	+30	+30	+30	+30
+1	+206	+204	+203	+202	+200	+198	+194	+187	+178	+150	+90	+60	+50	+44	+42	+40	+39	+38	+37	+36	+35
+2	+199	+197	+195	+193	+190	+185	+178	+168	+150	+124	+90	+70	+60	+52	+50	+47	+45	+43	+42	+41	+40
+3	+192	+190	+188	+184	+180	+173	+163	+150	+132	+112	+90	+75	+66	+60	+56	+52	+50	+48	+46	+44	+43
+4	+186	+184	+179	+175	+169	+161	+150	+137	+120	+106	+90	+78	+70	+65	+60	+56	+54	+52	+50	+48	+47
+5	+180	+176	+172	+166	+159	+150	+139	+121	+114	+103	+90	+80	+74	+68	+64	+60	+57	+55	+53	+51	+49
+6	+173	+169	+164	+158	+150	+141	+130	+120	+110	+100	+90	+82	+76	+71	+67	+63	+60	+58	+56	+54	+52
+7	+167	+162	+157	+150	+143	+134	+125	+116	+107	+99	+90	+83	+77	+73	+69	+66	+63	+60	+58	+56	+54
+8	+161	+156	+150	+144	+136	+129	+120	+112	+105	+98	+90	+83	+79	+75	+71	+68	+65	+62	+60	+58	+56
+9	+155	+150	+145	+138	+131	+125	+116	+110	+103	+97	+90	+84	+80	+76	+73	+70	+67	+64	+62	+60	+58
+10	+150	+145	+140	+135	+127	+120	+114	+108	+101	+96	+90	+85	+81	+77	+74	+71	+68	+66	+64	+62	+60

【实习报告】

描记心电图，做出心电图报告。

【课堂评估】

1．熟记下列正常值：P 波时限、振幅；P-R 间期；Q 波时限、振幅；QRS 时间；V_1～V_6 中的 R/S；T 波的振幅；ST 段的偏移范围。

2．如何应用心电轴目测法判断心电轴的偏移。

3．试述心电图报告的基本内容和程序。

心电图实习报告

姓名________性别________年龄________检查时间____年____月____日

心律________　　　心房率________次 / 分　　　P-R 间期________秒

　　　　　　　　　心室率________次 / 分　　　Q-T 间期________秒

　　　　　　　　　　　　　　　　　　　　　　QRS 时间________秒

心电图特征

P 波：时间____________秒，方向：____________，电压：____________

QRS 波群：

形态和振幅：Ⅰ　　Ⅱ　　Ⅲ

aVR　　aVL　　aVF

V_1　　V_2　　V_3

V_4　　V_5　　V_6

R_{V1} = ____ mV，R_{V5} = ____mV，$R_{V1+}S_{V5}$ = ____mV，R_{V5}+S_{V1} = ____ mV

R 峰时间：V_1______秒，V_5______秒

Q 波：时间：____________________振幅：____________________

ST 段：移位________

T 波：形态____________，方向____________，电压____________

心电图诊断：1．心律：

2．平均心电轴：

3．

报告者：________

日期：________

【常规心电图机操作标准】

（一）准备工作

心电图机导线，心电图机，生理盐水棉球或乙醇棉球或导电胶，接线板（必要时）。

（二）操作过程：

1．环境要求 保持室内温暖。检查床不宜过窄，床旁不要摆放电器，心电图机电源线远离检查床和导联电线。

2．受检者准备

（1）嘱受检者休息片刻，取平卧位，最好避免饱餐或吸烟后检查。

（2）做好解释，嘱受检者在检查中，四肢平放、肌肉放松，保持平静呼吸，身体不要移动。

（3）暴露受检者两手腕与两下肢内侧，松解衣扣。

3．皮肤处理

（1）在受检者两手腕关节内侧上方约 3cm 处及两内踝上部约 7cm 处涂抹生理盐水（乙醇或导电胶），在受检者心前区导联 V_1 ～ V_6 相应部位涂抹生理盐水（乙醇或导电胶）。

（2）若放置电极部位的皮肤污垢或毛发过多，必须预先清洁皮肤或剃毛。

4．电极安置

（1）安置肢体导联：红色电极接右上肢，黄色电极接左上肢，绿色电极接左下肢，黑色电极接右下肢。记忆方法：右上肢开始，顺时针方向，红黄绿黑。

（2）安置心前区导联：将红、黄、绿、褐、黑、紫电极分别安置于 V_1 ～ V_6 的相应部位。

V_1：红色，在体表的位置是胸骨右缘第 4 肋间。

V_2：黄色，在体表的位置是胸骨左缘第 4 肋间。

V_3：绿色，在体表的位置是 V_2 与 V_4 连线的中点。

V_4：褐色，在体表的位置是左锁骨中线第 5 肋间。

V_5：黑色，在体表的位置是左腋前线与 V_4 同水平。

V_6：紫色，在体表的位置是左腋中线与 V_4 导联同一水平。

一般情况下只用做 6 个胸导联。记忆胸导联方法：以乳头为界，最关键位置找到 V_1，后面的导联就容易安放了。

必要时加做：

V_7：红色，在体表的位置是左腋后线与 V_4 同一水平。

V_8：黄色，在体表的位置是左肩胛中线与 V_4 同一水平。

V_9：蓝色，在体表的位置是左脊柱旁线与 V_4 同一水平。

右心室的 V_{1R}、V_{2R} 分别放置在 V_1、V_2 的位置，V_{4R} 在右乳下方第 5 肋间，V_{3R} 在 V_{2R} 与 V_{4R} 之间，V_{5R}、V_{6R} 分别在右腋前线、腋中线第 5 肋间。

注意：加做导联时，受检者只能平卧，不能侧卧，否则侧卧时心脏位置改变，心电图就会失真，有时肢导上出现异常 Q 波，前后心电图不一致。可以在电极下方垫一卷毛巾，再让受检者平卧。

5．描记心电图

（1）接通电源。

（2）选择走纸速度 25mm/s、定准电压 1mV。如果需要时，记录笔调至记录纸的中心线，若电压太高，选择定准电压 1/2 键，即 1mV = 5mm；若存在交流电干扰，按下 HUM 键；若受检者有肌颤，按下 EMG 键；导联切换，依次描记各导联心电图；一般各导联记录 3 ～ 5 个心室波。目前很多心电图机已经自动调整好。

（3）若存在心律不齐，适当延长 V_1 或Ⅱ导联的描记时间。

(4) 有的心电图机在检查前要求输入受检者的姓名、性别、年龄，有的心电图机是在检查结束后注明受检者的姓名、性别、年龄、检查时间（年、月、日、时甚至分钟）等，并在各导联心电图波形上方标记各导联。

6．减少或消除伪差的方法

(1) 操作前检查心电图机性能，做好环境准备和受检者的解释工作。

(2) 操作时按操作程序进行，及时识别并尽可能排除导致伪差的原因。①呼吸：嘱受检者屏气。②肌肉颤动：嘱受检者放松肢体，有的心电图机有去肌颤滤波键可以按下该键。

(3) 交流电干扰：检查心电图机电极（和地线）是否连接妥当、生理盐水（乙醇或导电胶）是否涂抹充分、电极板有无不洁或生锈、环境中有无使用交流电的仪器等，有的心电图机有抗交流电干扰键则可按下该键。

【心电图的分析方法与步骤】

1．一般浏览：检查定准电压和走纸速度，判断有无伪差。

2．判断主导心律：寻找并分析 P 波的形态和出现规律，确定是否为窦性心律。

3．计算心率。

4．判断心电轴和有无钟向转位。

5．分析 P 波与 QRS 波群及相互关系。

6．观察 ST-T 改变及其类型。

7．得出结论。

心电图报告格式示例

河西学院第二附属医院

心电图报告

门诊号________ 住院号________ 心电图号________

姓名：张 **　　年龄：36 岁　　性别：女　病区：　　床号：　　统册号：

检查日期：2016. 6. 9　　检查导联：常规

临床诊断：胸闷原因待查

药品：____________

心律：窦性　　心房率 72 次 / 分　　P 波时间：0.06 秒

心室率 72 次 / 分　　P-R 间期：0.16 秒

QRS 时间：0.08 秒

Q-T 间期：0.40 秒

心电图特征：

P 波：顺序出现。形态圆钝，无双峰切迹。导联 Ⅰ、Ⅱ、Ⅲ、aVL、aVF 直立，aVR 倒置，V_1 ~ V_5 均直立。时间、振幅在正常范围。

QRS 波：导联 Ⅰ、Ⅱ、Ⅲ、aVF、V_4 呈 qR 型，aVL 呈 qRS 型，aVR 呈 rS 型，V_3 呈 RS 型，V_5 呈 qRs 型，Q 波时间均 < 0.04 秒、振幅均 $< 1/4$R，V_1 ~ V_5R 波逐渐增高，S 波渐次减小，各导联 QRS 时限及振幅均在正常范围。

ST 段：无偏移。

T 波：T_{V1} 倒置，振幅 0.1 mV，T_{II} 双向（– +），aVR 倒置，余各导联与主波方向一致。

U 波：未见。

心电图诊断：

1. 窦性规则心律
2. 平均心电轴：不偏（+ 51°）
3. 心电图示：正常心电图

报告医师：XXX

报告日期：2016.6.9

知识拓展

一、心电图速读 11 步法

首先明确律和率，再看传导和间期；三查旁路预激征，四测高低 ST；

五审丢 R 病理 Q，六观 T 波形变异；七辨室大左或右，八诊房大Ⅱ、V_1P；

九品轴向左、中、右，可看Ⅰ和Ⅲ；排除他因第十步，联系临床莫忘记。

二、心电图记忆口诀

1．窦性心律心电图特征

Ⅱ P 立，aVR P 倒，P-R 间期＞0.12 秒。

2．P-R 间期

(1)0.12 秒，3 小格的 0.12 秒，这个数字太重要！ P-R 短于 0.12 秒，很可能就是预激征，旁路传导走了近道。

(2) 交界心律要考虑，房室结小要想到。

(3) 0.20 秒，4 小格的 0.20 秒，这个数字要记牢！ P-R ＞ 0.20 秒，房室阻滞是Ⅰ度，清楚测量Ⅱ导。

3．QRS 波群

0.12 秒，是个重要指标，把 QRS 分为“宽条”和“窄条”。正常室上性的心律，就是窄于 0.12 秒的窄条；正常 QRS 波群，就是窄于 0.12 秒的窄条。

宽于 0.12 秒，QRS 波群叫宽条。室性的心律是宽条，危险性大须重视。

连续室早是室速，偶见宽条辨室早。

宽于 0.12 秒的宽条，室上性心律也可见到：

束支传导阻滞、室内差异性传导、预激综合征……室上性宽条真不少。

需要仔细鉴别：室性的、室上性的宽条。

4．ST 段

(1) 正常 ST 段，不是水平呈曲线，与 T 不应成锐角，上、下浮动在等电位线。

降低不能超半格，抬高 1 格是上限；特殊抬高达 3 格，仅限 V_1-V_3。

(2) ST 段抬：ST 段若抬高，弓背向上最不好，室壁瘤时常可见，心梗首先要想到。

弓背向下须鉴别，心动过速、心包炎，正常变异也不少。

(3) ST 段下降：ST 下降超过两导联，水平或下斜型改变，心肌缺血、低血钾，难能可贵早发现。

5．T 波

正常 T 波随主波，T_{aVR} 是倒的，Ⅰ、Ⅱ、V_3-V_6，向上至少有六个。其余导联 T 善变，振幅须超 1/10R 波。

知识拓展

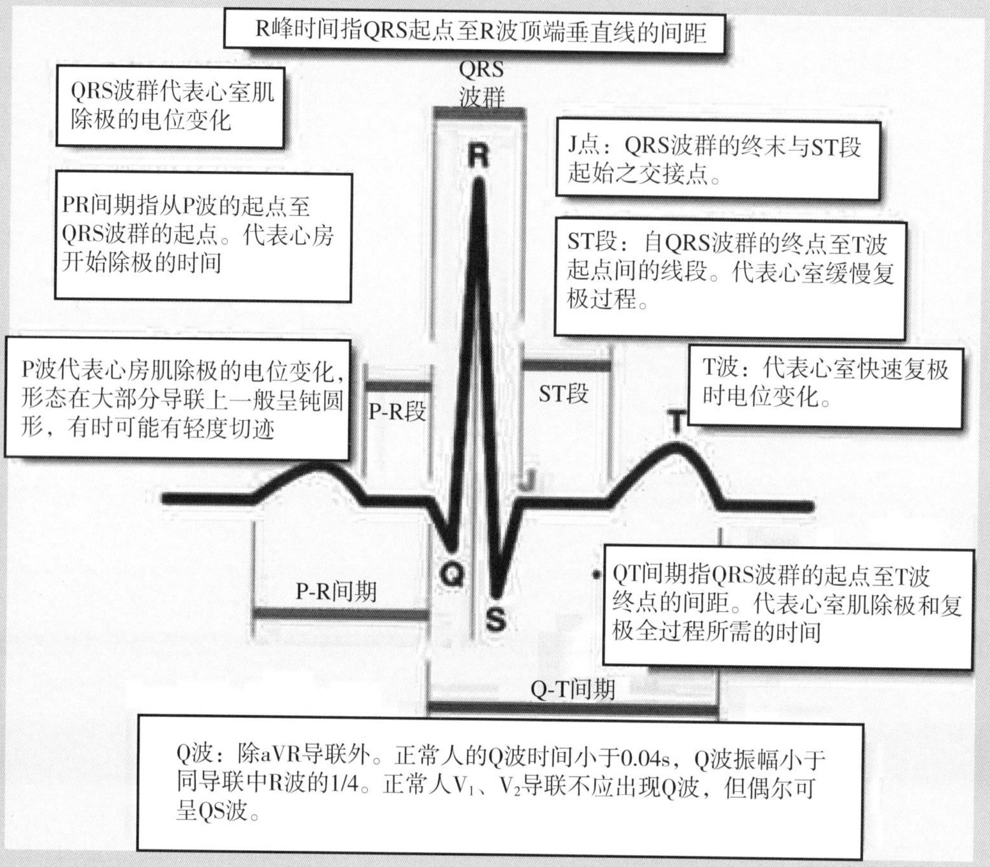

图 14-1 心电图三波一段两间期的命名和临床意义

第十五课　异常心电图

实训目的

1．掌握：期前收缩、房颤、阵发性心动过速、房室传导阻滞、心肌梗死的心电图特征。
2．了解：左右房室肥大的心电图特征。

【实训内容】

通过分析本课的心电图，学习常见异常心电图的特征，并写出 10 份心电图分析结论，交教师评阅。

【课堂评估】

1．试述心房纤颤、阵发性心动过速、期前收缩、房室传导阻滞（Ⅰ～Ⅲ度）、前壁及下壁心肌梗死的心电图特征。

2．回答什么叫异常 Q 波。

【常见异常心电图】

临床常见异常心电图见图 15-1 ～图 15-24。

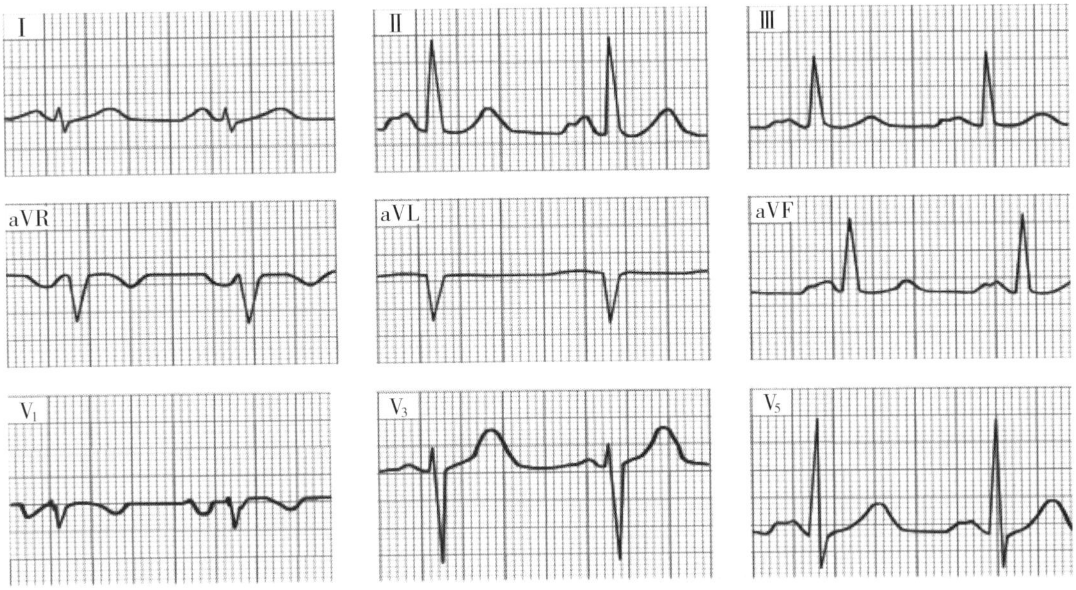

图 15-1　左心房肥大

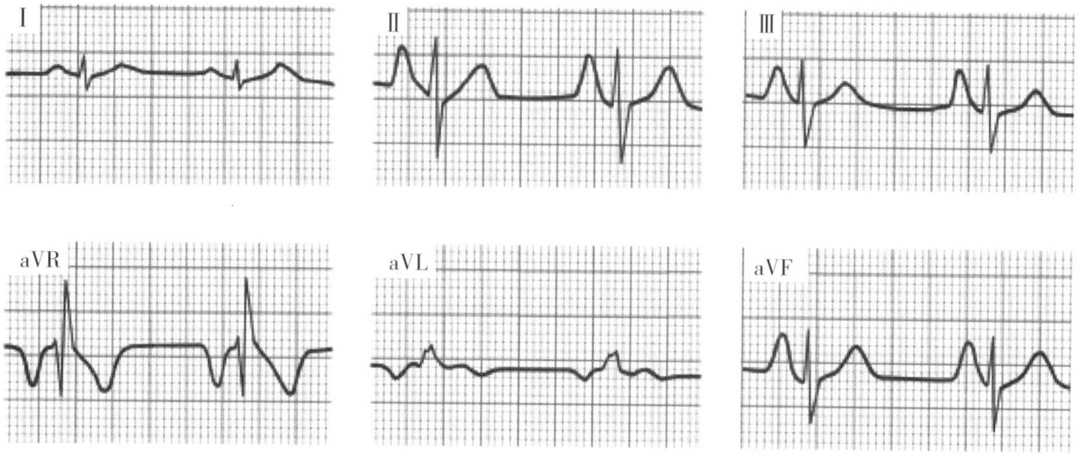

图 15-2　右心房肥大

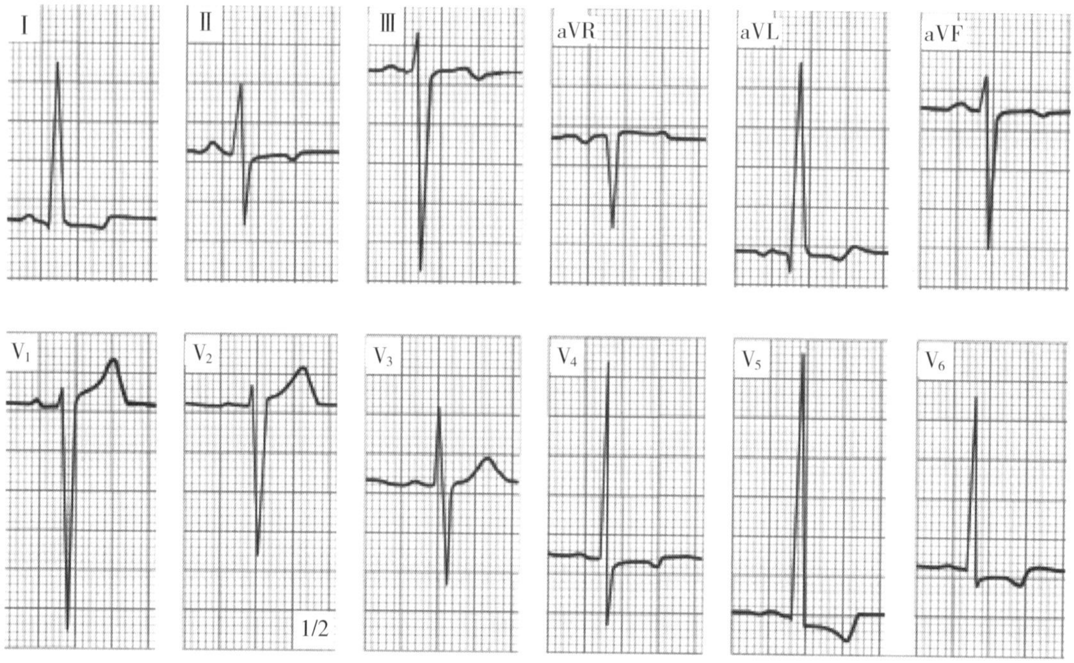

图 15-3　左心室肥大

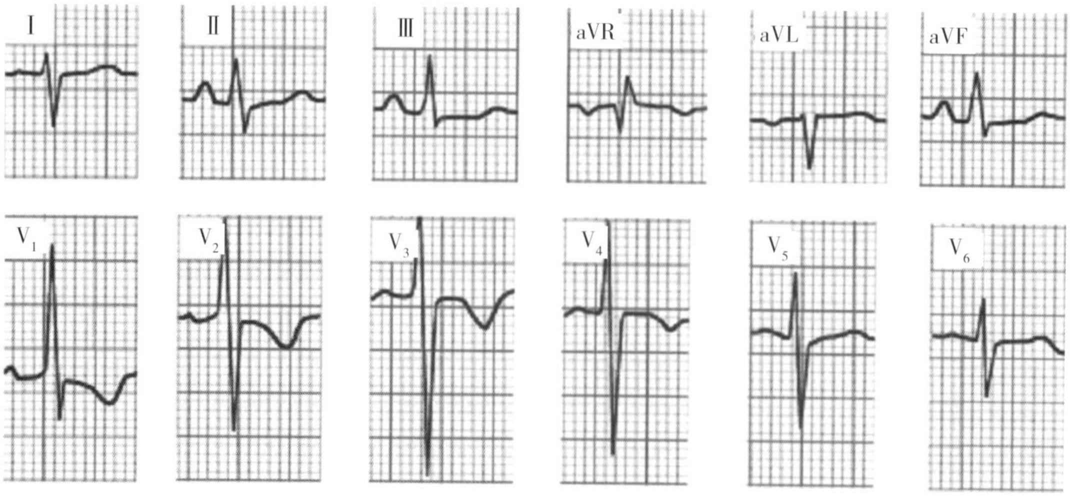

图 15-4　右心室肥大

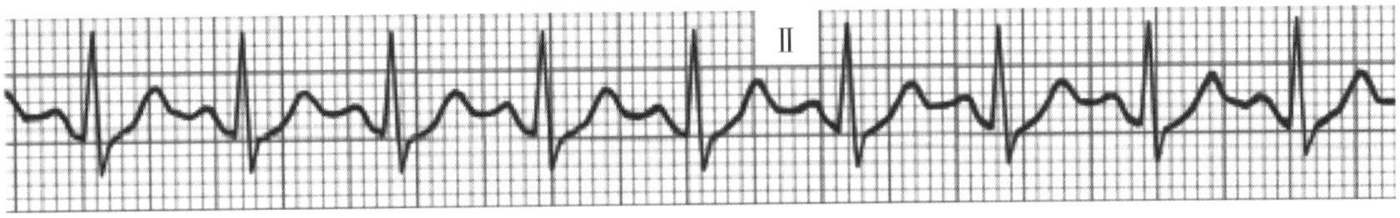

图 15-5　窦性心动过速

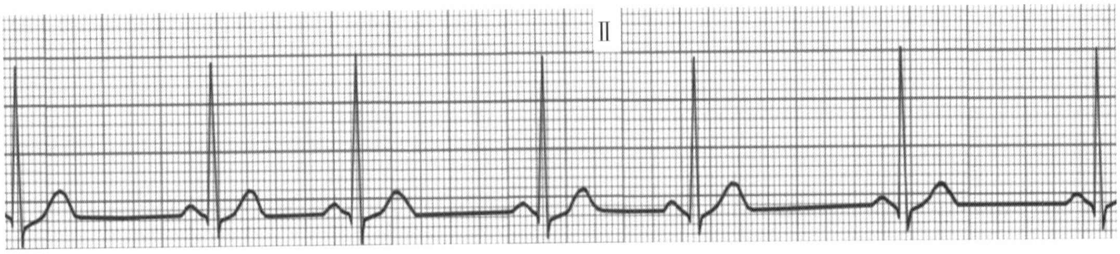

图 15-6　窦性心动过缓及窦性心律不齐

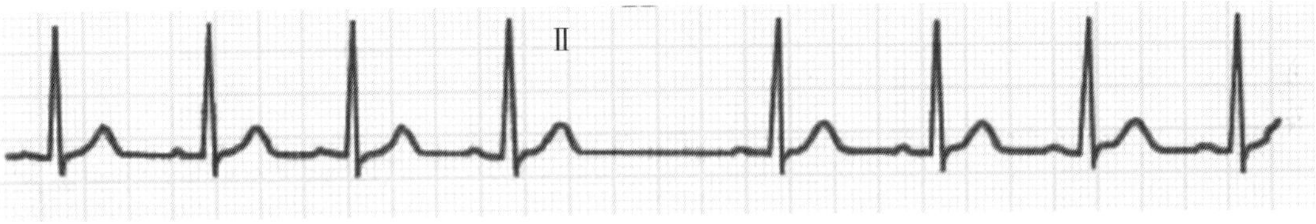

图 15-7　窦性静止

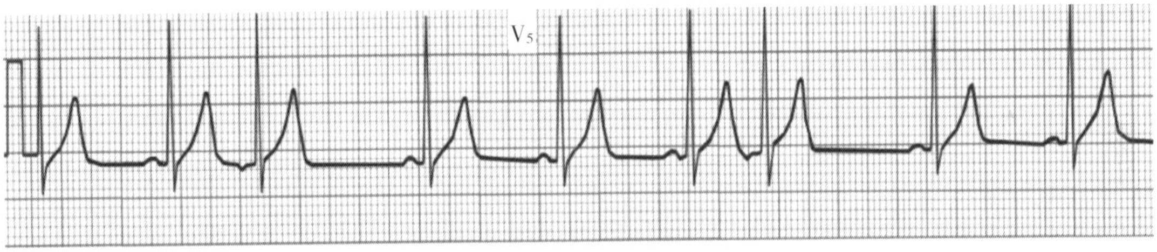

图 15-8　房性期前收缩

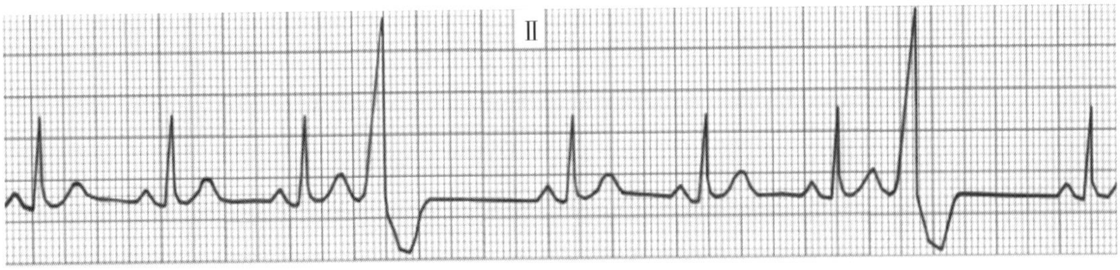

图 15-9　室性期前收缩

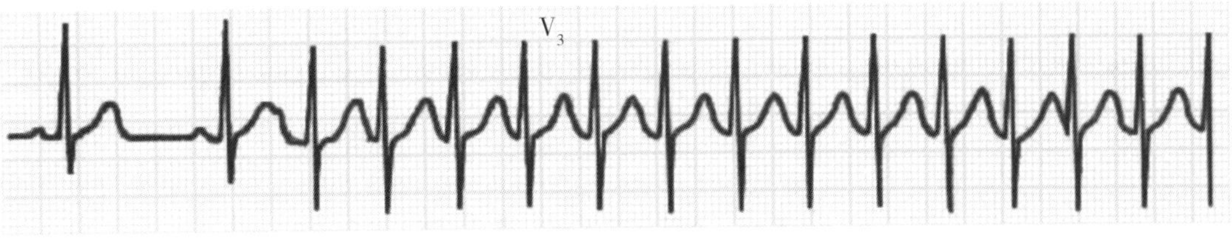

图 15-10　阵发性室上性心动过速

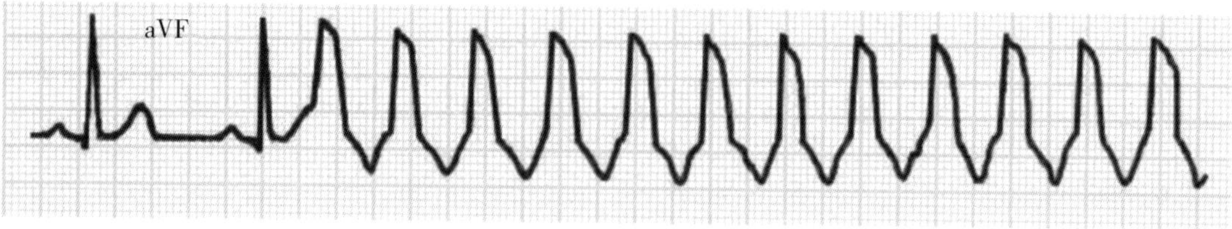

图 15-11　阵发性室性心动过速

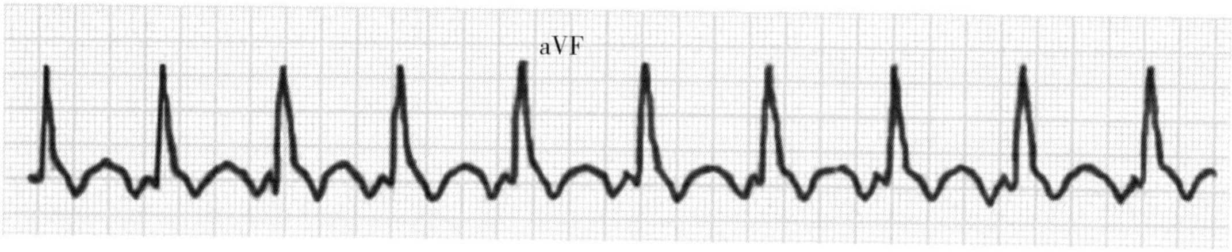

图 15-12　房性扑动（呈 2 ∶ 1 下传）

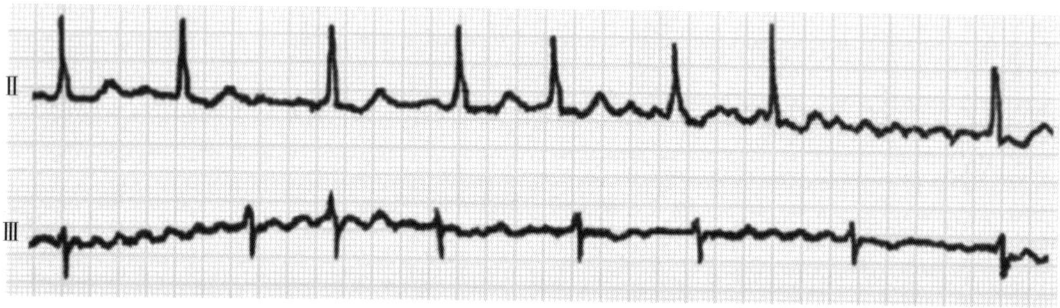

图 15-13　心房颤动

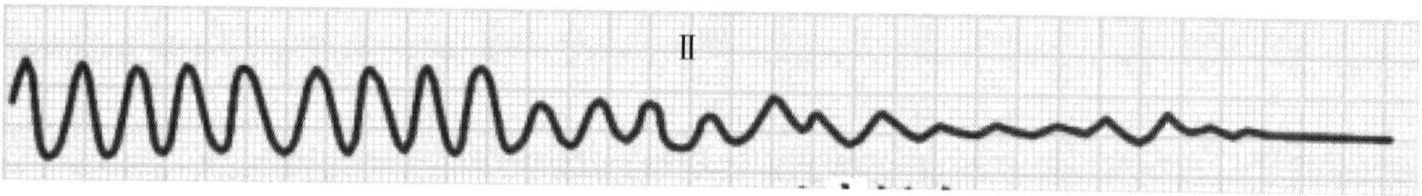

图 15-14　心室扑动和心室颤动

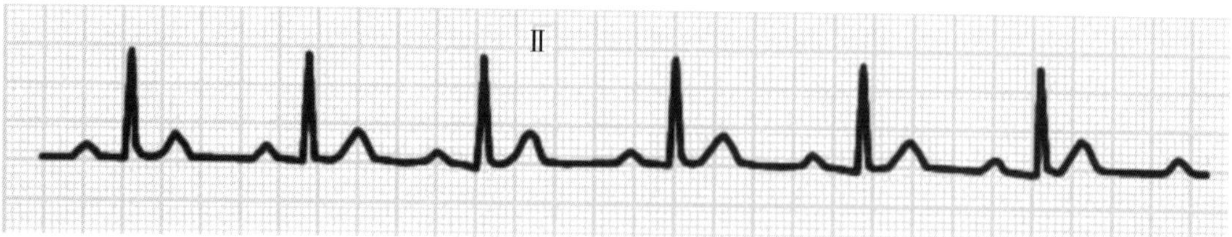

图 15-15　Ⅰ度房室传导阻滞

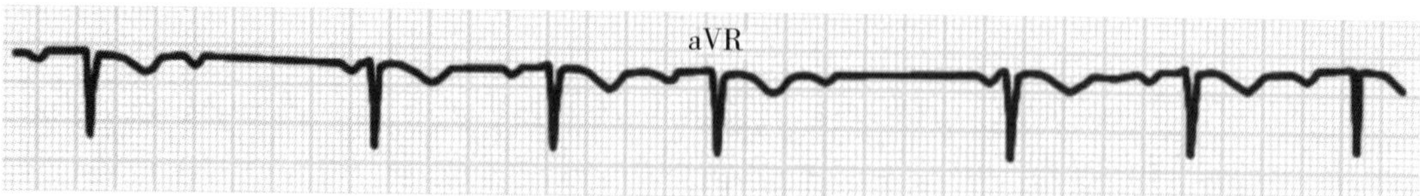

图 15-16　Ⅱ度房室传导阻滞（Ⅰ型）

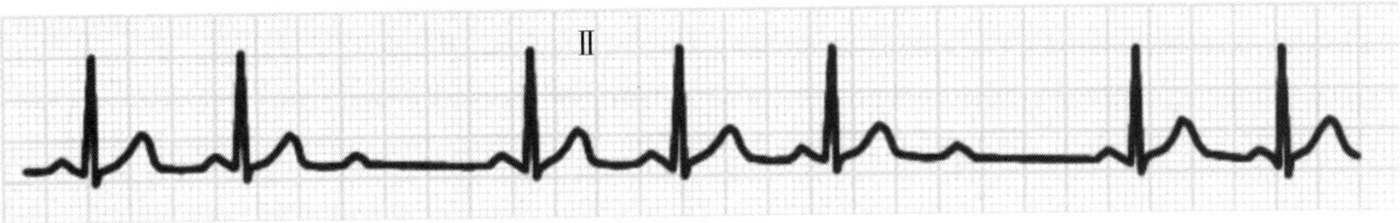

图 15-17　Ⅱ度房室传导阻滞（Ⅱ型）

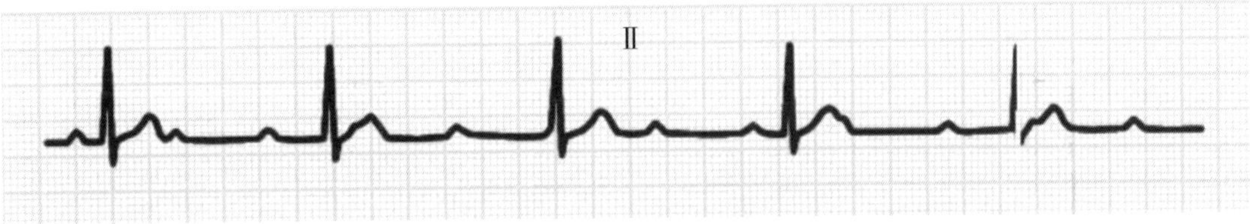

图 15-18　Ⅲ度房室传导阻滞

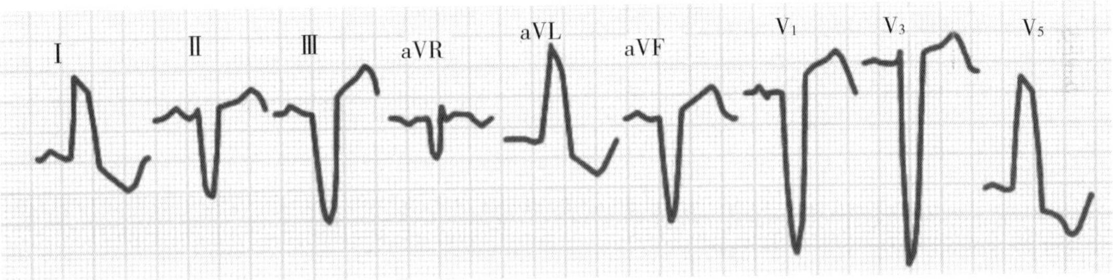

图 15-19　完全性左束支传导阻滞

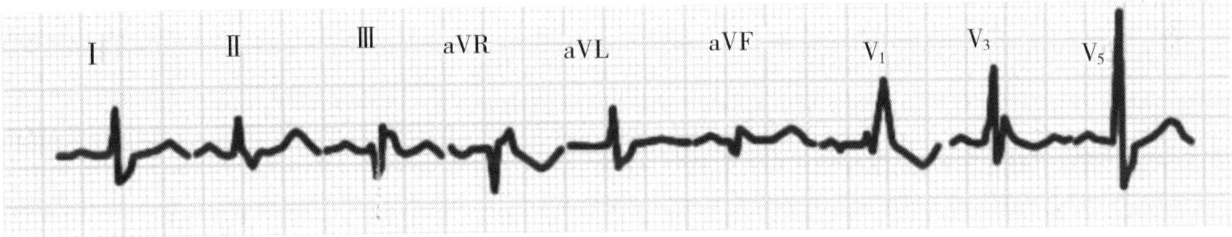

图 15-20　完全性右束支传导阻滞

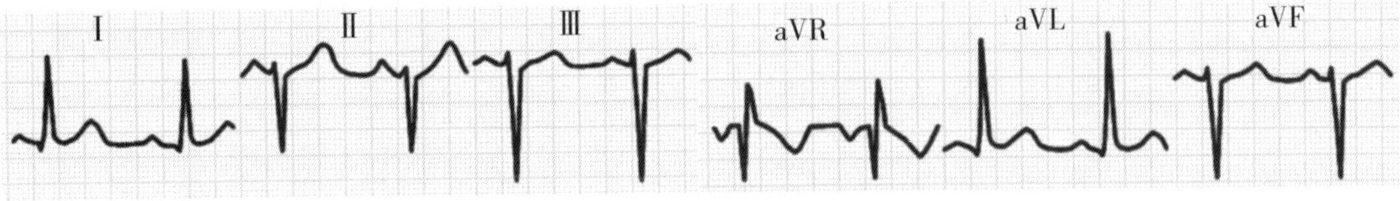

图 15-21　左前分支传导阻滞

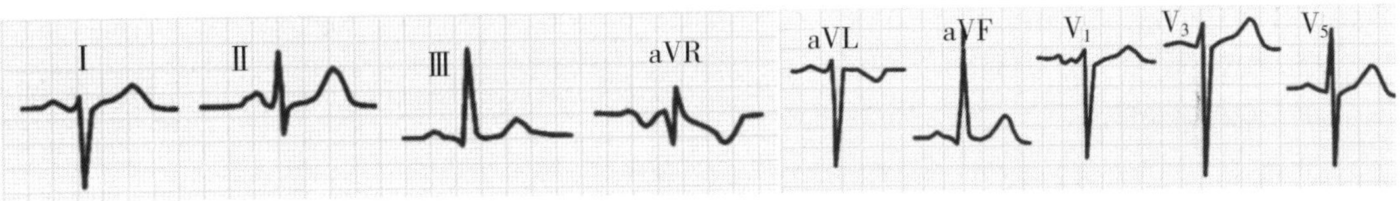

图 15-22　左后分支传导阻滞

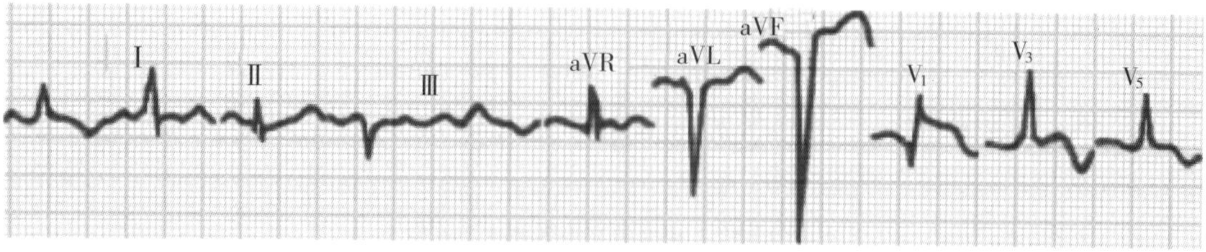

图 15-23　急性前间壁心肌梗死

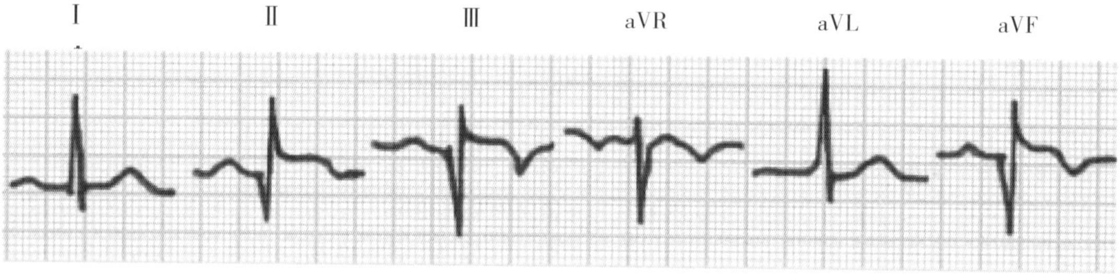

图 15-24　急性下壁心肌梗死

知识拓展

常见心电图诊断口诀

1．左心房肥大（二尖瓣型 P 波）

左房肥大 P 增宽，V_1 改变最明显。双峰距超过 0.04 秒，P 波切迹双峰显。

2．右心房肥大（肺型 P 波）

右房肥大 P 高尖，Ⅱ、Ⅲ、aVF 最明显。肺动脉高压是根源，肺心先心均可见。

3．左心室肥大

左室肥大高振幅，R_{v5} 或 R_{v6} 高达 2.5mV。

若加 V_1S 值，男高 4.0mV 女高 3.5mV。（$R_{v5}+S_{v1}$ ＞ 4.0mV 男，3.5mV 女）

横位 R_{avL} 高 1.2mV，$R_{Ⅰ}+S_{Ⅲ}$＞ 2.5mV。

电轴左偏约 –30°，左肥诊断更清楚。

4．右心室肥大

右室肥大看 V_1，试看 R/S 两相比。如若 R/S ＞ 1，右肥诊断立考虑。

假如单看 V_1 值，R 波应≥ 1.0mV。若加 V_5 的 S 值，综合 1.2mV 就问诊（$R_{v1}+S_{v5}$ ＞ 1.05mV，重症＞ 1.2mV）。

顺钟转位较常见，平均电轴＞ +110°。

5．窦性心律

频率不快也不慢，每分搏动 60 ~ 100 之间。P 波外貌长半圆。P-R 间期 0.12~0.20 秒之间。

P-P 距差 0.16 秒，Ⅰ、Ⅲ导轴不偏。顺逆钟均可见，窦性心律可诊断。

6．窦性心律不齐

窦性心律不整齐，P-P 间隔有差异。同导相差＞ 0.16 秒，P-R 正常应熟记。

7．窦性停搏

窦性 P 波无规律，较长时间不见 P，长短 P-P 不成比，窦性停搏要考虑。

知识拓展

8．房性、交界性期前收缩

异位早搏（期前收缩）P 颠倒，P′ 在 QRS 前后找。若与 QRS 相重叠，P 波一定找不到。

P′ 在 QRS 前见到，P′-R 小于 0.12 秒。QRS 后边遇到 P′，R-P′ < 0.2 秒莫忘了。

提前 QRS 室上性，完全代偿为交界。

9．室性期前收缩

室性早搏（期前收缩）一出现，这个周期必提前。QRS 宽大又畸形，它与 P 波不相关。

T 与 R 波方向反，实是继发之改变。如测前后周期距，代偿间歇是完全。

10．房扑

窦性 P 波看不见，F 波形似锯齿状。频率 250 ~ 350 次 / 分，等电位线无可观（无等电位线）。

11．房颤

房颤窦性 P 波看不见，f 波形大小连串，房率 350 ~ 600 次 / 分，多数不能向下传。

心动周期绝不整，T 波往往不明显，颤中常有乱中乱，真假房颤 V_1 辨。

12．Ⅱ度房室传导阻滞

Ⅱ度阻滞分两型，轻重有别不相同。P-R 渐延室漏搏，文氏现象就形成。

此种阻滞较前重，P-R 前短较固定，房室脱落成比例，莫氏Ⅱ型则形成。

13．Ⅲ度房室传导阻滞

三度阻滞叫脱节，房室分家各顾各（P 波与 QRS 均规则，但相互无关联）。

14．左、右束支传导阻滞

左阻左偏 Q 群宽（左束支完全性传导阻滞，电轴左偏，QRS 增宽），

Ⅰ、L、5 导 R 波切（Ⅰ、L 和 V_5 导联 R 波宽大，顶端有切迹）。

右阻 V_1 M 型（rsR′ 波型），ST 下移 T 倒转，

Ⅰ导 S 波似 V_5，粗钝挫折自了然。

阻滞完全或不全，QRS 0.12 秒是关键。

15．预激综合征（W-P-W 综合征）

W-P-W 综合征，QRS 起始 Δ（delta）波存。P-R 间期< 0.10 秒，QRS 增宽为佐证。

16．逸搏与逸搏心律

逸搏常在窦缓时，被动代偿是机制。逸搏波形同早搏（期前收缩），也分交界与房室。

逸搏出现周期后，这个特点要熟记。逸搏出现连三次，逸搏心律便成立。

17．心肌梗死定位和范围

急性心肌梗死：Q 波增宽 + ST 段弓背向上抬高（像红旗飘飘）。

心梗 T 倒（置）ST 变，急性异 Q 要出现（Qs\Qr\QR，Q 波时间> 0.04s，深度> 1/4R），间壁 1 至 3（V_1 ~ V_3），前壁胸中间（V_3 ~ V_5），下壁Ⅱ、Ⅲ、F，侧壁看两边（Ⅰ、L、V_5、V_6），广泛前壁一溜烟（V_1 ~ V_5）。

缺血 ST 多下移（ST 段普遍下移> 0.05mV），典型可见 T 着冠（倒置 T 波较深，升支与降支对称，称为冠状 T 波）。

知识拓展

阅读分析心电图的基本要点

一般情况下，可先将各导联心电图大致浏览一遍，注意 P、QRS-T 各波的有无及其相互之间的关系，平均心电轴的大概方位，波形的大小和有无增宽变形，以及 ST-T 的形态。这些对大多数较单纯的心电图变化都可以做出正确判断。对于可疑或界限不明的，可有目的地做必要测量，P-P 间期、P-R 间期、P 波时间、Q 波时间、QRS 波群时间、QT 间期以及 P 波和 QRS 波群的振幅等。

1．各波形的意义

（1）P 波：代表心房除极过程，故 P 波的异常常代表心房的问题，例如一个慢性阻塞性肺疾病患者Ⅱ导联 P 波振幅＞ 0.25mV，诊断右心房肥大。

（2）P-R 间期：不等于 P-R 段，是 P 波 +P-R 段，代表心房除极开始至心室开始除极，故其时间延长可见于房室传导阻滞。

（3）QRS 波群：心室除极全过程。若出现宽大畸形的 QRS 波群，常代表心室出问题。如室早表现为提前出现的宽大畸形 QRS 波，而作为房早，只要不伴室内差传，QRS 形态是正常的。心脏泵血的功能主要靠心室，而 QRS 波就是心室活动的表现。

（4）ST-T：心室复极全过程，故其异常亦多为心室的问题。其临床地位极高，但其改变特异性欠佳。

（5）QT 间期：整个心室活动过程。主要看 QTc 间期，即校正后的 QT 间期，因心率慢则 QT 间期必长，为使各种心率下的 QT 间期具有可比性，故产生 QTc 间期 = QT 间期 / $\sqrt{(R-R)}$，QTc 间期意义更重要。

须牢背常用的正常值：P 波时间应＜ 120ms，若延长和（或）成双峰，要注意有无左心房肥大。Ⅱ导振幅应＜ 0.25mV，若增高，注意有无右心房肥大或肺动脉高压。P-R 间期应 120 ～ 200ms，若＞ 200ms，注意是否各类房室传导阻滞，若＜ 120ms，则要确定有无预激综合征。QRS 波时间应＜ 120ms，若宽大畸形，要确定是干扰、室早还是房早伴室内差传；若＞ 120ms，常用以判断是完全性还是不完全性束支阻滞。还有 QTc 间期，正常是＜ 440ms 的，若明显延长，＞ 500ms，要确定是否有 QT 间期延长综合征、电解质紊乱等。

2．心电图诊断要点

（1）诊断顺序：首先是心律，如窦性心律、异位心律；其次是心电轴左右偏；最后是结论。

（2）诊断内容分为三类

A 类：多指解剖、病理生理诊断，主要有房室肥大、心肌梗死、缺血、冠状动脉供血不足、电解质紊乱等，必须依赖临床资料。例如对一个异常 Q 波 +ST 段弓背型抬高 +T 波改变的典型心梗心电图，患者无胸痛胸闷等病史，一般是不能诊断心梗的，心电图报告完全可能会写成“异常 Q 波、ST-T 改变，请结合临床”，但是这种报告有的外科医生看不懂。若负责任一点，诊断可以写成“考虑急性心梗可能，请结合临床”。单靠心电图一般是不能够直接诊断心梗（病理生理诊断）。再例如对于一份左心室高电压的心电图，若有高血压或其他可致左心室大的病史，可直接诊断“左心室肥大”（解剖诊断），但若无，只能诊断“左心室高电压”（无临床意义）。

B 类：仅靠心电图不需要病史就可以直接诊断的，主要是各类心律失常，例如房颤、预激综合征、Ⅲ度房室传导阻滞。

C 类：除上述二者外的，如 ST-T 改变，心脏顺钟向转位，电轴左偏等。

第十六课　血红蛋白浓度测定、红细胞计数

实训目的

1．掌握：血常规报告单的判读。
2．熟悉：血红蛋白浓度测定及红细胞计数。
3．了解：毛细血管取血的初步操作。

【实验内容】

1．毛细血管取血法

（1）采血部位：成人在耳垂或中指、环指指尖端，小儿在脚跟、脚拇趾、手拇指跖面。注意避免水肿、青紫、外伤、发炎处。

（2）采血器选择：一次性婴幼儿采血针或成人三棱针。

（3）步骤：①揉搓局部；②用75%乙醇棉球消毒皮肤，待干；③捏紧皮肤，迅速以采血针刺入2～3mm；④以干燥消毒棉球拭去第一滴血，再用微量吸管取全血立即做各种检查；⑤取血后干棉球按压止血。

2．高铁氰化血红蛋白比色法测定血红蛋白浓度

（1）试剂：HiCN转化液（文齐液）

氰化钾	0.050g
高铁氰化钾	0.200g
无水磷酸二氢钾	0.140g
聚乙二醇辛基苯基醚	1.0ml

加入蒸馏水至1000ml，用HCl调节pH至7.0～7.4

标准血红蛋白参考液：200g/L

（2）标准曲线制备

1）将标准血红蛋白参考液倍比稀释为50g/L、100g/L、150g/L、200g/L，之后各吸取20μl分别与4管HiCN转化液5ml均匀混合。

2）将上述标准液在分光光度计上用540nm波长，以HiCN转化液做空白校正零点，读取各管溶液的吸光度值填入表内，每管读数三次，取均值：

	50g/L	100g/L	150g/L	200g/L
1				
2				
3				
平均吸光度				

（3）操作法

吸取 HiCN 转化液 5ml，加入血液 20μl，混匀后，静置 5min，在分光光度计上，以 540nm 的波长，HiCN 转化液做空白液，校正“0”点，测得吸光度，在标准曲线上找出相应的血红蛋白的克数，求出 Hb（g/L）。

3．红细胞计数

（1）显微镜计数法

1)取小试管 1 支，加入红细胞稀释液 4ml。

2）用微量吸管吸取末梢全血或抗凝全血 20μl，小心拭去管外血液，轻轻地将血液加入稀释液内上清液将吸管洗涤 2 ～ 3 次，立即混匀。

3）充分混匀后另取微量吸管将红细胞悬液充入计数池内，室温静置 2 ～ 3min，应注意不要发生气泡或加液过多，以免影响结果。

4）计数方法：先用低倍镜巡视计数池内红细胞分布情况，并把计数池中央的大方格置于视野内，换取高倍镜，计数中央方格中的四角和正中五个中方格内的红细胞数，凡压在中方格边线上的红细胞只计上侧与左侧线上的细胞，而压在下侧与右侧线上者不计入，将五个中方格内红细胞总和计数为 N，代入下列公式：

红细胞数（个 / 升）= $N \times 10^{10}$

（2）注意事项

1）取血量及取稀释液量要准确，血液加入试管后须充分摇匀，摇动要轻巧，避免产生气泡和溶血。

2）充入计数池内红细胞悬液分布要均匀，各中方格细胞差数不应超过 ±10%。

3）红细胞悬液滴入计数池时，充液量要适当，量多则液体外溢，使盖玻片浮起，增加了计数池的深度，量少则计数池不满，且容易产生气泡，均影响计数的准确性。

4．红细胞比容测定（温氏法）

（1）标本：EDTA-K_2 或肝素抗凝静脉血。

（2）加标本：用细长的毛细滴管吸取抗凝血液，插入温氏管底部，然后将血液缓慢注入至刻度 10 处，并用小橡皮塞塞紧管口。

（3）离心：将加好标本的温氏管置于离心机内，以相对离心力 RCF 为 2264g 离心 30min，读取压实红细胞层柱高的毫米数，然后再以同样转速离心 10min，反复离心至红细胞层高度不再下降为止。

（4）读数：以红细胞层表面为准，读取红细胞层柱高的毫米数，乘以 0.01，即为红细胞比容。

【实验报告】

检测结果

血红蛋白浓度：

红细胞计数：

红细胞比容：

【课堂评估】

1．做红细胞计数及血红蛋白浓度测定的注意事项有哪些？

2．试述红细胞计数、血红蛋白浓度、红细胞压积正常值及临床意义。

第十七课　白细胞分类计数，出血、凝血时间测定，毛细血管脆性试验

实训目的

1．掌握：血涂片制作并能进行白细胞的分类计数。
2．掌握：出血、凝血时间测定及毛细血管脆性试验。
3．熟悉：出血、凝血时间测定及毛细血管脆性试验的临床意义。

【实验内容】

1．血涂片的制备

（1）常规消毒、皮肤穿刺，擦去第一滴血。

（2）在载玻片的近端处加血液一小滴，把推片的一端放在血滴的前方，将推片略向后移，使之与血滴相接触，将血滴在推片与载玻片的夹角边缘展开。

（3）使推片与载玻片互成 30° ~ 45° 角，向前推动推片，即可制成血膜，制成的血膜应厚度适宜分布均匀，“头”“体”“尾”清晰，无空泡且不触及边缘，将推好的血片在空气中晃动使其迅速干燥，之后用蜡笔在血膜两端各划一道线。

2．染色

（1）将瑞氏染液滴加在晾干的血膜上，以覆盖血膜为宜，静置约 1min。

（2）加缓冲液约 1.5 倍，用吸耳球向血片吹气，使缓冲液与染液充分混匀，静置 5 ~ 10min。

（3）用低倍镜观察湿片，如果细胞染色良好，用流水缓缓地将染液冲去，如果细胞着色较浅，可适当延长染色时间待干后镜检。

3．分类法

（1）将染色后的血片先用低倍镜观察全片，如染色良好，即于血膜体尾交界处以油镜进行分类。

（2）“城墙垛样”方向计数白细胞，同时将遇到的各类白细胞分别记下至总数 100 个为止，即为百分率。

4．出血时间测定（正常值 1 ~ 4min）

（1）器材：出血时间测定器，秒表，血压计。

（2）将受检者的手臂掌心向上置于固定台面上（台面高度最好接近心脏水平高度），然后将血压计袖带缚于上臂，加压维持压力（40mmHg）。

（3）常规消毒受试部位（肘横纹下两横指，前臂外侧 1/3 处），轻轻绷紧皮肤，将出血时间

测定器非加压平放在试验部位皮肤表面，按下把手，做一垂直或平行于前臂的切口（切口 5mm，深 1mm），同时启动秒表。

（4）每隔 30s 用消毒滤纸吸去切口流出的血滴，直至出血自然停止，关闭秒表，记录所用时间，即出血时间。

（5）松开血压计袖带，用止血帖敷在切口上，保留 24h。

5．凝血时间测定（硅管法）

（1）材料：硅化玻璃注射器，8mm 直径硅化玻璃试管，微量移液器，秒表，离心机，水浴箱。

（2）取 8mm 直径硅化玻璃试管 3 支，排成 1 号、2 号、3 号。常规静脉采血，血液流出体外开始计时，采集 3ml，取下头臂针，分注 3 支试管各 1ml（沿管壁缓慢注入），置于 37℃水浴箱内。

（3）2min 后，每隔 30s，依次将 1 号、2 号、3 号试管倾斜 40°，观察试管内血液流动情况，直至血液凝固，当 3 号试管血液凝固时停止计时，记录 3 号试管凝血所用时间就是凝血时间。

6．毛细血管脆性试验（束臂试验）

（1）在前臂屈而肘弯下 4cm 处，划一直径为 5cm 的圆圈，细致观察圆圈内有无出血点，如发现出血点用墨水笔标记之。

（2）用血压计袖带束于该侧上臂，先测量血压，然后使血压保持在收缩压与舒张压之间（一般不超过 90mmHg）持续 8min，然后解除压力。

（3）计算圆圈内皮肤出血点的数目（除去原有的出血点），正常出血点在 10 个以下即毛细血管脆性试验阴性。

【实验报告】

检测结果
白细胞分类：
出血时间：
凝血时间：
毛细血管脆性试验：

【课堂评估】

1．何谓中性粒细胞的左移及右移？类白血病反应及慢性粒细胞白血病血象如何鉴别？
2．试述毛细血管脆性试验的临床意义。
3．出血、凝血时间有何不同？其临床意义如何？

第十八课　尿常规检查及穿刺液检查

实训目的

1．掌握：渗出液、漏出液的性质特点。

2．了解：尿常规检查项目。

3．了解：脑脊液、浆膜腔积液的检查步骤。

【实训内容】

1．尿常规检查项目

（1）颜色。

（2）透明度。

（3）比重测定：①将尿混匀，倒入比重筒内，液面如有泡沫，用吸水纸吸去；②轻轻放入比重计，勿使接触筒壁，观察比重计读数时，眼睛须与液面之半月形底在同一水平。

（4）酸碱反应：用红蓝色石蕊试纸各一小块投入尿中，观察颜色变化。

（5）蛋白定性试验（煮沸加酸试验）：①取清晰尿液于试管，煮沸上层；②滴加 5% 醋酸 3 ～ 5 滴，再煮沸后观察结果。

结果判断：

毫无混浊（–）

微呈雾状浑浊（±）（< 0.01g/L）

雾状浑浊（+）（0.01 ～ 0.05g/L）

细粒状浑浊（++）（0.1g/L）

絮状浑浊（+++）（0.2 ～ 0.3g/L）

凝聚成块（++++）（> 0.5g/L）

（6）糖定性试验（Benedict 氏法）

1）原理：在热碱性溶液中，葡萄糖的醛基被氧化，可使试剂中的高价铜还原成低价铜，出现砖红色沉淀。

2）方法

①取 Benedict 糖定性试剂 2ml，煮沸，如仍澄清，则滴加尿液 4 滴，再煮沸 2min，观察结果（或试剂 1ml 加 2 滴尿液）。

结果判断：

清晰蓝色（–）（< 6mmol/L）

绿色（+）（6 ～ 27mmol/L）

黄绿色（++）（28 ～ 55mmol/L）

土黄色（+++）（56 ~ 110mmol/L）
棕红色（++++）（> 110mmol/L）

②如尿中有蛋白，需煮沸过滤后取上清液，再行试验。

（7）尿沉渣的显微镜检查

1）有机物

①红细胞。

②白细胞。

③上皮细胞（扁平上皮细胞、移行上皮细胞、小圆上皮细胞）。

④管型（透明管型、颗粒管型、蜡样管型、脂肪管型、上皮细胞管型、红细胞管型、白细胞管型）。

⑤类管型：黏液丝、精子等。

2）结晶体

①酸性尿：尿酸结晶、草酸钙、胆固醇、非晶形尿酸盐。

②碱性尿：三联磷酸盐、磷酸钙、碳酸钙、非晶形磷酸盐。

③磺胺类药物结晶。

2．尿化学检查　教学录像示教。

3．脑脊液常规检查　教学录像示教。

4．浆膜腔穿刺液检查　教学录像示教。

【实训报告】

检测结果
尿常规：

【课堂评估】

1．尿蛋白阳性有何临床意义？
2．尿糖阳性有何临床意义？
3．脑脊液检查的适应证有哪些？如何判断检查结果？
4．渗出液、漏出液如何鉴别？

第十九课　粪便隐血试验

实训目的

1．掌握：粪便隐血试验邻联甲苯胺法的操作。
2．熟悉：OBT 的单克隆抗体胶体金检测方法。

【实训内容】

1．邻联甲苯胺法

（1）原理：血红蛋白中的亚铁血红素有类似过氧化物酶的活性，能催化过氧化氢作为电子受体使色素原氧化呈色，将受体邻联甲苯胺氧化成甲偶氮苯而显蓝色。

（2）材料：竹签，消毒棉签，10g/L 邻联甲苯胺冰乙酸溶液，3% 过氧化氢，新鲜粪便。

（3）操作：用竹签挑取少许粪便涂于消毒棉签上，滴加 10g/L 邻联甲苯胺冰乙酸溶液及 3% 过氧化氢 1 ～ 2 滴于棉签。

（4）结果判读：

加入试剂后 2min 仍不显色	阴性
加入试剂后 2min 显蓝色	阳性
加入试剂后 10s 显浅蓝色渐变深蓝色	+
加入试剂后显蓝色渐变褐蓝色	++
加入试剂后立即显褐蓝色	+++
加入试剂后立即显蓝黑色	++++

2．单克隆抗体胶体金法

（1）原理：粪便如有血红蛋白，在上行过程中与胶体金标记羊抗人血红蛋白单克隆抗体结合，待行至羊抗人血红蛋白多抗体时，形成金标记的抗人血红蛋白单抗 - 粪血红蛋白 - 羊抗人血红蛋白多抗体，在纸带上显现一条紫红色线，即为隐血试验阳性。

（2）材料：试管、载玻片、试剂盒、蒸馏水、新鲜粪便。

（3）操作：制备粪便悬液，取洁净干燥的小试管加入 0.5ml 蒸馏水，后加入 10 ～ 30mg 粪便，调成均匀混悬液。将试纸条的反应端浸入粪便悬液中，5min 内观察反应线和质控线。

（4）结果判读

反应线和质控线同时出现红色	阳性
只有质控线出现红色	阴性
反应线和质控线都不出现红色	试剂带失效

【实训报告】

检测结果

粪便隐血：

【课堂评估】

1．试述粪便隐血试验的临床意义。

2．间歇性粪便隐血试验阳性常见疾病有哪些？

第二十课　血液细胞学化验单分析

实训目的

1. 掌握：通过化验单分析学习常用血液细胞学的检查内容。
2. 熟悉：常用血液细胞学检查项目的运用和诊断思路。

【实验内容】

例1：患者，男，10岁，面色苍白，疲乏无力半年，食欲一般，偏食。

血常规：WBC 6.7×10^9/L，LY 40%，MON 5%，EO 0.5%，BA 0%，GRN 50%，RBC 2.6×10^9/L，Hb 54g/L，MCV 24pg，MCHC 28%，PLT 220×10^9/L，网织红细胞 3.0%。

Wright 染色血涂片检查：成熟红细胞体积较小，大小不等，中心淡染区扩大。

大便常规：隐血试验（+），钩虫卵（+）。

问题：

（1）分析该患儿贫血的形态学分类诊断，病因诊断。

（2）患儿贫血程度属哪一类?

（3）临床上需进一步做哪一项检查?

例2：患者，女，26岁。孕10周，面色苍白，食欲差，早孕反应剧烈。

血常规：RBC 3.2×10^{12}/L，Hb 70g/L，WBC 3.1×10^9/L，LY 30%，MON 5%，EO 3.4%，BA 1%，GRN 55%，MCV 110fl，MCH 40pg，MCHC 42%，PLT 9.1×10^9/L，网织红细胞 1.5%。

血涂片：红细胞大小不等，以大卵圆形细胞为主，中性粒细胞分叶过多。

问题：

（1）分析该孕妇贫血的形态学分类诊断。

（2）贫血程度属哪一级?

（3）为明确病因，需进一步做哪些检查?

例3：患者，男，5岁，拔牙后出血不止，有出血性疾病家族史。

血常规：RBC 3.0×10^{12}/L，Hb 90g/L，PLT 150×10^9/L。

出血时间 1min（IVG 法），凝血时间 18min（试管法），APTT 60s（正常对照 45s），PT 14s（正常对照 12s），TT 18s（正常对照 16s）。

问题：

（1）该患者的止血缺陷属何种类型?

（2）最可能的诊断是什么?

(3) 为明确诊断需进一步做哪一些检查?

例 4：患儿，男，4 岁，发热一周。查体：T 39℃，双侧颈部及腋下淋巴结肿大数个（黄豆～花生米粒大小），胸骨下端压痛，肝肋下 2cm。

血常规：WBC 50.1×10^{9}/L，LY 80%，GRN 11%，MON 9%，RBC 4.0×10^{12}/L，Hb 112 g/L，PLT 264×10^{9}/L。

骨髓细胞检查：增生极度活跃，原始细胞占 92%，细胞体积小且胞浆极少，胞浆中无 Auer 小体，POX 染色阴性，PAS 染色阳性率 72%，阳性反应物多呈颗粒状或块状。

问题：

请给出初步诊断及主要依据。

例 5：患者，男，20 岁，学生，高热，咳嗽一周，咳少量脓痰。查体：T 39.5℃，咽部轻度充血，右下肺听到少量湿啰音，肝脾肋下未扪及。

血常规：WBC 49.4×10^{9}/L，RBC 4.2×10^{12}/L，Hb 125g/L，PLT 225×10^{9}/L。

Wright 染色血涂片检查：LY 10%，EO 0，MO 3%，中性分叶核粒细胞 75%，中性杆状核粒细胞 10%，中性晚幼粒细胞 2%，中性粒细胞胞浆中可见分布不均、粗大的黑色颗粒。

X 线：胸部透视报告提示右下肺炎。

问题：

(1) 该血常规结果有何异常?

(2) 初步考虑何种疾病?

(3) 需与哪一种血液病相鉴别? 如何鉴别?

第二十一课　肝功能检查化验单分析

实训目的

1．掌握：通过化验单分析理解常用肝功能检查的内容。
2．熟悉：常用肝功能检查项目的运用和诊断思路。

【实验内容】

例 1：患者，男，65 岁，“纳差，腹胀伴乏力两年”入院。查体：慢性病容，前胸有数枚蜘蛛痣，可见肝掌，巩膜轻度黄染，脾肋下 3cm，肝肋下 2cm，质韧，移动性浊音（+++），下肢及颜面水肿。

血生化：ALT 65U/L，AST 185IU/L，ALB 25g/L，TBIL 35.5μmol/L，DBIL 9.8μmol/L。

三系统：HBsAg（+），HBsAb（–），HBeAg（+），HBeAb（–），HBcAb（+）。

AFP：650μg/L。

腹水检查：黄色，澄清，比重 1.012，Rivalta 试验（–），蛋白定量 20g/L，细胞计数 50×10^6/L。

问题：

（1）分析患者可能有的诊断是什么。

（2）需做哪些检查以确诊？

（3）分析患者腹水原因及性质。

（4）分析患者的黄疸类型。

例 2：患者，男，40 岁，因“食欲减退，尿色黄一周，鼻出血 2 小时”入院，反复肝功能异常 5 年。查体：慢性病容，面黄，面颊毛细血管扩张，颈部可见 2 枚蜘蛛痣，巩膜轻度黄染，鼻腔有血痂，胸部可见出血点，心肺（–），腹软，肝肋下 1.5cm，质地中等，脾肋下 4cm，质中，移动性浊音（–），下肢无水肿。

血常规：Hb 90g/L，RBC 2.8×10^{12}/L，HCT 32%，WBC 3.2×10^9/L，NO 65%，LO 30%，EO 5%，PLT 50×10^9/L。

粪便常规：未找到虫卵。

尿常规：URO（++），BIL（+）。

血生化：ALT 56U/L，TBIL 45μmol/L，DBIL 12μmol/L，TP 45g/L，Alb 20g/L，BUN 7.8mmol/L，Cr 110μmol/L。

血清蛋白电泳：A 45%，α_1 6%，α_2 10%，β 15%，γ 24%。

出血时间：3min（IVY 法），凝血时间 15min（试管法）。

束臂实验（+），APTT 60s（正常对照 45s），PT 16s（正常对照 12s）。

问题：患者出血原因是什么？肝病变性质是什么？血象有何异常？最有可能的病因是什么？

例 3：患者，男，7 岁，因皮肤巩膜黄染而入院，曾在两天前食蚕豆，查：贫血貌，巩膜皮肤重度黄染，余（–）。

血常规：RBC 2.1×10^{12}/L，Hb 35g/L，WBC 8.9×10^{9}/L，PLT 220×10^{9}/L，网织红细胞 4%。

血生化：ALT 38IU/L，TBIL 75μmol/L，DBIL 2.8μmol/L。

尿常规：BLA（–），URO（++），BIL（–）。

问题：

（1）分析患者的黄疸类型。

（2）贫血的病因学诊断是什么？

例 4：患者高某，男性，55 岁，主因右上腹疼痛 40 余天，于 2016 年 3 月 10 日入院。患者 20 天前无明显诱因出现右上腹疼痛，呈持续性钝痛，夜间明显，疼痛不向肩背部放射，不伴有发热及恶心、呕吐等表现。患者自发病以来疼痛逐渐加重，且出现乏力、腹胀、食欲下降，体重下降约 3 kg，无黄疸、腹泻，无呕血、黑便等。患者既往有 30 余年的乙型肝炎病史。查体：肝浊音界上界位于右侧锁骨中线第 5 肋间，脾肋缘下 2 cm。B 超检查发现肝有占位性病变，CT 检查发现肝有占位性病变。甲胎蛋白：600μg/L。

问题：该患者可能患什么疾病？诊断依据是什么？

例 5：患者男，28 岁，因右肋痛、乏力 4 年，呕血、便血、昏迷 15 小时急诊入院。

患者于 5 年前工作后感到十分疲乏无力，休息后疲劳仍不能缓解。夜间发热、出汗。不思饮食，肝区疼痛。约半月后，发现面色及眼球黄染，门诊发现肝大，肝功能不正常。以“肝炎”诊断治疗半年。黄染渐退，疲乏无力基本消失，食欲好转。但身体情况较前差，只做些轻工作。

1 年半前因工作劳累，疲乏渐渐加重，右肋区也经常疼痛，食欲缺乏，食量减少为每天 4 ~ 6 两。时有头昏，不愿活动，不能坚持工作而休息。半年前上述症状加重，身体日渐消瘦。1 个月前出现少量呕血、排黑便。

入院前一天晚 8 时，同事发现患者勉强呈站立状，衣服杂乱，裤子坠地，意识欠清楚。地面有一摊黑红色粪便，烦躁不安。

晚 11 时送到我院时，已昏迷。又多次呕吐咖啡色血液，排暗红色血便。

查体：T 36.4℃，P 140/min，BP 90/56mmHg，R 32/min。有鼾声，深度昏迷。营养欠佳。面色晦暗，手背、颈部有多个蜘蛛痣，并有肝掌，巩膜不黄，瞳孔稍散大，角膜反射消失。眼睑水肿。有特殊肝臭味。双肺粗湿啰音。腹部饱满，腹叩诊脐以上稍鼓。腹壁反射、提睾反射消失。四肢肌肉松弛，膝反射弱，巴宾斯基征阳性。

血常规：Hb 106g/L，PLT 47×10^{9}/L，WBC 20.6×10^{9}/L，中性 92%，单核 2%，淋巴 6%。

尿常规：蛋白（+），RBC（±），透明管型和颗粒管型（+）。粪便隐血强阳性。

肝功能：ALT 220u，A/G = 1.8/3，血氨 140.3μmol/L（239μg%）。

凝血酶原时间 23s，BUN 20.18mmol/L。

问题：患者可能是什么疾病？诊断依据是什么？

第二十二课　肾功能检查与浆膜腔积液化验单分析

实训目的

1. 掌握：通过化验单分析学习常用肾功能检查和浆膜腔积液项目。
2. 熟悉：常用肾功能检查和浆膜腔积液项目的运用及诊断思路。

【实验内容】

例 1：患者，男，因“水肿一周”入院。

尿常规：Pro（++++），透明管型 2 ~ 3/HP。

24 小时尿蛋白定量 3.5g，尿 IgG、IgM、C_3 均（-）。

尿 β_2 - MG 130mg/L，尿溶菌酶 3mg/L，尿液蛋白电泳实验以白蛋白为主。

问题：患者蛋白尿性质如何？

例 2：患者，男，60 岁，高血压病 20 年。

尿常规：蛋白（+），余（-）。

血生化：ALT 20 U/L，TP 65g/L，ALB 40g/L，AKP 120IU/L，BUN 9.2mmol/L，Cr 168μmol/L，UA 500mmol/L，血清钙 2.3mmol/L，血清磷 1.1mmol/L。

问题：需进一步做哪些检查以评价患者肾功能？

例 3：患者，男，80 岁，因“发热、咽痛”注射丁胺卡那每日 0.4g，2 天后出现红色尿，尿量每日 200ml。

血常规：Hb 95g/L，RBC 450 × 10^{12}/L，HCT 35%，WBC 8.0 × 10^9/L，PLT 150 × 10^9/L。

尿常规：PRO（+），红细胞（+++），白细胞 0 ~ 1，颗粒管型（+），比重 1.014。禁饮 10h，尿渗透压：450mosm/kg · H_2O。

血生化：BUN 18mmol/L，Cr 45μmol/L，UA 510mmol/L，ALT 30 U/L，AKP 120U/L，TG 1.7mmol/L，Cho 14.9mmol/L，血钾 6.0mmol/L，血钠 130mmol/L，血钙 2.1mmol/L，血磷 1.2mmol/L，血 CH50 40U/ml，C_3 1.1mg/ml，β_2-MG 2.5mg/L，尿 β_2-MG 200μg/L。

问题：上述化验结果有何异常？考虑何种病因？

例 4：患者，女，8 岁。因“持续高热四天伴头痛、呕吐”入院。查体：颈强直，眼结膜充血，皮肤散在瘀点，余（-）。

血常规：WBC 14 × 10^9/L，NO 80%，LO 20%。

脑脊液检查：压力 200mmH_2O，混浊，细胞数 9000×10^6/L，多核细胞 95%，单核细胞 5%，蛋白定量 2.1g/L，葡萄糖 0.3mmol/L，氯化物 115mmol/L。

问题：

（1）患者脑脊液性质如何？

（2）患者可能的病因是什么？

（3）患者应进一步做哪些检查以确诊？

第二十三课　免疫学检查与血气分析化验单分析

实训目的

1. 掌握：通过化验单分析学习常用免疫学与血气分析的实验室检查内容。
2. 熟悉：常用免疫学与血气分析的运用与诊断思路。

【实验内容】

例 1：患者，男，32 岁，农民。面部水肿、乏力 1 个月。查体：双耳郭可见冻疮样皮疹，双指、双趾掌侧可见充血性红斑。化验检查：尿蛋白 ++++，颗粒管型 ++。ANA（+）。抗 SSA 抗体（+）。

问题：

（1）该患者最可能的诊断是什么？

（2）为进一步诊断可做哪些实验室检查？

例 2：患者女性，45 岁，近 3 个月双手近端指关节、掌指关节、腕关节肿痛伴活动障碍，有晨僵≥ 30 分钟 / 天，无明显发热、皮疹及口腔溃疡。脱发不明显。查体：肿胀关节不红，压痛（+）。ANA 1 ∶ 16（+）。

问题：

（1）此患者首先考虑患什么病？

（2）可做哪些实验室检查？

（3）应与哪些疾病鉴别？

例 3：患者，男，56 岁，排便次数增多 2 年，4 ~ 6 次 / 天，伴低热、厌食、消瘦，无腹痛，抗生素治疗无明显效果。查体：BP 150/70mmHg，甲状腺肿大，心率 96 次 / 分，肝肋下可触及。粪便隐血阴性。ALT 56IU/L。甲状腺摄取 ^{131}I 率：3 小时 38%，24 小时 52%，FT_3 26pmol/L，TT_3 6.1mmol/L。

问题：

（1）此患者最可能的诊断是什么？

（2）为明确诊断，该患者应进一步做哪些检查?

例 4：患者，男性，17 岁，突然烦渴、多饮、多尿一周伴体重下降。

查血：FBS（空腹血糖）15.6mmol/L，餐后 2 小时血糖 22.3mmol/L，尿糖（+++），尿酮体（+++），血钾 3.3mmol/L，血钠 137mmol/L，血氯 94mmol/L，动脉血气分析：pH 7.34，$PaCO_2$

50mmHg，PaO_2 95mmHg，AB 20mmol/L，SB 21mmol/L，BE 5mmol/L。

问题：

（1）上述结果哪些不正常？

（2）该患者存在何种酸碱失衡？

例 5：女性，25 岁，因关节疼痛、局部红斑就诊。查：血白细胞 2.3×10^9/L。尿蛋白（++）。免疫球蛋白 IgG 22g/L，IgM 3.6g/L，IgA 2.10×10^9/L。C3 0.44g/L，C4 0.55g/L。

问题：

（1）该患者拟诊断什么病？

（2）需进一步检查哪些实验室指标以明确诊断？

例 6：女性，40 岁，因双手指关节疼痛，肿胀就诊。查：ESR 10mm/h，类风湿因子阳性 1 ∶ 40。

问题：

（1）考虑有哪些可能的疾病？

（2）进一步检查的项目有哪些？

（3）如何鉴别诊断？

例 7：女性，32 岁，孕 2 个月出现阴道出血来院就诊，一年前有自然流产一次，平时无特殊不适。入院查：PLT 40×10^9/L，抗心磷脂抗体 IgG 阳性，ANA 1 ∶ 64（+），抗 SM 抗体阳性。

问题：

考虑该患者有何种疾病？

例 8：女性，50 岁，双手指关节疼痛，畸形 10 年余，近期仍有疼痛，无晨僵。

查：ESR 10mm/h，CRP 5.0mm/L，RF 1 ∶ 40（+），X 线显示双腕关节模糊，间隙消失。

问题：

（1）该患者诊断什么病？

（2）是否为活动期？

（3）该患者的疾病分期是第几期？

例 9：男性，12 岁，口干，消瘦，多饮多尿一年，伴神志不清 2 小时。实验室检查：FBS 17.6mmol/L，PBS 19.2mmol/L，HbA_1 12.2%，尿 Ket（+++），Pro（±）。

问题：

（1）此患者诊断考虑什么疾病？

（2）应进一步做哪些检查？

例 10：女性，50 岁，胃溃疡切除 1 个月，切口反复感染，既往体健，无特殊不适。实验室检查：尿 Ket（–），Glu（++），Pro（+）。

问题：

（1）此患者诊断考虑什么疾病？

（2）应进一步做哪些检查？

例 11：女性，30 岁，心慌、易怒 1 个月。查体：双侧甲状腺Ⅱ度肿大，压痛（–），双手震颤（+）。心律齐，HR 120 次 / 分。ECG 提示窦性心动过速。实验室检查：生化 28 项：TC ↑，TG ↓，余（–）。

问题：该患者应进一步做哪些检查？

例 12：女性，50 岁，乏力，嗜睡，怕冷 2 个月，查体：双甲状腺Ⅱ度肿大，质地硬，压痛（–），面部及双下肢水肿。ECG 提示窦性心动过缓（HR 56 次 / 分）。实验室检查：生化 28 项：TG ↑，TC ↑，余（–），

问题：为明确诊断，该患者应进一步做哪些检查？

例 13：分析以下血气结果，判断存在哪种酸碱失衡：

（1）临床诊断为慢性肺源性心脏病：pH 7.35，$PaCO_2$ 60mmHg，HCO_3^- 31mmol/L。

（2）高热两周，呼吸深而快：pH 7.43，$PaCO_2$ 30mmHg，HCO_3^- 19mmol/L。

（3）临床诊断为急性胃肠炎伴呕吐与腹泻：pH 7.30，$PaCO_2$ 36mmHg，HCO_3^- 30mmol/L，Na^+ 150mmol/L，Cl^- 90mmol/L。

第二十四课　X 线的成像原理及设备

实训目的

1. 掌握：X 线的产生、成像原理。
2. 熟悉：用于临床 X 线检查的设备（X 线机、CT 机等）。

【实训内容】

一、X 线产生的原理

当在真空中，高速运动的电子轰击金属靶时，靶就放出 X 线，X 线也可以称为伦琴射线，它是一种波长很短的电磁辐射，具有很高的穿透本领，能透过许多对可见光不透明的物质，如墨纸、木料等。这种肉眼看不见的射线可以使很多固体材料发出可见的荧光，使照相底片感光以及产生空气电离等效应，X 线机成像原理就是利用了 X 线这一特性。

X 线之所以能使人体在荧屏上或胶片上形成影像，一方面是基于 X 线的特性，即其穿透性、荧光效应和摄影效应；另一方面是基于人体组织有密度和厚度的差别。由于存在这种差别，当 X 线透过人体各种不同组织结构时，它被吸收的程度不同，到达荧屏或胶片上的 X 线量就有差异。这样，在荧屏或胶片上就形成黑白对比不同的影像。

因此，X 线影像的形成，应具备以下三个基本条件：首先，X 线应具有一定的穿透力，这样才能穿透照射的组织结构；第二，被穿透的组织结构，必须存在着密度和厚度的差异，这样，在穿透过程中被吸收后剩余下来的 X 线量才会有差别；第三，有差别的剩余 X 线，仍是不可见的，还必须经过显像这一过程，例如经 X 线片、荧屏或电视屏显示才能获得具有黑白对比、层次差异的 X 线影像。

人体组织结构和器官形态不同，厚度也不一致。其厚与薄的部分，或分界明确，或逐渐移行。厚的部分，吸收 X 线多，透过的 X 线少，薄的部分则相反。在 X 线片和荧屏上显示出的黑白对比和明暗差别以及由黑到白和由明到暗，其界线比较分明或渐次移行，都与它们厚度间的差异相关。

人体组织结构由不同元素所组成，依各种组织单位体积内各元素量总和的大小而有不同的密度。人体组织结构的密度可归纳为三类：

（1）低密度的有脂肪组织以及存在于呼吸道、胃肠道、鼻窦和乳突内的气体等。

（2）中等密度的有软骨、肌肉、神经、实质器官、结缔组织以及体内液体等。

（3）高密度的有骨组织和钙化灶等。

当强度均匀的 X 线穿透厚度相等的不同密度组织结构时，由于吸收程度不同，在 X 线片上或荧屏上显出具有黑白（或明暗）对比、层次差异的X线影像。在人体结构中，胸部的肋骨密度高，对X线吸收多，照片上呈白影；肺部含气体密度低，X线吸收少，照片上呈黑影。X线穿透低密度组织时，被吸收少，剩余X线多，使X线胶片感光多，经光化学反应还原的金属银也多，故X线胶片呈黑影；使荧光屏所生荧光多，故荧光屏上也就明亮。高密度组织则恰相反。

病理变化也可使人体组织密度发生改变。例如，肺结核病变可在原属低密度的肺组织内产生中等密度的纤维性改变和高密度的钙化灶。在胸片上，于肺影的背景上出现代表病变的白影。因此，不同组织密度的病理变化可产生相应的病理X线影像。

医用X线机成像装置结构：常见的医用X线机主要有30mA、50mA、100mA三种，主要供医院病房和急诊室做X线透视和拍片用，有单独拍片功能的，也有拍片加透视功能的。

医用X线机成像装置基本上由以下几部分组成：控制台、高压发生器、X线管、摄影床及成像装置。根据成像装置又分普通X线机和数字X线机，普通X线机成像靠暗盒和胶片；数字X线机可分为DR（图24-1）和CR，DR成像装置称为平板探测器（FPD），CR则称为IP板。普通医用X线机成像装置一般由主机和辅助设备两大部分构成，如下图24-2所示：

（1）X线机主机（X线发生装置）：包括X射线管头、高压发生器、X射线控制器。X线机主机功能：产生X线并对X线的能量、剂量、曝光时间进行控制。

（2）辅助设备：包括辅助装置与配套设备，其功能为配合主机部分进行临床诊疗。

二、主要放射产品分类（按临床应用）：

1. 普通诊断X线机　普通摄影X线机、透视机、多功能X线机、手术用X线机、床边X线机、乳腺X线机、牙科X线机。

2. 数字减影血管造影（digital subtraction angiography，DSA）。

3. 计算机X线体层摄影（computed tomography，CT）。

4. 磁共振成像（magnetic resonance imaging，MRI）。

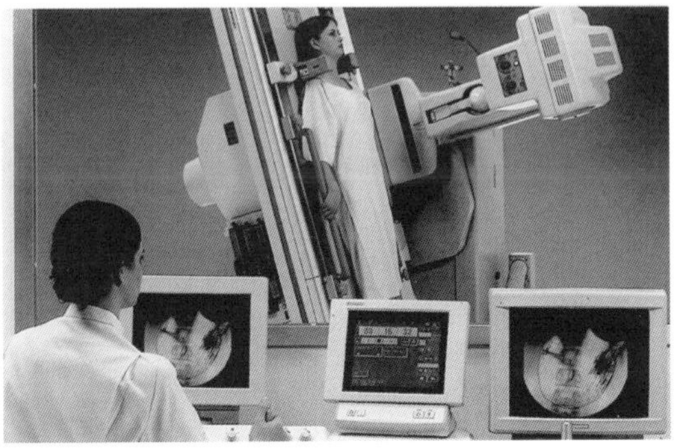

图24-1　数字胃肠X线检查装置，主要用于胃肠道的透视和钡餐摄影，亦可兼做其他部位的透视和摄影，如胸透和胸部摄影等

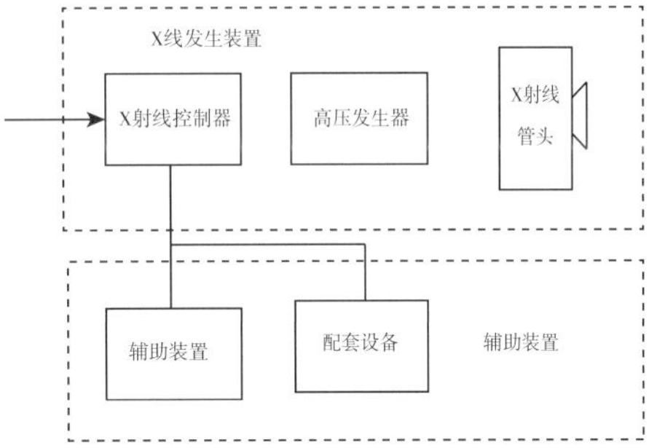

图24-2　X线机构成简图

【课堂评估】

1. 回答X线的产生原理及对人体的影响因素。

2. 回答目前常用的X线检查设备及检查设备的选择。

知识拓展

X线的发展历程

1895年，德国科学家伦琴发现了具有很高能量，肉眼看不见，但能穿透不同物质，能使荧光物质发光的射线。因为当时对这个射线的性质还不了解，因此称之为X射线。为纪念发现者，后来也称为伦琴射线，现简称X线（X-ray）。20世纪初，医用X线机诞生。20世纪40年代，旋转阳极X线球管诞生。20世纪70年代，中频技术出现，CT诞生。20世纪80年代，X线电视系统用于临床检查，MR诞生。20世纪90年代，光学、电子、物理技术对传统化学技术发起挑战，数字胃肠机，DSA及CR依次登场。20世纪90年代末，DR技术引发研发竞争，现在CR、DR、HIS、RIS、PACS技术已进入临床应用。

第二十五课　呼吸系统的基本病变影像表现

实训目的

1．掌握：常见的呼吸系统疾病的影像诊断方法，X 线片、CT 片影像学表现。
2．熟悉：呼吸系统 X 线检查方法和常见病变部位的影像学表现。

【实训内容】

一、呼吸系统正常 X 线、CT 影像表现

对胸部病变进行 X 线检查是常规检查方法之一，不但能够及早地发现病变，而且能够发现病变的范围、大小和性质，结合临床可为进一步确诊提供科学依据，包括胸廓、气管、支气管、肺、胸膜、纵隔、膈的影像表现，见图 25-1 ～图 25-5。

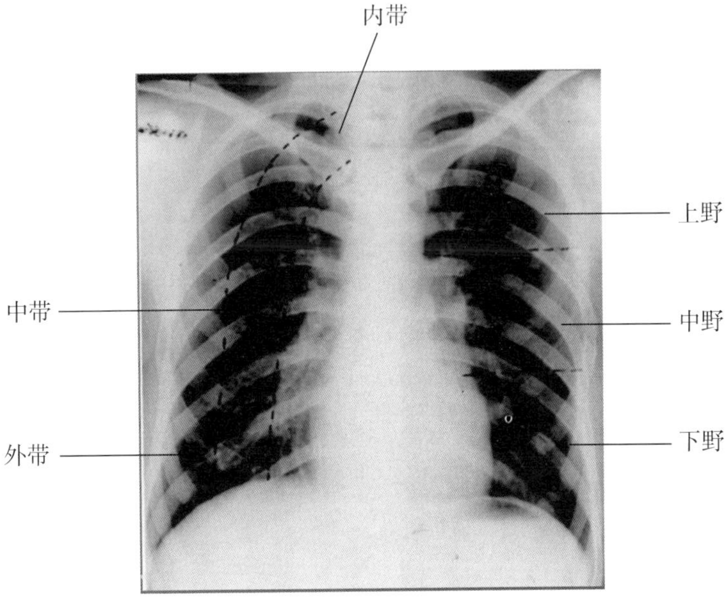

图 25-1　肺野分区

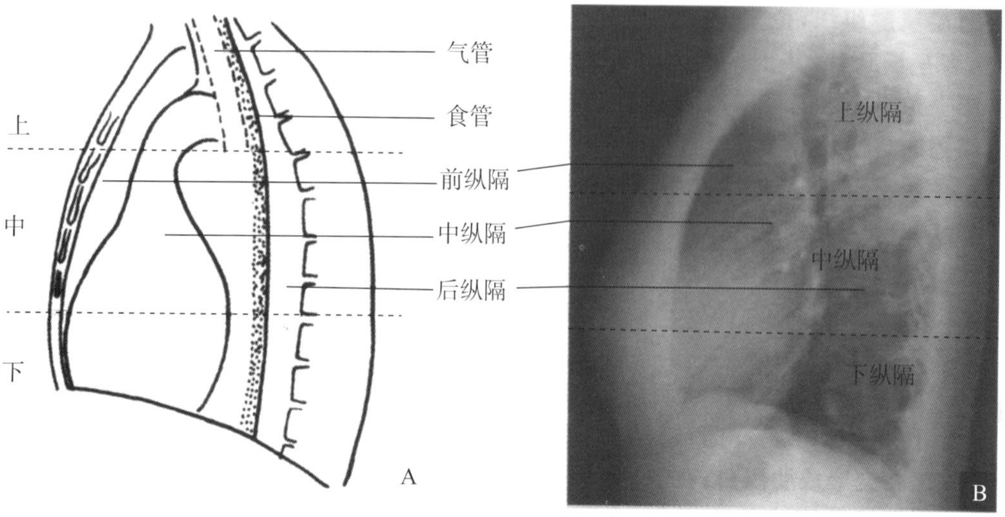

图 25-2　纵隔分区

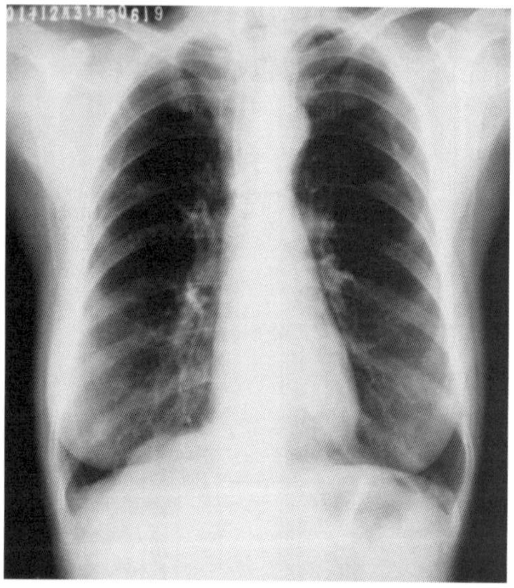

图 25-3　女性胸部 X 线片

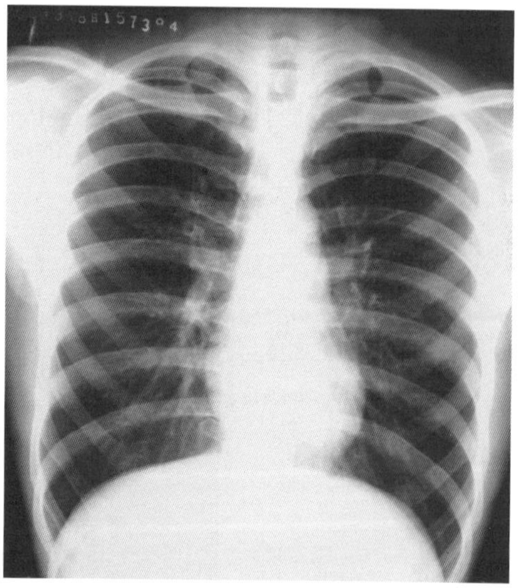

图 25-4　男性胸部 X 线片

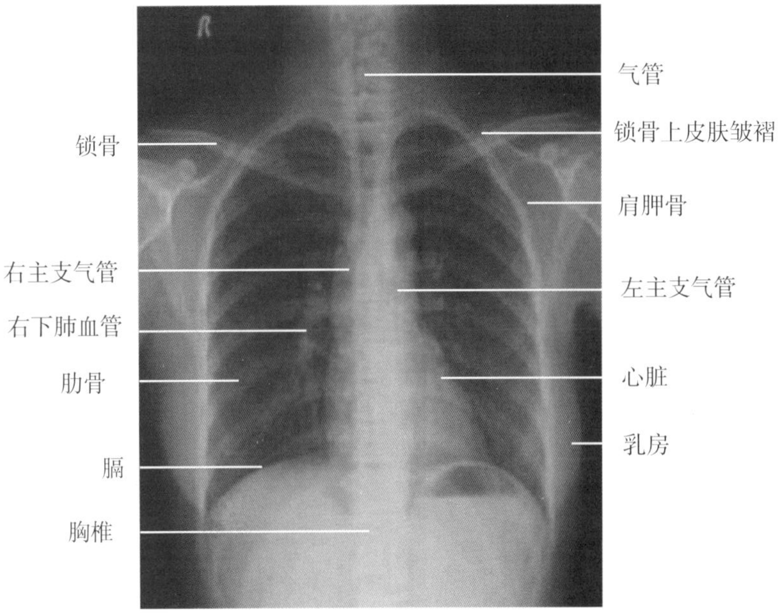

图 25-5 正常肺门及肺纹理

二、呼吸系统病变基本 X 线、CT 表现

包括肺部改变（渗出及实变）、肺门改变（增大或缩小）、肺纹理改变（增强或减少）、支气管改变（透光度增强及减弱）、胸膜改变（增厚、粘连）、纵隔改变（增大、增宽）。具体见下图 25-6 ～图 25-18。

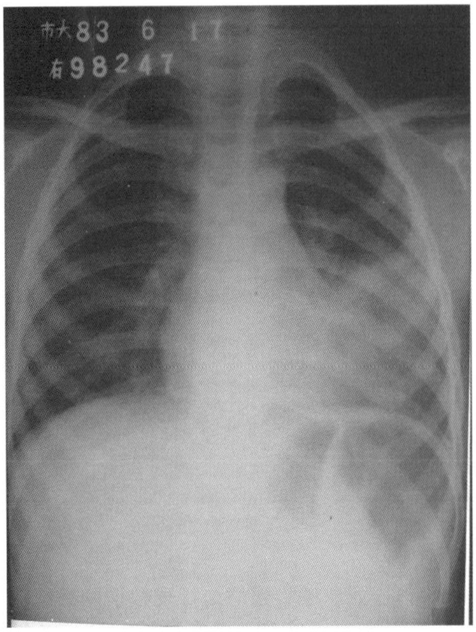

图 25-6 左下肺大叶性肺炎：左侧中下肺野中内带大片高密度影，密度不均，边缘模糊

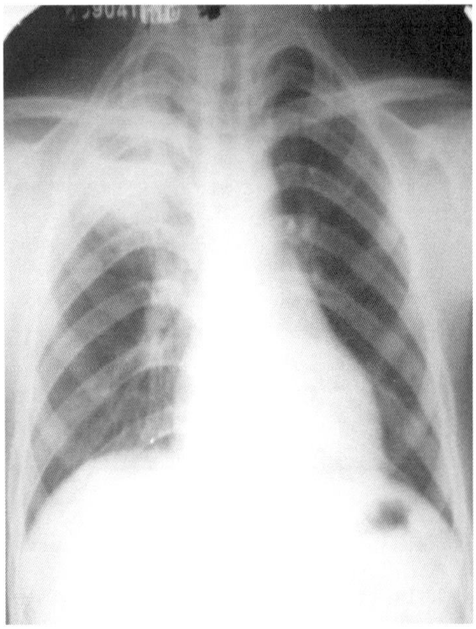

图 25-7 右上肺脓肿：右上肺野见大片类圆形致密影，病灶中央可见液平面，边缘模糊，可见絮状渗出影。右下肺纹理扩散，右侧肺门影增深

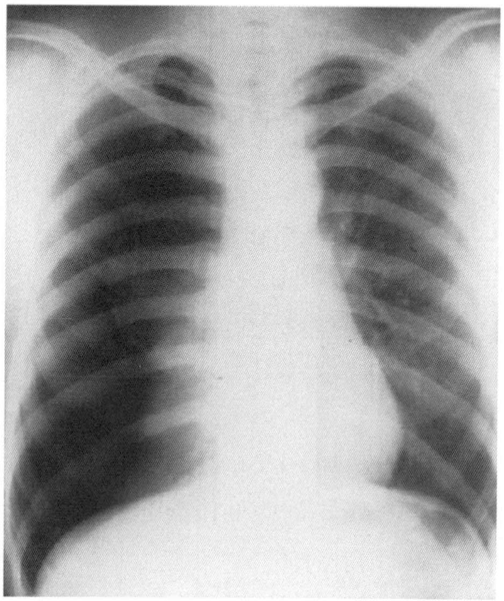

图 25-8　右侧大量气胸：右侧肺野内出现大片无纹理区、右侧肺向肺门区压缩，呈片状均匀高密度影，肺边缘清晰可见。伴有膈下降，纵隔向健侧移位

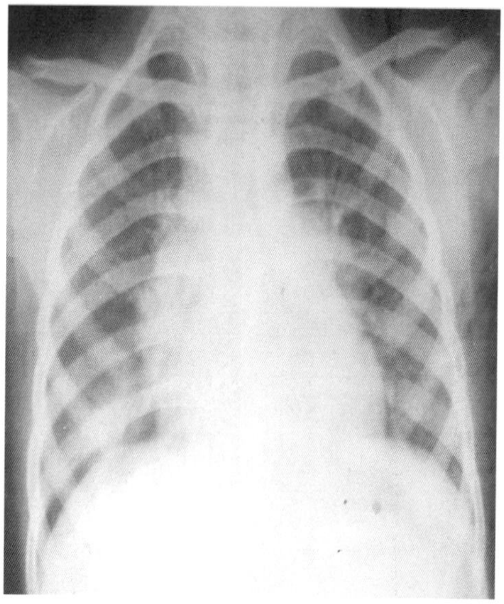

图 25-9　原发综合征：左侧肺门稍大。右侧肺门明显增大增深，边界较清楚，右下肺野见斑片状密度增高影，边缘不清（其与增大的右肺门间见索条状影相连）

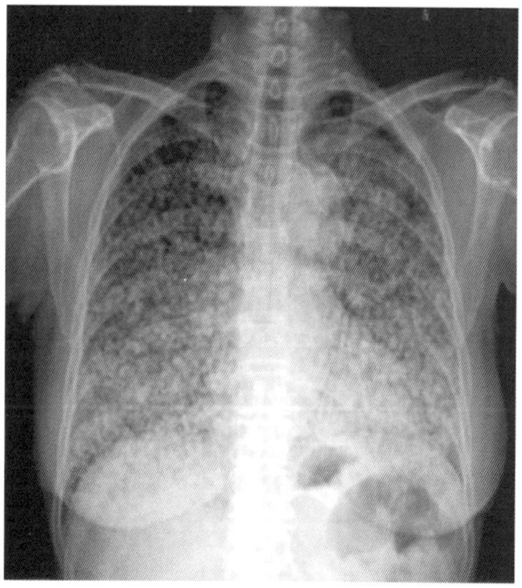

图 25-10　急性粟粒型肺结核：两侧肺野内密布大小、密度类似的结节样病灶，正常肺纹理消失不可见

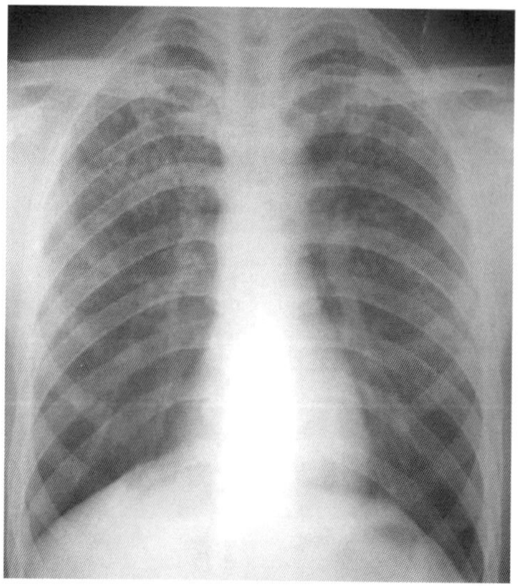

图 25-11　亚急性、慢性血行播散型肺结核：两肺病灶大小、密度、分布均不一致，以粟粒病灶为主

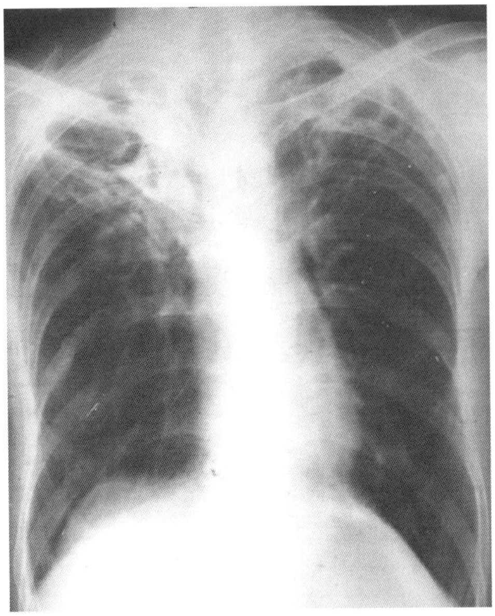

图 25-12　两上肺慢性纤维空洞型结核：两上肺可见大小不等的空洞病变，周围伴纤维病灶。伴两侧胸廓不对称，两上肋间隙变窄，气管右偏。两侧肺门上提，两下肺纹理呈垂柳状

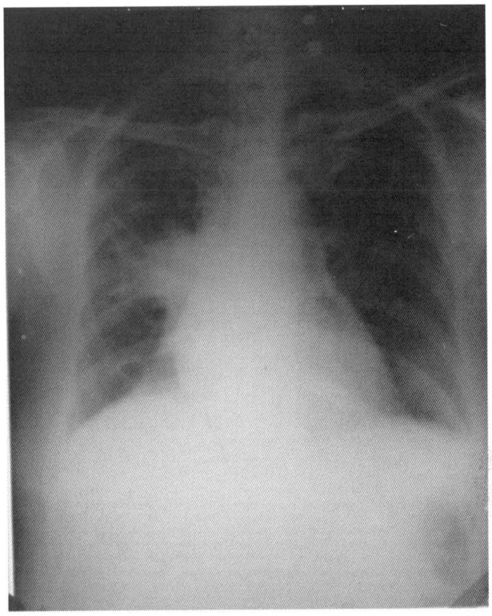

图 25-13　右肺门中央型肺癌：右肺肺门处可见一高密度、半圆肿块影，与纵隔相连，凸向肺野，边缘模糊，表面有脐凹，呈分叶状；右肺下野有斑片状影

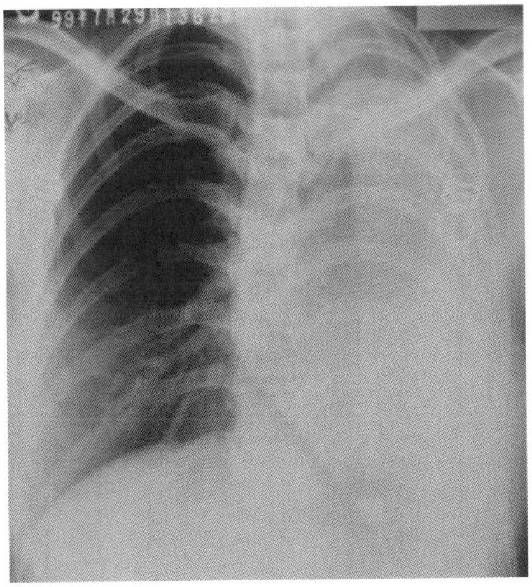

图 25-14　一侧性肺不张

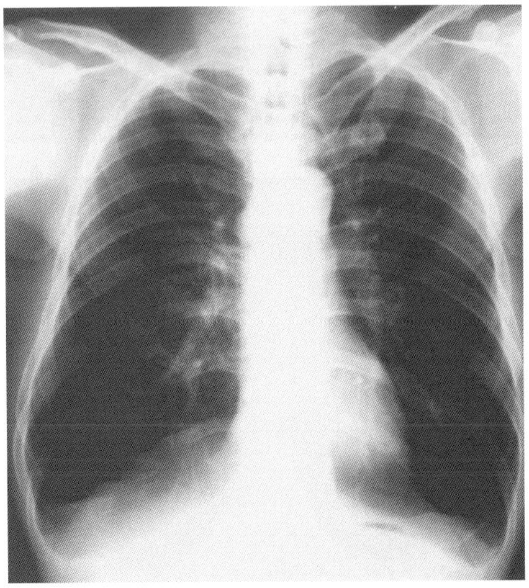

图 25-15　弥漫性肺气肿

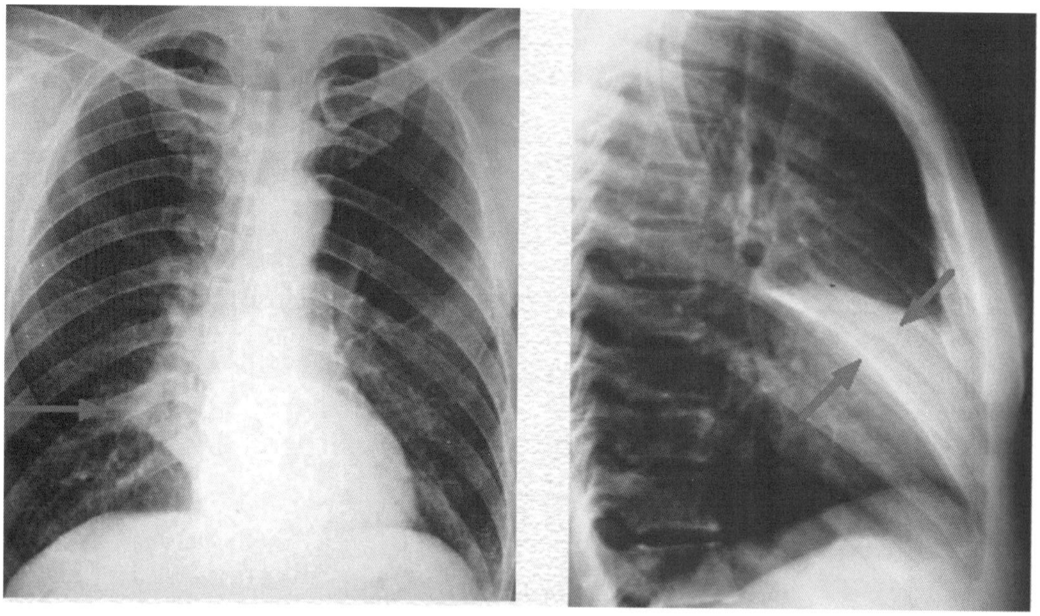

图 25-16 右肺中叶不张

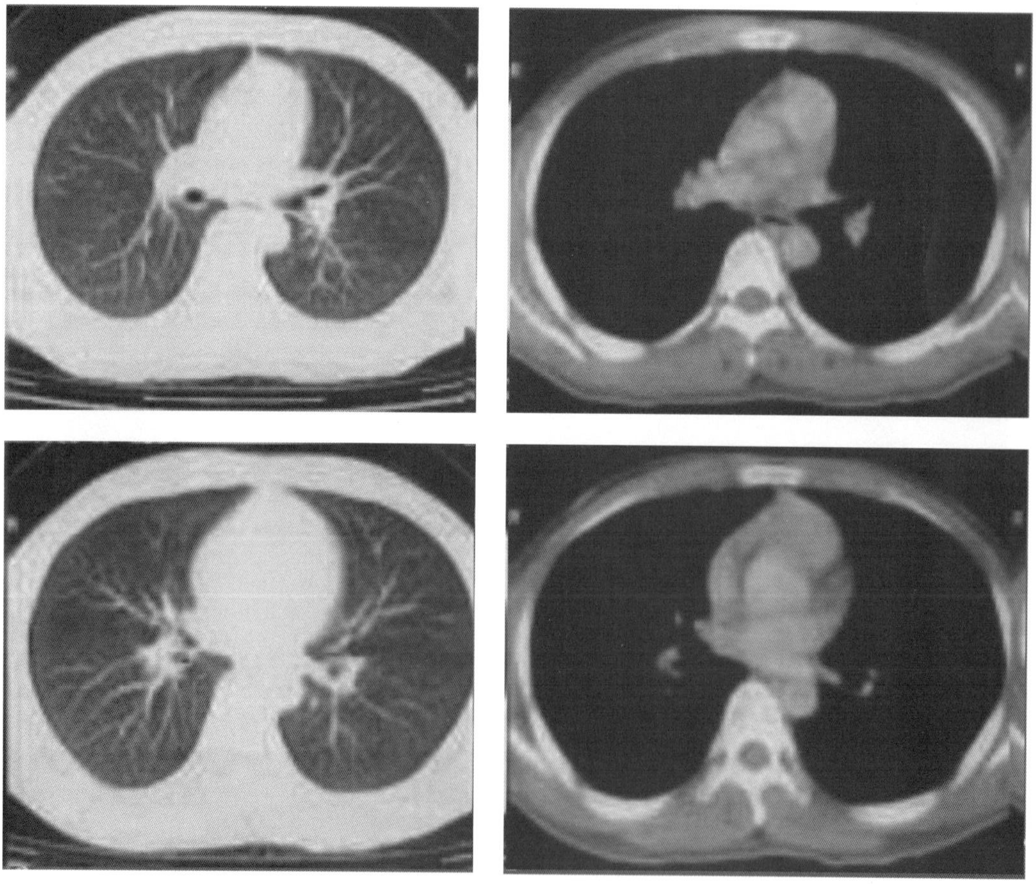

图 25-17 正常胸部 CT

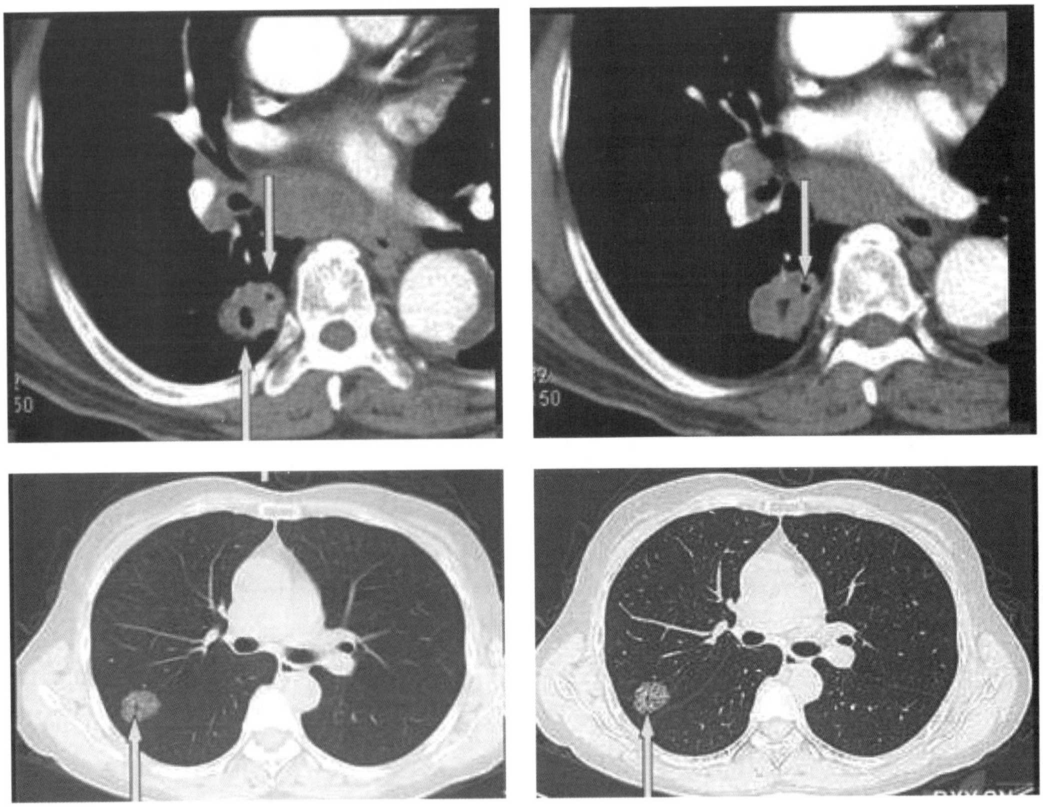

图 25-18　右肺癌 CT 影像（空泡征）

【课堂评估】

1．回答正常肺野的分区，肺门的结构在 X 线片中的表现。

2．回答呼吸系统 X 线片中基本病变征象有哪些？

第二十六课　循环系统的基本病变影像表现

实训目的

1．掌握：常见的循环系统疾病的影像诊断，心脏大血管正常 X 线、CT 影像表现。
2．熟悉：循环系统检查方法和循环系统常见病的影像学改变。

【实训内容】

一、正常心脏大血管 X 线、CT 线表现

透视及摄片是心脏及大血管 X 线检查的常用手段，可提供心脏及大血管的形态、大小、位置及搏动等征象。常用的摄片位置有后前位（正位）、右前斜位及左前斜位片，有时加左侧位。常见表现见图 26-1 ~图 26-4。

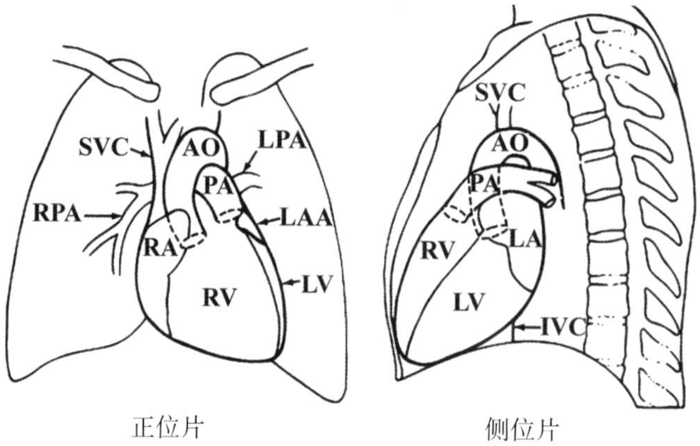

图 26-1　正常心脏 X 线检查示意图

注：LA ：左心房；RA ：右心房；LV ：左心室；RV ：右心室；AO ：主动脉；PA ：肺动脉；LAA ：左心耳；LPA ：左肺动脉；SVC ：上腔静脉；RPA ：右肺动脉；IVC ：下腔静脉。

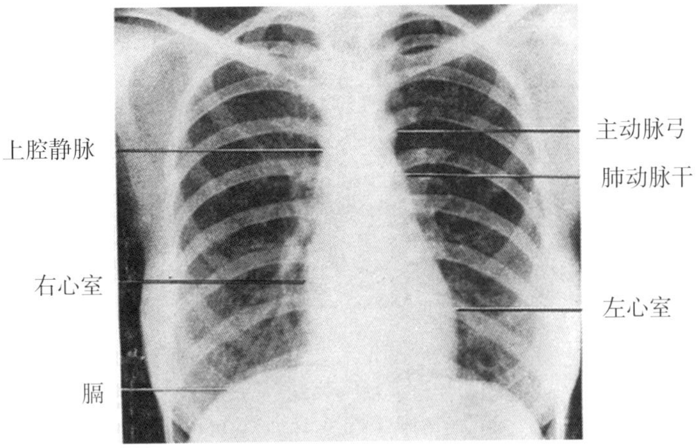

图 26-2　正常心脏正位（后前位）片

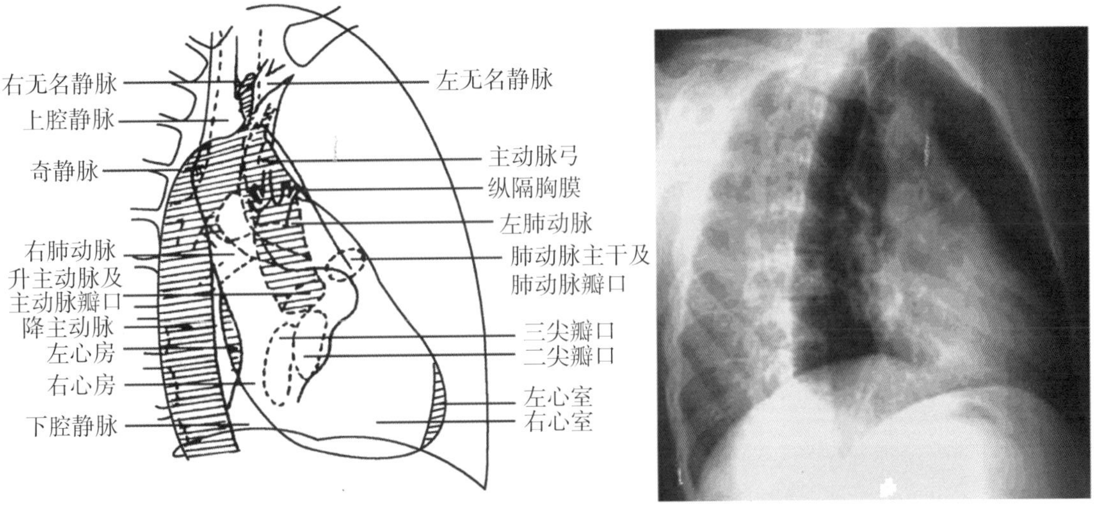

图 26-3　心脏的右前斜位片

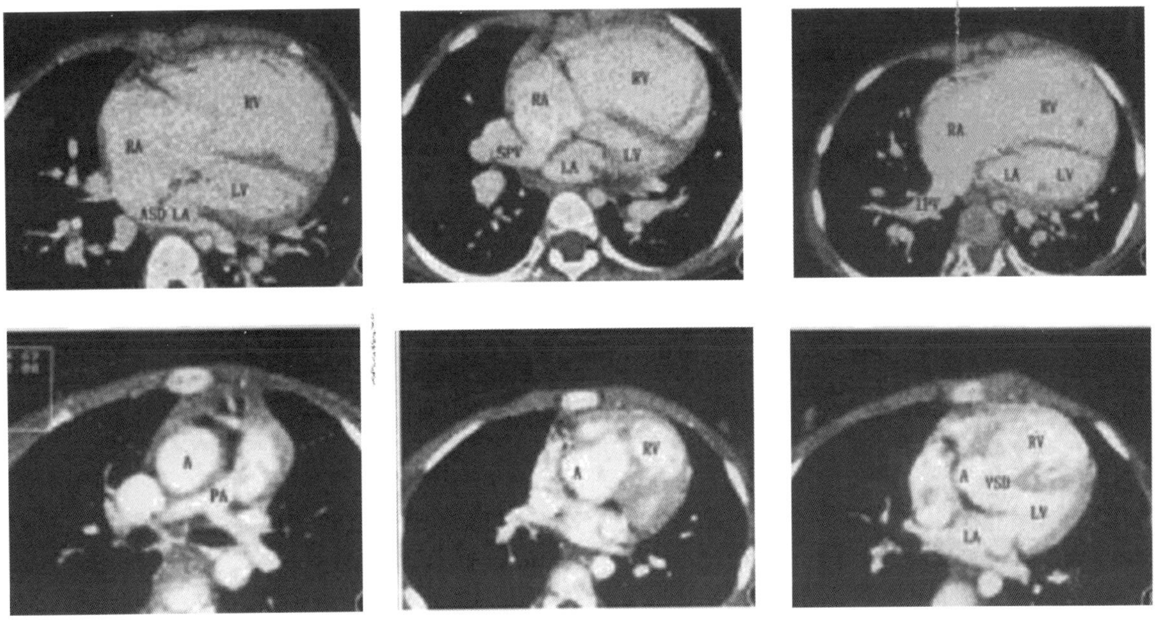

图 26-4　心脏 CT 片（心房、心室大血管在 CT 影像中的位置）

注：LA：左心房；RA：右心房；LV：左心室；RV：右心室；A（O）：主动脉；PA：肺动脉。

二、心脏大血管病变基本 X 线表现

心脏增大时肺动脉、主动脉改变见图 26-5 ～图 26-7。

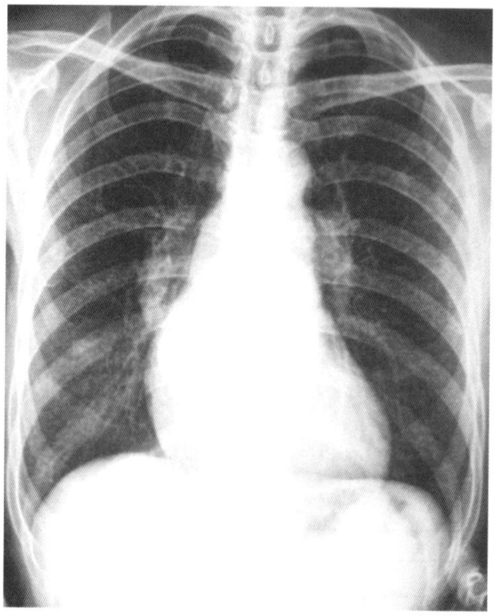

图 **26-5** 右心室增大：主动脉结缩小或正常，肺动脉段凸出，心尖圆隆抬高，心脏外形如梨状

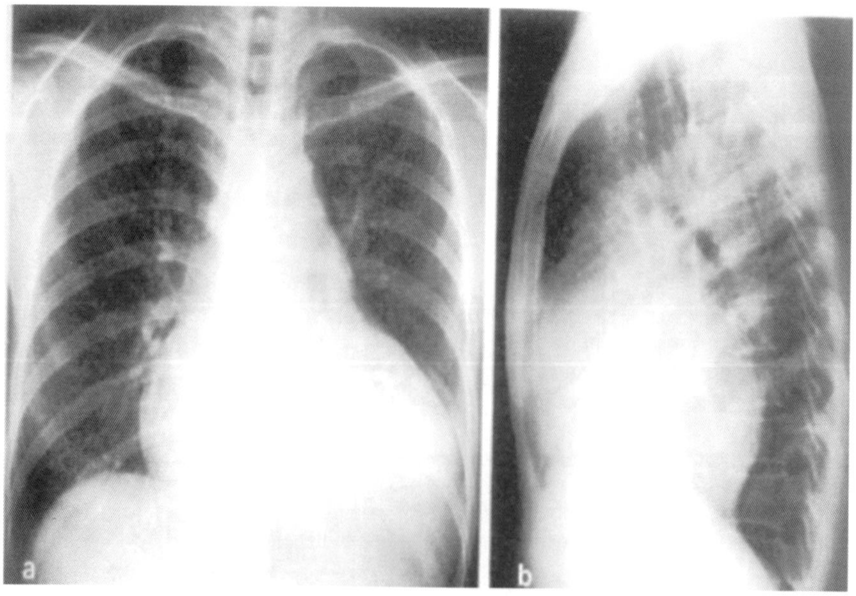

图 **26-6** 左心室增大：主动脉结增宽，肺动脉段凹陷，左心缘下段向下延长，心尖下移

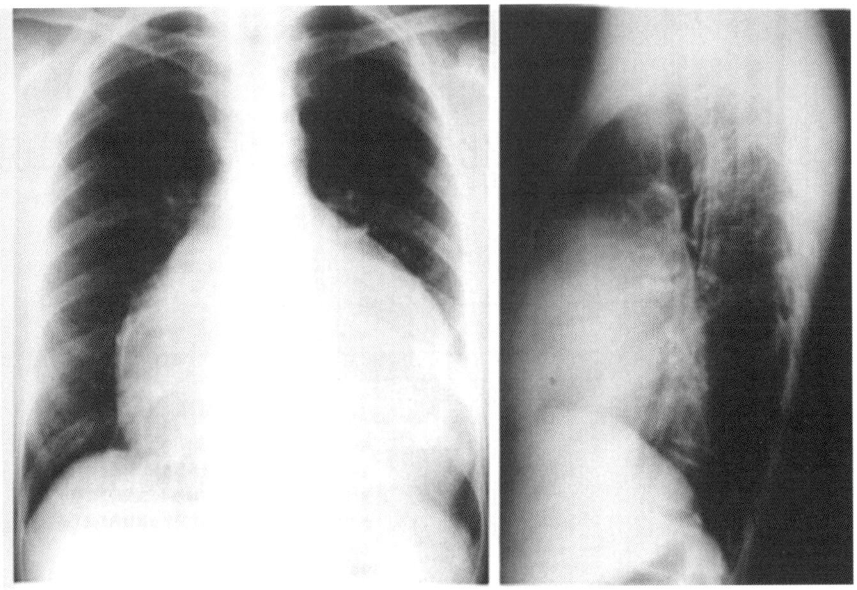

图 26-7　全心增大：心脏均匀向两侧增大

【课堂评估】

1. 回答正常的循环系统在 X 线片、CT 片的表现。
2. 回答循环系统的基本病变影像表现主要有哪些。

第二十七课　消化系统的基本病变影像表现

实训目的

1．掌握：消化系统正常 X 线表现和常见病的影像学表现。

2．熟悉：消化系统检查方法和一般疾病的 X 线表现；消化系统常见病的影像改变。

【实训内容】

一、消化道正常 X 线表现

消化道包括食管、胃、小肠、大肠组成的管道，由于其与周围组织器官之间缺乏很好的自然对比，需借助造影检查来显示其管腔、轮廓及功能情况，见图 27-1，27-2。

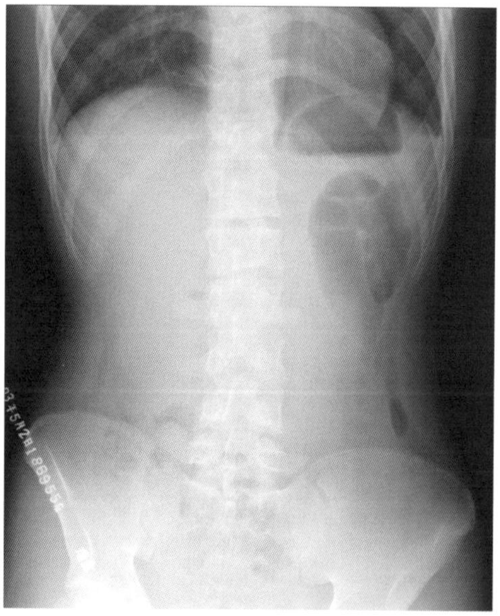

图 27-1　正常腹部平片

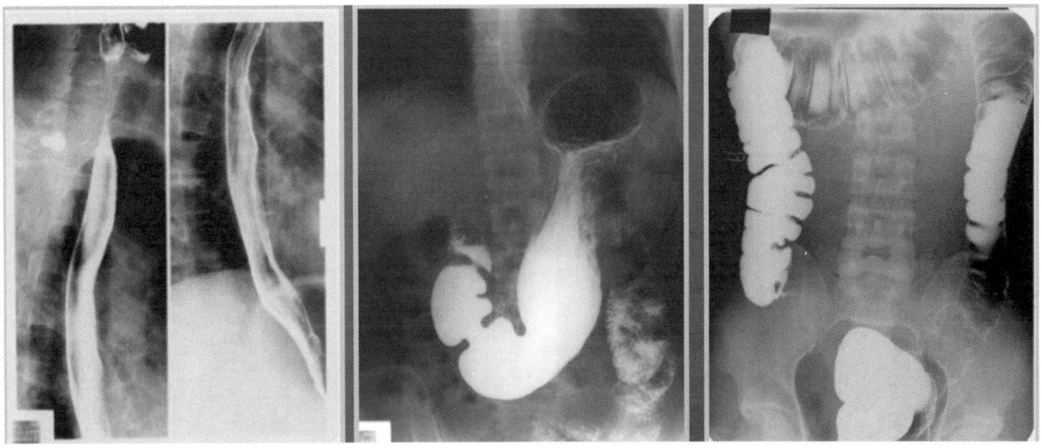

图 27-2　食管、胃、结肠钡餐影像

二、消化道病变基本 X 线表现

食管及贲门管疾病、胃部疾病、十二指肠疾病、小肠疾病、大肠疾病、急腹症等病变基本 X 线表现见图 27-3 ～图 27-10。

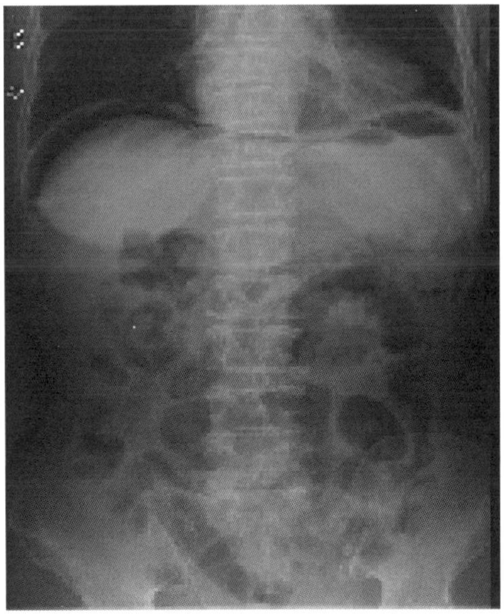

图 27-3　右膈下游离气体影，考虑可能胃肠道穿孔：右膈下见新月形游离气体影。腹部部分肠腔积气，未见明显宽大液平面

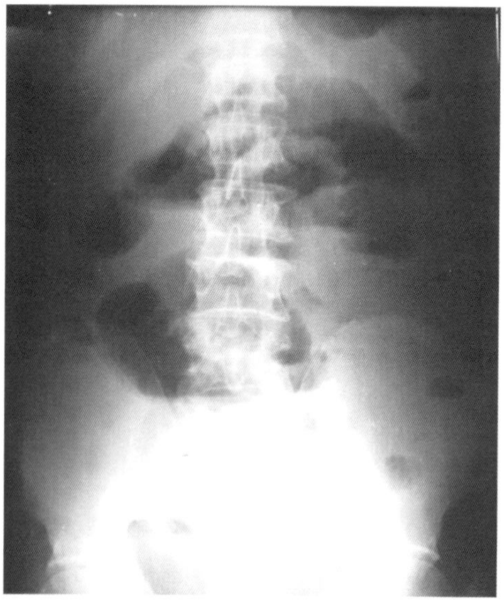

图 27-4 单纯性小肠梗阻：显示腹部密度增高，近端肠曲胀气、扩大，呈弓形，肠腔内可见多个高低不等的液气平面，呈阶梯状改变；肠黏膜皱襞较稀疏；下腹部及盆腔内密度增高

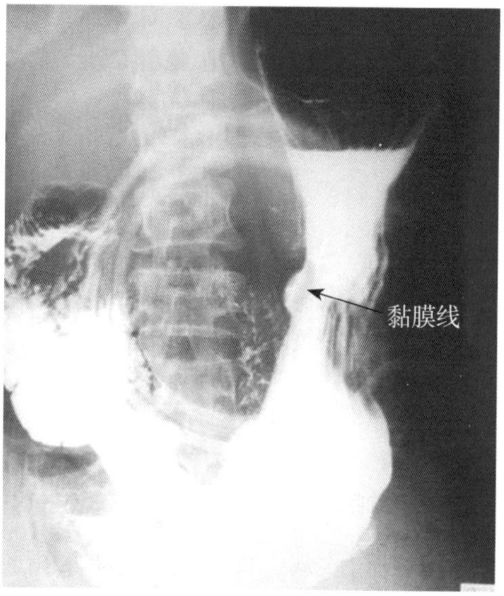

图 27-5 胃小弯溃疡：胃小弯侧见突出于胃腔外的龛影，呈乳头状，边缘光滑，密度均匀。龛影口部可见密度稍低的线状影。其相对的大弯侧见痉挛切迹

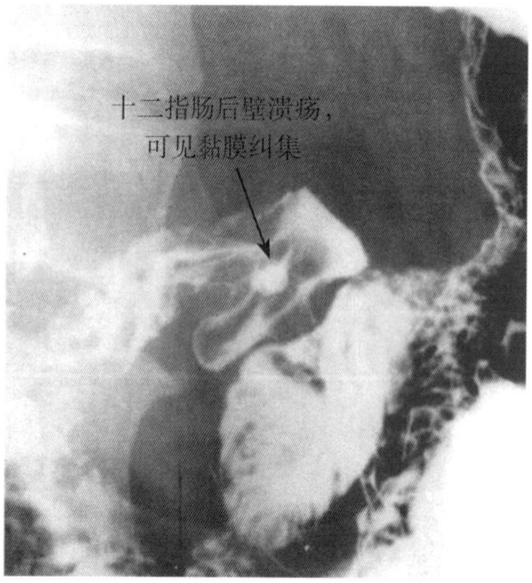

图 27-6 十二指肠球部溃疡：十二指肠球部略变形，球部后壁上见一类圆形钡斑影，周围黏膜可见向龛影纠集

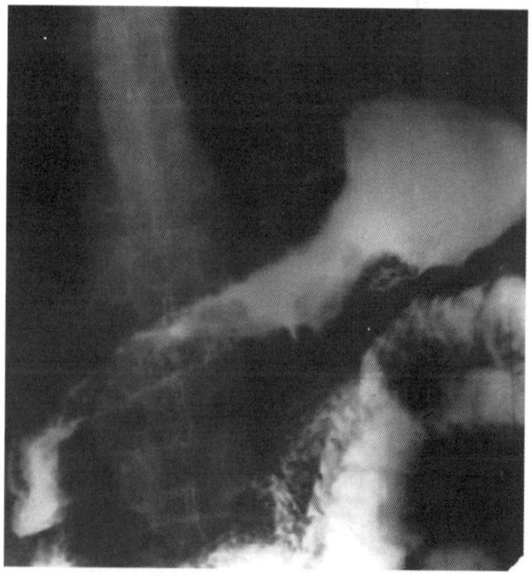

图 27-7 胃体胃癌（浸润型）：胃腔明显缩小，胃壁僵硬，胃黏膜皱襞消失、破坏，黏膜表面紊乱不规则

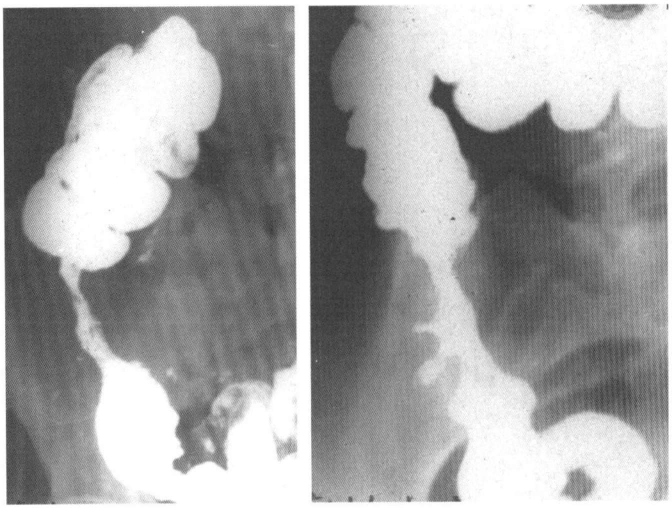

图 27-8 肠结核：盲肠和升结肠、末端回肠狭窄、缩短和僵直，黏膜皱襞紊乱，可见小息肉样充盈缺损

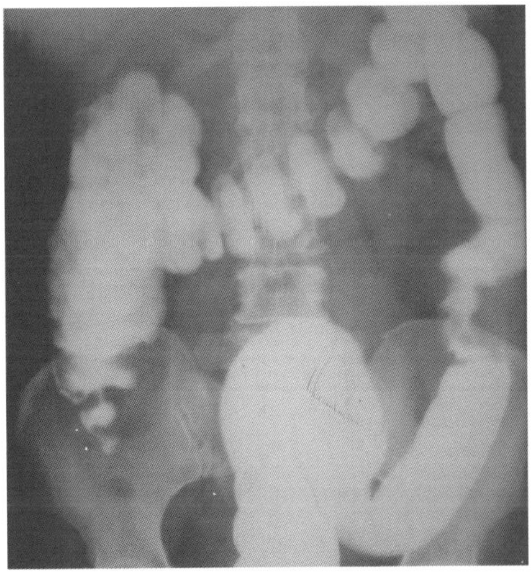

图 27-9 结肠癌（浸润型）：降结肠下端肠腔狭窄，出现腔内不规则充盈缺损，呈“苹果核”状；局部黏膜皱襞破坏、消失；可见小龛影；肠壁僵硬，结肠袋消失。其余肠段钡剂充盈良好，显影未见明显异常

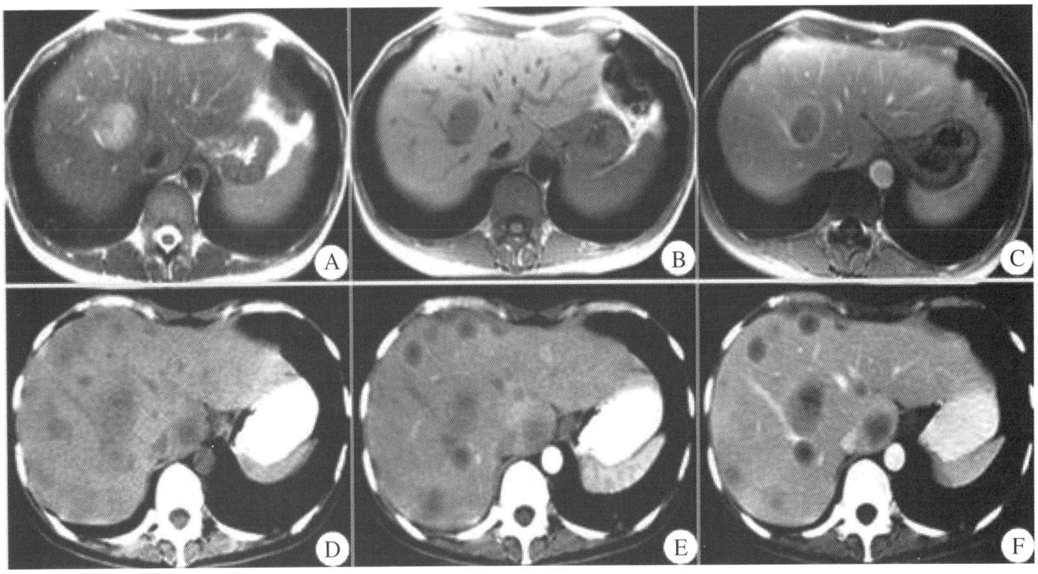

图 27-10 肝平扫及增强扫描 CT 影像

【课堂评估】

1. 回答在X线钡餐造影下正常的消化系统表现。
2. 回答消化系统的基本病变影像表现主要有哪些内容。

第二十八课　骨骼系统的基本病变影像表现

实训目的

1．掌握：骨与关节正常 X 线、CT 表现及常见病的影像学表现。
2．熟悉：骨与关节检查方法和一般疾病的 X 线表现；骨骼系统常见病的病理改变。

【实训内容】

一、骨与关节正常 X 线、CT 表现。

骨骼是人体密度最高组织，与周围软组织有显著的密度差异；骨骼本身不同部位的结构也存在一定的密度差别，构成了良好的自然对比。X 线平片是骨关节和软组织疾病的首选检查方法。正常骨与关节影像见图 28-1 ～图 28-6。

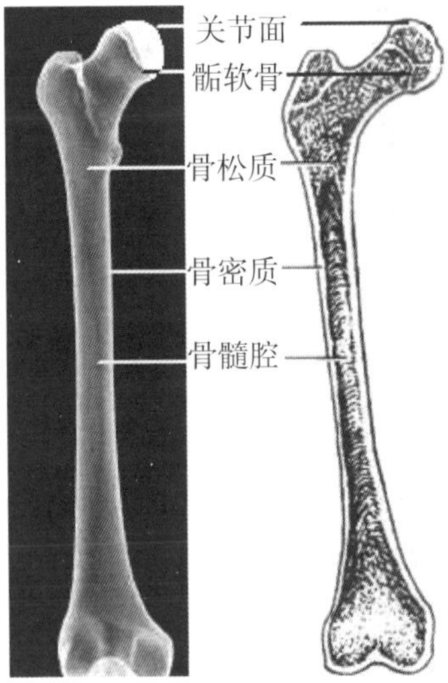

图 28-1　长骨及 X 线影像

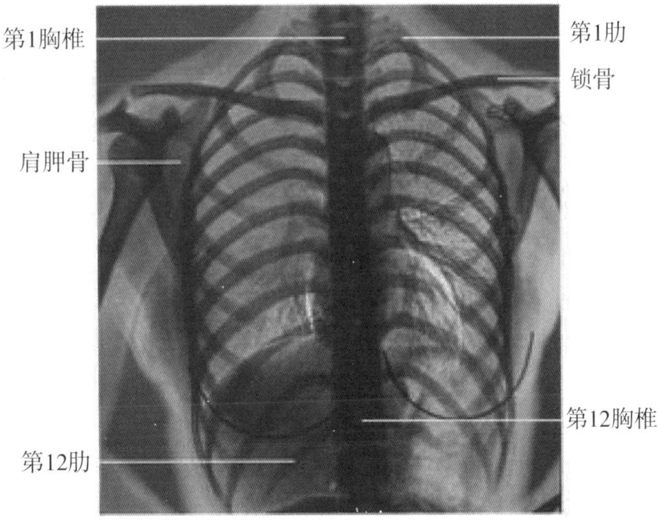

图 28-2　胸廓正位 X 线影像

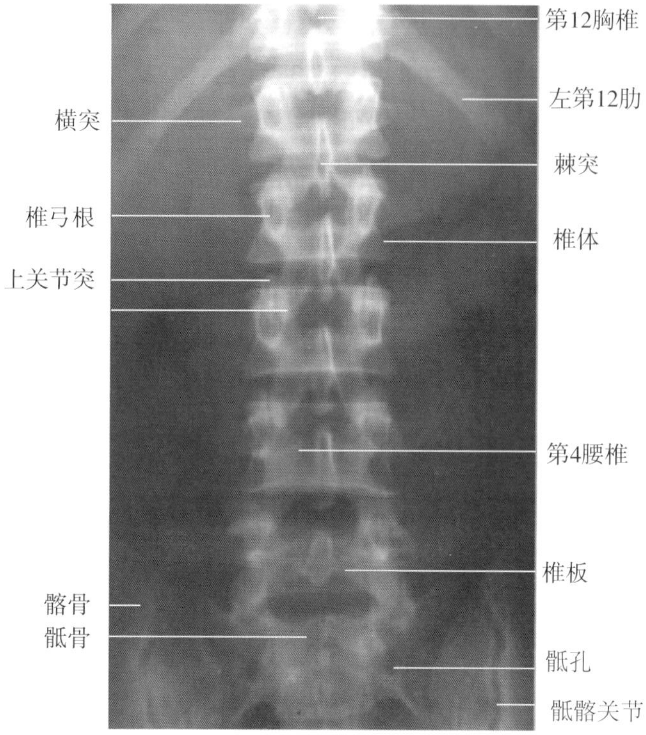

图 28-3　胸、腰椎正位 X 线影像

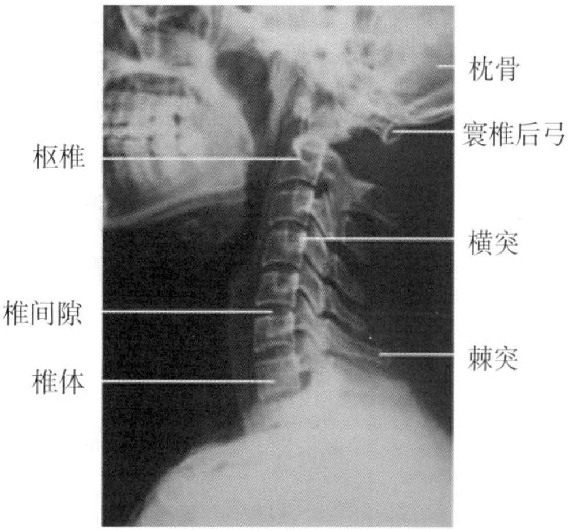

图 28-4　颈椎侧位 X 线影像

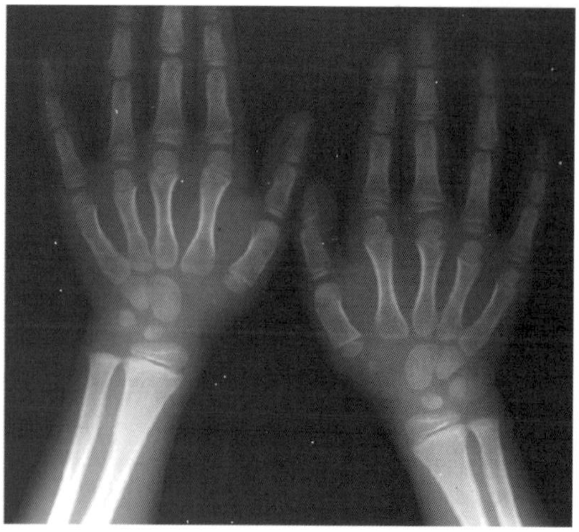

图 28-5　儿童腕骨 X 线影像

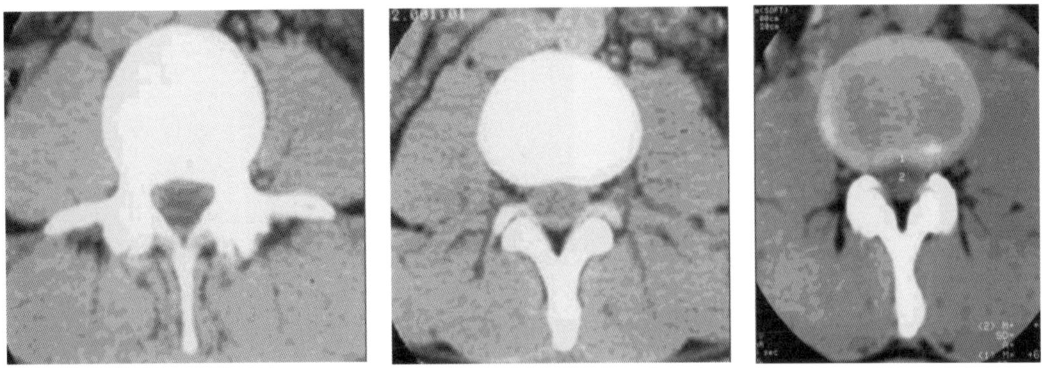

图 28-6　CT 腰椎影像　椎体平面、椎间孔平面及椎间盘平面

二、骨骼系统病变基本 X 线、CT 表现

骨折、脱位、骨与关节化脓性感染、骨与关节结核、类风湿性关节炎、强直性脊柱炎、骨性关节病、骨软骨病、骨与关节肿瘤及肿瘤样病变等病变影像表现见图 28-7 ～图 28-11。

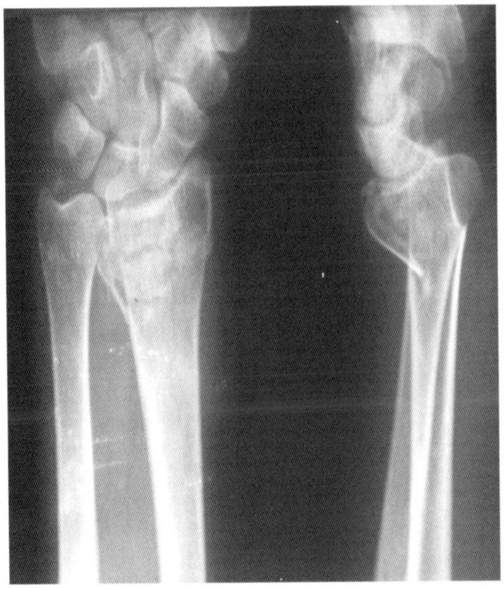

图 28-7　桡骨 Colles 骨折：桡骨远端有一透亮骨折线，骨骼的连续性中断，骨皮质断裂，远折段向桡骨背侧移位

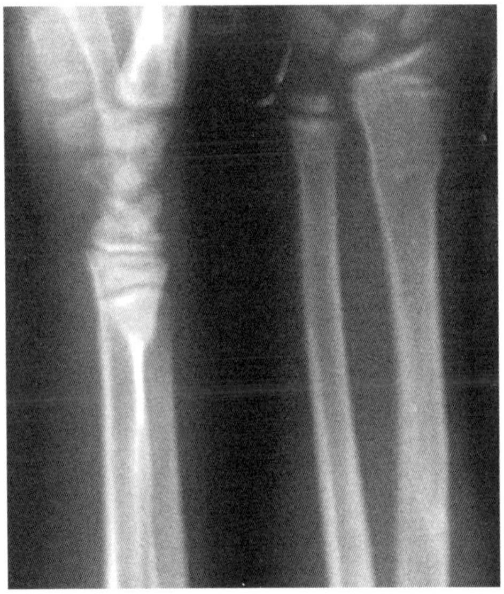

图 28-8　左桡骨远侧干骺端青枝骨折：左桡骨远侧干骺端桡侧（正位片）及背侧（侧位片）局部骨皮质屈曲，未见骨皮质连续性中断。所见腕关节未见明显异常

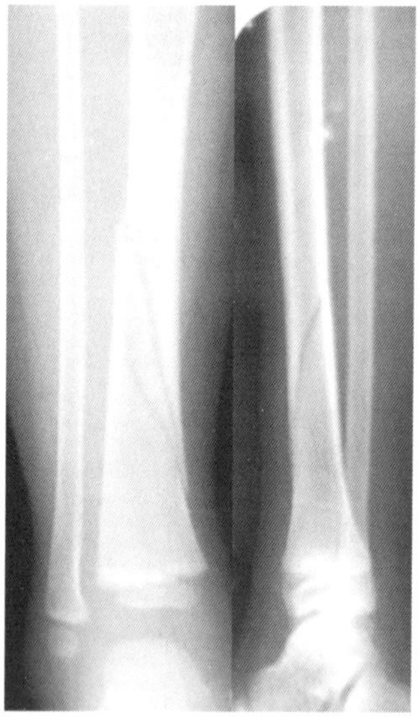

图 28-9　右胫骨下段骨折：右胫骨骨干中下段可见螺旋型透亮线，骨皮质连续性中断，断端移位和成角不明显。所见腓骨骨质及踝关节未见明显异常

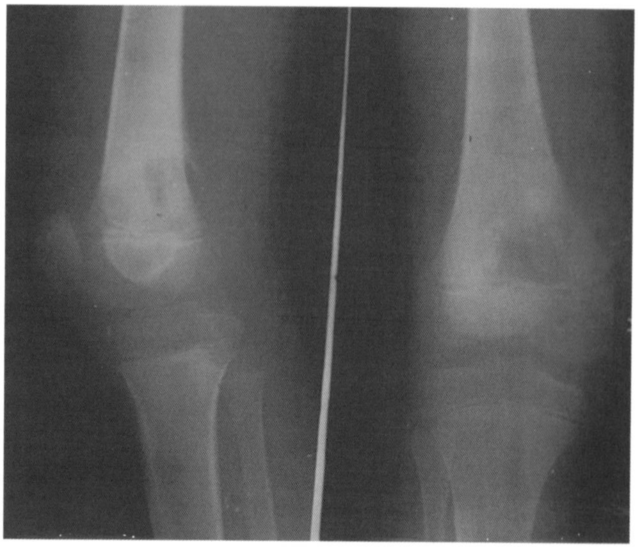

图 28-10　右胫骨下段骨肉瘤：右股骨远侧干骺端及股骨外髁骨密度增高，伴骨质破坏区，病灶局部见骨膜反应和骨膜三角。周围软组织内肿块不明显

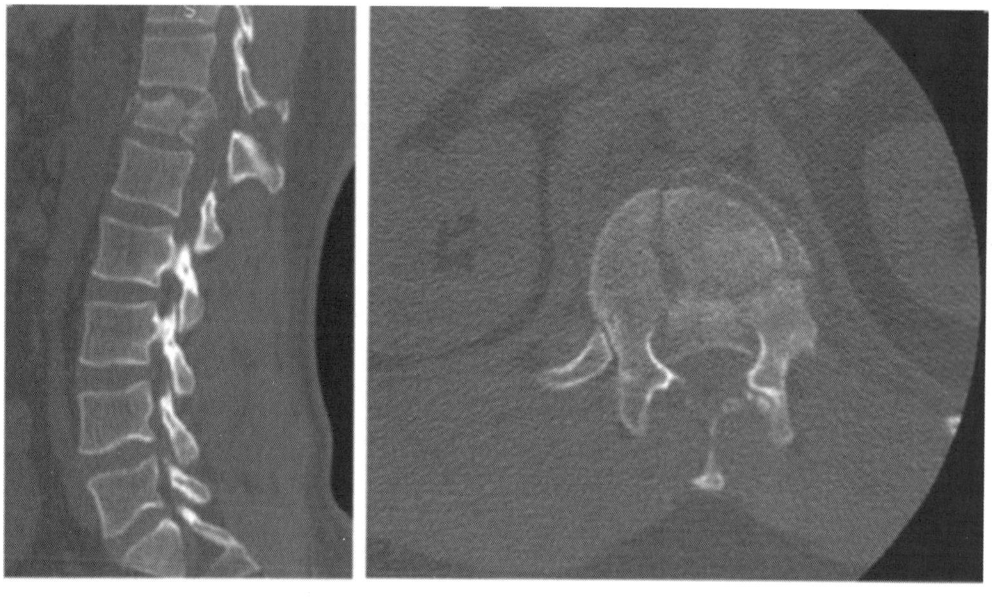

图 28-11　腰 1 椎体骨折 X 线平片及 CT 影像

【课堂评估】

1. 回答在 X 线、CT 片正常的骨骼系统表现。
2. 回答骨骼系统的基本病变影像表现主要有哪些。

知识拓展

学会看胸部X线片

多数胸部X线片的报告是这样写的："胸廓对称，气管居中，两侧肋骨骨质正常，肋间隙等宽；两肺纹理清晰，未见明显实质性病变；两侧肺门无增大及缩小，纵隔未见明显异常；心脏大小形态在正常范围；膈肌平滑，双侧肋膈角锐利。"那么，应该怎样阅读胸部X线片？下面具体叙述：

1．如何数肋骨？数肋骨是看片的基础，读片时很多都是以肋骨作为标志的。正常胸片肋骨从后上向前下数，第一肋与锁骨围成一个类圆形的透亮区，这一部分也是肺尖所在的区域，两侧对比有利于发现肺尖的病灶。

2．如何判断肺纹理是否正常？一侧肺野从肺门到肺的外周分为三等份，分别称为肺的内、中、外带，正常情况下肺内、中带有肺纹理，外带无。如果外带出现了肺纹理则有肺纹理的增多，反之内、中带透亮度增加则肺纹理减少。对肺内、中、外带的区分还有一个意义，那就是对肺气肿时肺压缩的判断，一般来说肺内、中、外带占肺的量分别为60%、30%、10%。

3．纵隔与肺门　肺门前方平第2～4肋间隙，后平第4～6胸椎棘突高度，在后正中线与肩胛骨内侧缘连线中点的垂直线上。肺门有什么意义呢？举个例子：在纤维空洞性肺结核时，有"肺门上吊"，确定了正常肺门的位置就容易判断是否有肺门上吊。纵隔主要是判断是否有移位。

4．心脏　心脏后对第5到第8胸椎，前对第2到第6肋骨。在读片的时候经常听到有一个概念叫"主动脉结"，主动脉结就是主动脉弓由右转向左、突出于胸骨左缘的地方，它平对左胸第2肋软骨。还有肺动脉段的位置，肺动脉段位于主动脉结下方，对判断肺动脉高压很有意义。

5．膈肌和肋膈角　一般右肋膈顶在第5肋前端至第6肋前间水平，由于右侧有肝的存在，右膈顶通常要比左侧高1～2cm。胸腔或腹腔压力的改变可以改变膈肌的位置如气胸时膈位置可以压低，膈神经麻痹出现矛盾呼吸。正常的肋膈角是锐利的，如果肋膈角变钝则胸腔有积液或积血存在，一般说肋膈角变钝，提示积液300ml左右，肋膈角闭锁提示积液500ml。

6.乳头位置　男性乳头一般位于第5肋前间，女性乳头位置可较低，两侧不对称的乳头阴影易误诊为结节病灶。

7．如何判断病灶是来自肺内还是来自胸膜腔？一般来说如果病灶大部分在肺内则病灶来自肺内；还可以结合侧位片来判断，CT可以精确鉴别。

8．什么是心尖上翘？心尖上翘是在后前位胸片观察，当右心室主要累及流入道时，心脏膈面段延长，横径增宽，心界主要向左侧扩展并推移左心室，当流入道显著增大，心尖可由右心室取代，呈明显圆隆状，甚至可离开膈面向上翘起，即心尖上翘。

什么是心尖下移？在后前位胸片观察，当左心室流出道增大时，可见心尖向左下延伸，有时可向膈下延伸见于胃泡影内，是为心尖下移。

9．正常曝光条件下右心房水平的胸椎应看得很不清楚，否则就是过度曝光，此时肺纹理就会提示明显增多。曝光度也是看片子需要检查的内容。

10．很多患者做胸部X线检查的目的是筛查，确定有无进一步做CT检查的指征。但诊断气胸首选胸部X线片。

第二十九课　临床病历书写方法

实训目的

1．掌握：病历书写的基本要求、入院记录和首次病程记录书写格式及要求；通过病历书写，能够将病史及体格检查资料进行整理分析写出一份临床病历。
2．熟悉：病历书写的意义，病程记录和住院病历的书写格式及要求。
3．了解：病历书写及病历管理的相关法律法规。

【实训内容】

病历是医疗活动的记录，也是一种重要的法律证据。写好病历是中华人民共和国执业医师法的要求，是卫生与计划生育委员会（卫计委）《病历书写基本规范》的要求，是患者的要求，是医院的要求，是医生本人的追求。病历质量好坏体现医生的学术和品德，体现医院的管理水平和医疗质量。书写好病历是每个医院医生的职责，要真正写好病历就必须掌握书写病历的要点。医患纠纷常有出现，病历的作用十分重要。

病历包括住院病历和门（急）诊病历。这里主要讨论住院病历。

住院病历内容包括住院病案首页、入院记录、病程记录、手术同意书、麻醉同意书、输血治疗知情同意书、特殊检查（特殊治疗）同意书、病危（重）通知书、医嘱单、辅助检查报告单、体温单、医学影像检查资料、病历资料等。

注意事项：

1．任何病历的记录均应注明年、月、日，患者的急诊、抢救、手术等记录，应记明时刻。如2015年7月6日下午9时30分，可写作2015-7-6，21:30。医师书写各项病案记录告一段落时，应签署本人姓名，签名应清晰易辨。

2．每张用纸均须填写患者姓名、住院号、科别及用纸次序页数。入院记录、入院病历及病程记录应分别编排页码。

3．各项记录内容应充实完整，文词简洁确切，通俗易懂。各种记录除另有规定外，一律用蓝黑墨水笔或碳素墨水笔书写。要求字体端正清楚，不可用草书及杜撰怪字，亦不得涂改和挖补。

一、完整病历

完整病历是病历书写的基础，一般由实习医生书写。书写完整病历是训练系统收集病史、系统体格检查和归纳分析能力的最好方法，要求实习医生必须掌握。

完整病历内容包括：

一般项目

一般项目包括姓名、性别、年龄、民族、婚姻状况、出生地、职业、地址、入院时间、病历书写日期、病史陈述者。

主诉

主诉为患者就诊最主要的原因，包括症状（或体征）及持续时间。不宜用诊断或检验结果代替症状，如果主诉多于一项，应按发生先后次序分别列出。如“多饮、多食、多尿、消瘦5个月”“劳累后心悸、气促6年，加重1月余，双下肢水肿5天”。主诉要简明精炼，一般1～2句，20字左右。

现病史

现病史记述患者患病后疾病发生、发展、演变全过程，是病史中的主体部分。实际上是围绕主诉记述从发病到就诊时的详细过程。现病史主要内容应包括下列几方面：

1．发病情况与患病时间　包括起病时的环境、具体时间及发病急缓。

2．病因与诱因　与本次发病有关的病因和诱因。

3．主要症状的特点　按发生的先后顺序描述主要症状出现的部位、性质、持续时间、程度、缓解或加重因素等。

4．病情发展与演变　包括患病过程中主要症状的变化（进行性加重还是好转）或新症状的出现，都可视为病情的发展与演变。

5．伴随症状　指伴随主要症状出现的其他症状。

6．诊疗经过　患者本次就诊前曾接受过其他医院诊治时，应询问已经实施过的诊断措施及其结果；但不可用既往诊断代替自己的诊断。若已进行治疗，则应注明使用过的药物名称、用法、剂量和疗效等，对患者提供的药名、诊断和手术名称需加引号（“”）以示区别。

7．一般情况　简要记录患者发病后的精神状态、睡眠、食欲、二便、体重改变等。

既往史

既往史包括患者过去的健康和疾病情况，内容主要有下列各项：

1．既往健康状况　是健康还是较虚弱。

2．疾病史　患过哪些主要疾病，包括急慢性传染病史。

3．预防接种史。

4．手术史、外伤史。

5．输血史。

6．食物及药物过敏史。

系统回顾

1．呼吸系统　有无咽痛、咳嗽、咳痰、咯血、呼吸困难、发热、胸痛、盗汗等。

2．循环系统　有无心慌、气促、心前区疼痛、水肿、腹水、头晕、头痛、晕厥、少尿史等。

3．消化系统　有无食欲减退、反酸、嗳气、吞咽困难、腹痛、腹泻、呕吐、黄疸、呕血和黑便史等。

4．泌尿系统　有无尿频、尿急、尿痛、血尿、腰痛、尿量异常、排尿困难、夜尿增多及颜面水肿史等。

5．血液系统　有无皮肤苍白、乏力、出血点、淋巴结及肝脾大、发热、鼻出血、牙龈出血史等。

6．内分泌与代谢系统　有无发育畸形、性欲及性格的改变、体重改变、怕热、多汗、毛发增多或脱落、色素沉着、肌肉震颤、多饮、多食史等。

7．关节及运动系统　关节有无红、肿、热、痛、畸形、活动障碍、外伤、骨折、脱臼史等。

8．神经系统　有无头痛、头晕、失眠、记忆力改变、语言障碍、意识障碍、皮肤感觉异常、抽搐、瘫痪史等。

个人史

1．社会经历　患者出生地、居住地和居留时间，尤其是疫源地和地方病流行区的居住史。

2．习惯与嗜好　个人起居与饮食习惯，烟酒嗜好及程度和时间，有无嗜好毒品、麻药等。

3．职业及工作条件　包括工种、劳动环境与工业毒物及放射性物质的接触情况及时间。

4．精神创伤史　在生活、工作、情感、家庭等方面有无重大精神创伤。

5．冶游史　有无不洁性交，是否患过下疳及淋病、尖锐湿疣等。

婚姻史

记录婚姻状况（未婚或已婚、离异等）、结婚年龄、配偶健康状况，是否近亲结婚。若配偶死亡，应注明死因及时间。

月经史及生育史（女性）

月经史包括初潮年龄、行经日数、周期日数、末次月经日期（或绝经年龄）等情况。月经史记录格式：

$$\text{初潮年龄}\frac{\text{行经周期天数}}{\text{月经周期天数}}\text{末次月经日期或绝经年龄}$$

记录经量、颜色，有无血块、痛经、白带等情况。

生育史记录已婚女性生育情况，按下列顺序写明：足月分娩数 - 早产数 - 流产或人流数 - 存活数。并记录计划生育措施。

家族史

1．询问患者父母、兄弟、姐妹以及子女的健康情况，有无与患者类似的疾病；有无染色体遗传或基因遗传性疾病。如已死亡，应记录死亡原因及年龄。

2．家族中有无结核、肝炎、性病等传染性疾病。

3．有无家族性遗传性疾病，如高血压病、糖尿病、血友病等。

体格检查

体温（T）______℃，脉搏（P）______次 / 分，呼吸（R）______次 / 分，血压（BP）____/____ mmHg，体重______kg

一般状况：

发育（正常、异常），营养（良好、中等、不良、肥胖），意识状态（清晰、淡漠、模糊、昏睡、谵妄、昏迷），体位（自主、被动、强迫），面容与表情（安静，忧虑，烦躁，痛苦，急、慢性病容或特殊面容），检查能否合作。

皮肤、黏膜：

颜色（正常、潮红、苍白、发绀、黄染、色素沉着），温度，湿度，弹性，皮疹、皮下出血（瘀点、紫癜、瘀斑）、蜘蛛痣和肝掌、有无水肿、皮下结节、瘢痕，毛发的生长及分布。

淋巴结：

全身或局部淋巴结有无肿大（部位、大小、数目、硬度、压痛、活动度、粘连、红肿、瘢痕、瘘管等情况）。

头部及其器官：

头颅：大小、形状，有无肿块、压痛、瘢痕，头发（量、色泽、分布）。

眼：眉毛（脱落、稀疏），睫毛（倒睫），眼睑（水肿、运动、下垂），眼球（凸出、凹陷、运动、斜视、震颤），结膜（充血、水肿、苍白、出血、滤泡），巩膜（黄染），角膜（云翳、白斑、软化、溃疡、瘢痕、反射、色素环），瞳孔（大小、形态、对称或不对称、对光反射及调节反射与辐辏反射）。

耳：有无畸形、分泌物、乳突压痛、听力。

鼻：有无畸形、鼻翼扇动、分泌物、出血、阻塞，有无鼻中隔偏曲或穿孔和鼻窦压痛等。

口腔：气味，有无张口呼吸，唇（畸形、颜色、疱疹、皲裂、溃疡），牙齿（龋齿、缺齿、义齿、残根），注明位置。牙龈（色泽、肿胀、溢脓、出血、铅线），舌（形态、舌质、舌苔、溃疡、运动、震颤、偏斜），颊黏膜（发疹、出血点、溃疡、色素沉着），咽（色泽、分泌物、反射、腭垂位置、充血、水肿），扁桃体（大小、充血、分泌物、假膜），喉（发音清晰、嘶哑、喘鸣、失音）。

颈部：

是否对称，有无强直，有无颈静脉怒张、肝颈静脉回流征、颈动脉异常搏动，气管位置，甲状腺（大小、硬度、压痛、结节、震颤、血管杂音）。

胸部：

胸廓（对称、畸形，有无局部隆起或塌陷、压痛），呼吸（频率、节率、深度），乳房（大小，乳头，有无红肿、压痛和肿块），胸壁有无静脉曲张、皮下气肿等。

肺：

视诊：呼吸运动（两侧对比），呼吸类型，有无肋间隙增宽或变窄。

触诊：呼吸活动度、语颤（两侧对比），有无胸膜摩擦感、皮下捻发感等。

叩诊：叩诊音（清音、过清音、浊音、实音、鼓音及其部位）。肺下界及肺下界移动度。

听诊：呼吸音（性质、强弱，异常呼吸音及其部位），有无干、湿啰音和胸膜摩擦音。语音传导（增强、减弱、消失）等。

心脏：

视诊：心前区隆起，心尖搏动或心脏搏动位置，范围和强度。

触诊：心尖搏动的性质及位置，有无震颤（部位、期间）和摩擦感。

叩诊：心浊音界如下所示：

心右界（cm）	肋间	心左界（cm）
2 ～ 3	Ⅱ	2 ～ 3
2 ～ 3	Ⅲ	3.5 ～ 4.5
3 ～ 4	Ⅳ	5 ～ 6
	Ⅴ	7 ～ 9

注：左锁骨中线距前正中线的距离 8 ～ 10cm

听诊：心率，心律，心音的强弱，P_2 和 A_2 强度的比较，有无心音分裂、额外心音、杂音（部位、性质、收缩期或舒张期或连续性、强度、传导方向以及与运动、体位和呼吸的关系；收缩期杂音强度用 6 级分法，如描述 3 级收缩期杂音，应写作"3/6 级收缩期杂音"；舒张期杂音分为轻、中、重三度和心包摩擦音等。

桡动脉：

脉搏频率，节律（规则、不规则、脉搏短绌），有无奇脉和交替脉等，搏动强度，动脉壁弹性，紧张度。

周围血管征：

有无毛细血管搏动、射枪音、水冲脉和动脉异常搏动。

腹部：

视诊：形状（对称、平坦、膨隆、凹陷），呼吸运动，胃肠蠕动波，有无皮疹、色素、条纹、瘢痕、腹壁静脉曲张（及其血流方向），疝和局部隆起（器官或包块）的部位、大小、轮廓，腹部体毛。

触诊：腹壁紧张度，有无压痛、反跳痛、液波震颤、肿块（部位、大小、形状、硬度、压痛、移动度、表面情况、搏动）。肝：大小（右叶以右锁骨中线肋下缘，左叶以前正中线剑突下至肝下缘多少厘米表示），质地（软、韧、硬），表面（光滑度），边缘，有无结节、压痛和搏动等；胆囊：大小、形态、有无压痛、Murphy 征；脾：大小，质地，表面，边缘，移动度，有无压痛、摩擦感，脾轻度肿大只做第Ⅰ线测量，脾明显肿大时加测第Ⅱ线和第Ⅲ线；肾：大小、形状、硬度、移动度、有无压痛，肾及输尿管压痛点；膀胱：膨胀或未触及。

叩诊：肝浊音界（肝上界、肝下界），肝区叩击痛，腹部有无移动性浊音、胃泡鼓音区、肾区叩击痛等。

听诊：肠鸣音（正常、增强、减弱、消失、金属音），有无振水音和血管杂音等。

肛门、直肠：

视病情需要检查有无肿块、裂隙、创面。直肠指诊（括约肌紧张度，有无狭窄、肿块、触痛、指套染血；前列腺大小、硬度，有无结节及压痛等）。

外生殖器：

根据病情需要做相应检查。

脊柱：

活动度，有无畸形（侧凸、前凸、后凸）、压痛和叩击痛等。

四肢：

有无畸形，杵状指（趾），静脉曲张，骨折及关节红肿、疼痛、压痛、积液、脱臼、强直、畸形，水肿，肌肉萎缩，肌张力变化或肢体瘫痪等。

神经反射：

生理反射：浅反射（角膜反射、腹壁反射、提睾反射），深反射（肱二头肌、肱三头肌及膝腱、跟腱反射）。

病理反射：Babinski 征、Oppenheim 征、Gordon 征、Chaddock 征、Hoffmann 征。

脑膜刺激征：颈项强直、Kernig 征，Brudzinski 征。

必要时做运动、感觉等及神经系统其他特殊检查。

专科情况：

外科、耳鼻咽喉科、眼科、妇产科、口腔科、介入放射科、神经精神等专科需写“外科情况”“妇科检查”等，主要记录与本专科有关的体征，前面体格检查中的相应项目不必重复书写，只写“见 ×× 科情况”。

辅助检查

辅助检查指入院前和入院后 24h 内完成的主要检查，如血、尿、粪便常规，X 线、心电图检查等与本次疾病相关的主要实验室和器械检查及其结果。应分类按检查时间顺序记录检查结果，如系在其他医疗机构所做检查，应当写明该机构名称及检查号。入院前的重要检验结果也可记录于病史中。

病历摘要

简明扼要、高度概述病史要点，体格检查、实验室及器械检查的重要阳性和具重要鉴别意义的阴性结果，字数以不超过 300 字为宜。

例：患者 ××，性别，年龄。因“××××××××××（即主诉）”于 ×××× 年 ×× 月 ×× 日（即入院时间）入院。写出病史要点。查体：体温 ××℃，脉搏 ×× 次/分，呼吸 ×× 次/分，血压 ××/××mmHg，皮肤黏膜正常，全身浅表及局部淋巴结未触及肿大，双肺呼吸音清，未闻及明显干湿啰音，心音有力，心率 ×× 次/分，心律齐，各听诊区未闻及异常心音及杂音，腹平软，无肌紧张，无压痛及反跳痛，肝脾未触及，双下肢无水肿，生理反射存在，病理反射未引出。主要辅助检查结果。

诊断

主要疾病排在前，次要疾病在后，并发症列于有关主病之后，伴发病排列在最后。诊断应尽可能包括病因诊断、病理解剖部位和功能诊断。对一时难以肯定诊断的疾病，可在病名后加“？”。一时既查不清病因、也难以判断在形态和功能方面改变的疾病，可暂以某症状待诊或待查作为诊断，并应在其后注明一两个可能性较大或待排除疾病的病名，如“发热待查，肠结核？”。在临床诊疗过程中，诊断包含初步诊断和修正诊断。

初步诊断　指经治医师根据患者入院时情况，综合分析做出的诊断。书写入院记录时的诊断就是初步诊断，如初步诊断为多项时，应当主次分明。对待查病例应列出可能性较大的诊断（一般书写在中线的右侧）。

修正诊断　凡以症状待诊的诊断以及初步诊断不完善或不符合的诊断，上级医师在诊疗过程中应做出“修正诊断”，修正诊断时可重新开始新的一页注明“修正诊断”，并注明修正日期，修正医师也需要签名。

医师签名

书写入院记录的医师在初步诊断的右下角签全名，字迹应清楚易认。如果由实习医师、初到进修医师记载完毕签名后，再由住院医师复阅，签署全名在其左方，并以斜线隔开，如×××/×××。

完成日期

以××××年××月××日记录病历完成日期。

二、入院记录

入院记录又称住院志，是病历的核心部分，是指患者入院后，由经治医师通过问诊、体格检查、辅助检查获得有关资料，并对这些资料归纳分析书写而成的记录。可分为入院记录、再次或多次入院记录、24h 内入出院记录、24h 内入院死亡记录。

入院记录由取得执业资格的住院医师或进修医师在患者入院后 24h 内完成。也可由实习医师书写，再由带教医师修改。与完整病历相比较，入院记录不必写系统回顾和摘要，对既往史、个人史及家族史均应根据患者具体情况做重点记述，但必须反映患者疾病的全貌。

入院记录要求如下：

一般资料：姓名、性别、年龄、民族、婚姻状况、出生地、职业、地址、入院时间、病历书写日期、病史陈述者等，这部分书写要求与完整病历相同。

主诉：另起一段，可不列标题。

现病史：另起一段，内容与完整病历相同，但相对精简。

既往史：另起一段，重点记录。不必记录系统回顾，但有意义的内容不要遗漏。

个人史、月经史、婚姻生育史、家族史等与完整病历要求基本相同，但也相对精简。

体格检查：

体温（T）、脉搏（P）、呼吸（R）、血压（BP）、体重（儿科特别要求）。

各系统检查按视、触、叩、听诊及系统顺序记录。重点记录阳性体征，但对有鉴别诊断意义的阴性体征也不要遗漏。根据专科需要在专科情况中记录的则可记录为“见专科情况”，不必重复。

专科情况：根据专科需要记录专科特殊情况（外科系统患者应单独列出，神经内科患者也应单独列出）。

与本次疾病有关的辅助检查结果：记录要求与完整病历相同。本院的检查应注明检查日期，如系在其他医院所做的检查，应注明该医院名称及检查日期。

入院诊断：与住院病历书写要求相同。

医师签名：与住院病历书写要求相同。

三、病程记录

病程记录是指继入院记录之后，对患者病情和诊疗过程所进行的连续性记录。内容包括患者的病情变化情况、重要的辅助检查结果及临床意义、上级医师查房意见、会诊意见、医师分析讨论意见、所采取的诊疗措施及效果、医嘱更改及理由、向患者及其近亲属告知的重要事项等。病程记录的内容及要求：

（一）首次病程记录

首次病程记录是指患者入院后由经治医师或值班医师书写的第一次病程记录，应当在患者入院 8h 内完成。首次病程记录的内容包括病例特点、拟诊讨论（诊断依据及鉴别诊断）、诊疗计划等。

1．病例特点　应当在对病史、体格检查和辅助检查进行全面分析、归纳和整理后写出本病例特征，包括阳性发现和具有鉴别诊断意义的阴性症状和体征等。

2．拟诊讨论（诊断依据及鉴别诊断）　根据病例特点，提出初步诊断和诊断依据；对诊断不明的写出鉴别诊断并进行分析；并对下一步诊治措施进行分析。

3．诊疗计划　提出具体的检查及治疗措施安排。

（二）日常病程记录

日常病程记录是指对患者住院期间诊疗过程的经常性、连续性记录。由经治医师书写，也可以由实习医务人员或试用期医务人员书写，但应有经治医师签名。

1．日常病程记录的要求　首先标明记录时间，另起一行记录具体内容，最后签名。对病危患者应当根据病情变化随时书写病程记录，每天至少 1 次，记录时间应当具体到分钟。对病重患者，至少 2 天记录一次病程记录。对病情稳定的患者，至少 3 天记录一次病程记录。

2．日常病程记录的内容

（1）患者自觉症状、情绪、饮食、睡眠、大小便等情况。

（2）病情变化情况：是否出现新症状、体征，有无并发症、并发症的发生等。

（3）新进行的辅助检查、特殊检查结果的分析、判断。特殊诊疗操作的经过情况、治疗的效果及反应。

（4）个人对患者病情的分析，上级医师对诊疗工作的指导意见及执行情况，会诊意见。

（5）重要医嘱的更改及其理由，补充或更改诊断和治疗措施的理由。

（6）患者或其亲友的要求和意见。

（7）今后诊疗意见和计划。

（三）上级医师查房记录

上级医师查房记录是指上级医师查房时对患者病情、诊断、鉴别诊断、当前治疗措施疗效的分析及下一步诊疗意见等的记录，属于病程记录的重要内容，代表上级医师水平和本医院的医疗水平。三级查房（主任、主治、住院医师）记录是卫计委规定的必做项目。一定要围绕患者所患疾病的特点和发展情况来写，要能反映出病例的观察要点和诊疗特色，下级医师应在查房后及时完成，记录内容包括查房的上级医师姓名、技术职称、查看患者后的诊断或进一步应做检查、治疗的意见及依据、上级医师有关本病例的其他指示应归纳记录等，并应用引号标记，还要将上级医师查房指示的执行情况及效果或结果如实记录。

1．书写上级医师查房记录时，应在记录日期后，注明上级医师的姓名及职称。

2．下级应如实记录上级医师的查房情况，尽量避免写“上级医师同意诊断、治疗”等无实质的内容记录。

3．主治医师首次查房记录至少应于患者入院 48h 内完成，主治医师常规查房记录间隔视病情和诊治情况确定，对疑难、危重抢救病例必须有科主任或具有副主任医师以上专业技术任职资格医师查房记录。

4．上级医师查房记录必须由查房医师审阅并签名。

例：×××× 年 ×× 月 ×× 日　××× 主治医师查房记录

今日 ××× 主治医师查房检查过患者并翻阅病历后认为："该病例可以不做骨髓穿刺，根据门诊检查结果，可以明确诊断为'急性淋巴细胞性白血病'。患者出血倾向明显，内出血不能排除。虽然不是急性粒细胞性白血病，但也有发生 DIC 可能，应与实验室联系做有关 DIC 的检查。目前以抗感染、止血、化疗为重点，化疗可以选用 VP 方案（长春新碱、泼尼松），待 DIC 检查结果明确后再进一步调整治疗方案。"××× 主治医师的指示已执行。

××× 主治医师 /××× 医师签名

（四）出院记录

出院记录是指经治医师对患者此次住院期间诊疗情况的总结，应当在患者出院后 24h 内完成。出院记录一式两份，另立专页并在横行适中位置标明"出院记录"；正页归档，附页交患者或其近亲属。患者出院前由住院医师或实习医师书写，主治医师审签，内容基本类似病历摘要：入院时情况及各种检查结果，入院后诊疗情况及病情好转、缓解、痊愈程度，出院日期及住院日数；出院诊断，出院医嘱，右下角医师签名。

书写病历练习：在带教老师指导下，对患者进行系统的问诊和查体，由学生独立书写一份完整病历。如果没有患者，可以按照以下内容编写完整病历。

患者，XX，男，40 岁，甘肃人，副研究员，于 2014 年 3 月 16 日来院就诊。患者 4 年前因饮食不洁、工作劳累而觉上腹疼痛，为剑突下烧灼样疼痛或钝痛，伴反酸、嗳气，疼痛牵扯至后背部，多于餐后或夜间发生，可忍受。每次进食或热饮后疼痛减轻，发作持续半月后好转，未治。此后每年有类似的发作 3 ～ 4 次，诱因相同，经休息、饮食节制（如软食及清淡饮食）后好转。

2 年前曾在我院就诊，未按医生要求做胃镜检查，自行服用复方氢氧化铝（胃舒平）3 片 / 次，4 ～ 5 次 / 日后好转，症状消失后自行停药。

1 年前疼痛复发，发现黑便每日一次，每次量约 350g，在市人民医院诊断为"上消化道出血"，经休息、输液、奥美拉唑等治疗 1 周后出院，服用雷尼替丁 1 片 / 次，2 次 / 日，治疗约 2 个月后停药。

3 个月前因科研任务繁重，经常熬夜，生活不规律，上腹疼痛再发，以胀痛为主，伴恶心及黑便 3 天，曾呕吐食物 2 次，住市医院治疗 1 周好转。2 个月来仍有呕吐，每周 1 ～ 2 次，多于晚上发生，带宿食味，量大，经市医院门诊用奥美拉唑 1 片 / 次，2 次 / 日，略有好转，但症状仍存，疑病变恶化而来诊。

病后 4 年来体重下降 5kg，近 3 个月食欲减退，饭量从原每日 400g 减至 200g，人较乏力，但尚能坚持工作。

过去体健，16 年前患黄疸性肝炎，住院治疗 1 个月而愈，此后多次复查肝功能均正常。4 年前因急性阑尾炎住市医院手术治疗。对磺胺过敏，用后左手尺侧出现固定药疹、瘙痒。6 年前单位集体进行乙肝疫苗接种，无不良反应。患者因近视、散光于 20 年前开始戴眼镜至今。8 年前因便血检查为"痔疮"，经中医"枯痔治疗"而愈。

出生于甘肃张掖，自幼在当地读书，12 年前兰州大学毕业，在省科分院工作，科研任务重，常熬夜、出差。在实验室工作，无毒物接触史，吸烟 10 年，10 支 / 天；偶饮酒，50ml/ 次，3 年前因"胃病"而戒酒。结婚 10 年，爱人 36 岁体健，在同一单位工作，住单位宿舍，生活条件尚好，有一女 9 岁，体健。父亲 66 岁，患高血压 2 年，门诊治疗；母亲 64 岁，患冠心病，在门诊治疗。

查体：T 36.8℃，BP 120/80mmHg，腹部检查发现剑突下有轻压痛，余（-）。

【课堂评估】

评阅完成的病历，综合评定打分。

知识拓展

病历书写基本规范

第一章 基本要求

第一条 病历是指医务人员在医疗活动过程中形成的文字、符号、图表、影像、切片等资料的总和，包括门（急）诊病历和住院病历。

第二条 病历书写是指医务人员通过问诊、查体、辅助检查、诊断、治疗、护理等医疗活动获得有关资料，并进行归纳、分析、整理形成医疗活动记录的行为。

第三条 病历书写应当客观、真实、准确、及时、完整、规范。

第四条 病历书写应当使用蓝黑墨水、碳素墨水，需复写的病历资料可以使用蓝或黑色油水的圆珠笔。计算机打印的病历应当符合病历保存的要求。

第五条 病历书写应当使用中文，通用的外文缩写和无正式中文译名的症状、体征、疾病名称等可以使用外文。

第六条 病历书写应规范使用医学术语，文字工整，字迹清晰，表述准确，语句通顺，标点正确。

第七条 病历书写过程中出现错字时，应当用双线划在错字上，保留原记录清楚、可辨，并注明修改时间，修改人签名。不得采用刮、粘、涂等方法掩盖或去除原来的字迹。

上级医务人员有审查修改下级医务人员书写的病历的责任。

第八条 病历应当按照规定的内容书写，并由相应医务人员签名。

实习医务人员、试用期医务人员书写的病历，应当经过本医疗机构注册的医务人员审阅、修改并签名。

进修医务人员由医疗机构根据其胜任本专业工作实际情况认定后书写病历。

第九条 病历书写一律使用阿拉伯数字书写日期和时间，采用24小时制记录。

第十条 对需取得患者书面同意方可进行的医疗活动，应当由患者本人签署知情同意书。患者不具备完全民事行为能力时，应当由其法定代理人签字；患者因病无法签字时，应当由其授权的人员签字；为抢救患者，在法定代理人或被授权人无法及时签字的情况下，可由医疗机构负责人或者授权的负责人签字。

因实施保护性医疗措施不宜向患者说明情况的，应当将有关情况告知患者近亲属，由患者近亲属签署知情同意书，并及时记录。患者无近亲属的或者患者近亲属无法签署同意书的，由患者的法定代理人或者关系人签署同意书。

第二章 门（急）诊病历书写内容及要求

第十一条 门（急）诊病历内容包括门（急）诊病历首页、门（急）诊手册封面、病历记录、化验单（检验报告）、医学影像检查资料等。

第十二条 门（急）诊病历首页内容应当包括患者姓名、性别、出生年月日、民族、婚姻状况、职业、工作单位、住址、药物过敏史等项目。

知识拓展

门诊手册封面内容应当包括患者姓名、性别、年龄、工作单位或住址、药物过敏史等项目。

第十三条　门（急）诊病历记录分为初诊病历记录和复诊病历记录。

初诊病历记录书写内容应当包括就诊时间、科别、主诉、现病史、既往史，阳性体征、必要的阴性体征和辅助检查结果，诊断及治疗意见和医师签名等。

复诊病历记录书写内容应当包括就诊时间、科别、主诉、病史、必要的体格检查和辅助检查结果、诊断、治疗处理意见和医师签名等。

急诊病历书写就诊时间应当具体到分钟。

第十四条　门（急）诊病历记录应当由接诊医师在患者就诊时及时完成。

第十五条 急诊留观记录是急诊患者因病情需要留院观察期间的记录，重点记录观察期间病情变化和诊疗措施，记录简明扼要，并注明患者去向。抢救危重患者时，应当书写抢救记录。门（急）诊抢救记录书写内容及要求按照住院病历抢救记录书写内容及要求执行。

第三章　住院病历书写内容及要求

第十六条　住院病历内容包括住院病案首页、入院记录、病程记录、手术同意书、麻醉同意书、输血治疗知情同意书、特殊检查（特殊治疗）同意书、病危（重）通知书、医嘱单、辅助检查报告单、体温单、医学影像检查资料、病理资料等。

第十七条　入院记录是指患者入院后，由经治医师通过问诊、查体、辅助检查获得有关资料，并对这些资料归纳分析书写而成的记录。可分为入院记录、再次或多次入院记录、24h 内入出院记录、24h 内入院死亡记录。

入院记录、再次或多次入院记录应当于患者入院后 24h 内完成；24h 内入出院记录应当于患者出院后 24h 内完成，24h 内入院死亡记录应当于患者死亡后 24h 内完成。

第十八条　入院记录的要求及内容。

（一）患者一般情况包括姓名、性别、年龄、民族、婚姻状况、出生地、职业、入院时间、记录时间、病史陈述者。

（二）主诉是指促使患者就诊的主要症状（或体征）及持续时间。

（三）现病史是指患者本次疾病的发生、演变、诊疗等方面的详细情况，应当按时间顺序书写。内容包括发病情况、主要症状特点及其发展变化情况、伴随症状、发病后诊疗经过及结果、睡眠和饮食等一般情况的变化，以及与鉴别诊断有关的阳性或阴性资料等。

1．发病情况　记录发病的时间、地点、起病缓急、前驱症状、可能的原因或诱因。

2．主要症状特点及其发展变化情况　按发生的先后顺序描述主要症状的部位、性质、持续时间、程度、缓解或加剧因素，以及演变发展情况。

3．伴随症状　记录伴随症状，描述伴随症状与主要症状之间的相互关系。

4．发病以来诊治经过及结果　记录患者发病后到入院前，在院内、外接受检查与治疗的详细经过及效果。对患者提供的药名、诊断和手术名称需加引号（“”）以示区别。

5．发病以来一般情况　简要记录患者发病后的精神状态、睡眠、食欲、大小便、体重等情况。

知识拓展

与本次疾病虽无紧密关系、但仍需治疗的其他疾病情况，可在现病史后另起一段予以记录。

(四) 既往史是指患者过去的健康和疾病情况。内容包括既往一般健康状况、疾病史、传染病史、预防接种史、手术外伤史、输血史、食物或药物过敏史等。

(五) 个人史，婚育史、月经史，家族史。

1. 个人史　记录出生地及长期居留地，生活习惯及有无烟、酒、药物等嗜好，职业与工作条件及有无工业毒物、粉尘、放射性物质接触史，有无冶游史。

2. 婚育史、月经史　婚姻状况、结婚年龄、配偶健康状况、有无子女等。女性患者记录初潮年龄、行经期天数、间隔天数、末次月经时间 (或闭经年龄)，月经量、痛经及生育等情况。

3. 家族史　父母、兄弟、姐妹健康状况，有无与患者类似疾病，有无家族遗传倾向的疾病。

(六) 体格检查应当按照系统循序进行书写。内容包括体温、脉搏、呼吸、血压，一般情况，皮肤、黏膜，全身浅表淋巴结，头部及其器官，颈部，胸部 (胸廓、肺部、心脏、血管)，腹部 (肝、脾等)，直肠肛门，外生殖器，脊柱，四肢，神经系统等。

(七) 专科情况应当根据专科需要记录专科特殊情况。

(八) 辅助检查指入院前所做的与本次疾病相关的主要检查及其结果。应分类按检查时间顺序记录检查结果，如系在其他医疗机构所做检查，应当写明该机构名称及检查号。

(九) 初步诊断是指经治医师根据患者入院时情况，综合分析所做出的诊断。如初步诊断为多项时，应当主次分明。对待查病例应列出可能性较大的诊断。

(十) 书写入院记录的医师签名。

第十九条　再次或多次入院记录，是指患者因同一种疾病再次或多次住入同一医疗机构时书写的记录。要求及内容基本同入院记录。主诉是记录患者本次入院的主要症状 (或体征) 及持续时间；现病史中要求首先对本次住院前历次有关住院诊疗经过进行小结，然后再书写本次入院的现病史。

第二十条　患者入院不足 24h 出院的，可以书写 24h 内入出院记录。内容包括患者姓名、性别、年龄、职业、入院时间、出院时间、主诉、入院情况、入院诊断、诊疗经过、出院情况、出院诊断、出院医嘱，医师签名等。

第二十一条　患者入院不足 24h 死亡的，可以书写 24h 内入院死亡记录。内容包括患者姓名、性别、年龄、职业、入院时间、死亡时间、主诉、入院情况、入院诊断、诊疗经过 (抢救经过)、死亡原因、死亡诊断，医师签名等。

第二十二条　病程记录是指继入院记录之后，对患者病情和诊疗过程所进行的连续性记录。内容包括患者的病情变化情况、重要的辅助检查结果及临床意义、上级医师查房意见、会诊意见、医师分析讨论意见、所采取的诊疗措施及效果、医嘱更改及理由、向患者及其近亲属告知的重要事项等。

病程记录的要求及内容：

(一) 首次病程记录是指患者入院后由经治医师或值班医师书写的第一次病程记录，应当在患者入院 8h 内完成。首次病程记录的内容包括病例特点、拟诊讨论 (诊断依据及鉴别诊断)、诊疗计划等。

知识拓展

1．病例特点　应当在对病史、体格检查和辅助检查进行全面分析、归纳和整理后写出本病例特征，包括阳性发现和具有鉴别诊断意义的阴性症状和体征等。

2．拟诊讨论（诊断依据及鉴别诊断）　根据病例特点，提出初步诊断和诊断依据；对诊断不明的写出鉴别诊断并进行分析；并对下一步诊治措施进行分析。

3．诊疗计划　提出具体的检查及治疗措施安排。

（二）日常病程记录是指对患者住院期间诊疗过程的经常性、连续性记录。由经治医师书写，也可以由实习医务人员或试用期医务人员书写，但应有经治医师签名。书写日常病程记录时，首先标明记录时间，另起一行记录具体内容。对病危患者应当根据病情变化随时书写病程记录，每天至少1次，记录时间应当具体到分钟。对病重患者，至少2天记录一次病程记录。对病情稳定的患者，至少3天记录一次病程记录。

（三）上级医师查房记录是指上级医师查房时对患者病情、诊断、鉴别诊断、当前治疗措施疗效的分析及下一步诊疗意见等的记录。

主治医师首次查房记录应当于患者入院48h内完成。内容包括查房医师的姓名、专业技术职务、补充的病史和体征、诊断依据与鉴别诊断的分析及诊疗计划等。

主治医师日常查房记录间隔时间视病情和诊疗情况确定，内容包括查房医师的姓名、专业技术职务、对病情的分析和诊疗意见等。

科主任或具有副主任医师以上专业技术职务任职资格医师查房的记录，内容包括查房医师的姓名、专业技术职务、对病情的分析和诊疗意见等。

（四）疑难病例讨论记录是指由科主任或具有副主任医师以上专业技术任职资格的医师主持、召集有关医务人员对确诊困难或疗效不确切病例讨论的记录。内容包括讨论日期、主持人、参加人员姓名及专业技术职务、具体讨论意见及主持人小结意见等。

（五）交（接）班记录是指患者经治医师发生变更之际，交班医师和接班医师分别对患者病情及诊疗情况进行简要总结的记录。交班记录应当在交班前由交班医师书写完成；接班记录应当由接班医师于接班后24h内完成。交（接）班记录的内容包括入院日期、交班或接班日期、患者姓名、性别、年龄、主诉、入院情况、入院诊断、诊疗经过、目前情况、目前诊断、交班注意事项或接班诊疗计划、医师签名等。

（六）转科记录是指患者住院期间需要转科时，经转入科室医师会诊并同意接收后，由转出科室和转入科室医师分别书写的记录。包括转出记录和转入记录。转出记录由转出科室医师在患者转出科室前书写完成（紧急情况除外）；转入记录由转入科室医师于患者转入后24h内完成。转科记录内容包括入院日期、转出或转入日期，转出、转入科室，患者姓名、性别、年龄、主诉、入院情况、入院诊断、诊疗经过、目前情况、目前诊断、转科目的及注意事项或转入诊疗计划、医师签名等。

（七）阶段小结是指患者住院时间较长，由经治医师每月所做病情及诊疗情况总结。阶段小结的内容包括入院日期、小结日期，患者姓名、性别、年龄、主诉、入院情况、入院诊断、诊疗经过、目前情况、目前诊断、诊疗计划、医师签名等。

交（接）班记录、转科记录可代替阶段小结。

（八）抢救记录是指患者病情危重，采取抢救措施时做的记录。因抢救急危患者，未能及时书写病历的，有关医务人员应当在抢救结束后6h内据实补记，并加以注明。内容

知识拓展

包括病情变化情况、抢救时间及措施、参加抢救的医务人员姓名及专业技术职称等。记录抢救时间应当具体到分钟。

（九）有创诊疗操作记录是指在临床诊疗活动过程中进行的各种诊断、治疗性操作（如胸腔穿刺、腹腔穿刺等）的记录。应当在操作完成后即刻书写。内容包括操作名称、操作时间、操作步骤、结果及患者一般情况，记录过程是否顺利、有无不良反应，术后注意事项及是否向患者说明，操作医师签名。

（十）会诊记录（含会诊意见）是指患者在住院期间需要其他科室或者其他医疗机构协助诊疗时，分别由申请医师和会诊医师书写的记录。会诊记录应另页书写。内容包括申请会诊记录和会诊意见记录。申请会诊记录应当简要载明患者病情及诊疗情况、申请会诊的理由和目的，申请会诊医师签名等。常规会诊意见记录应当由会诊医师在会诊申请发出后48h内完成，急会诊时会诊医师应当在会诊申请发出后10min内到场，并在会诊结束后即刻完成会诊记录。会诊记录内容包括会诊意见、会诊医师所在的科别或者医疗机构名称、会诊时间及会诊医师签名等。申请会诊医师应在病程记录中记录会诊意见执行情况。

（十一）术前小结是指在患者手术前，由经治医师对患者病情所做的总结。内容包括简要病情、术前诊断、手术指征、拟施手术名称和方式、拟施麻醉方式、注意事项，并记录手术者术前查看患者相关情况等。

（十二）术前讨论记录是指因患者病情较重或手术难度较大，手术前在上级医师主持下，对拟实施手术方式和术中可能出现的问题及应对措施所做的讨论。讨论内容包括术前准备情况、手术指征、手术方案、可能出现的意外及防范措施、参加讨论者的姓名及专业技术职务、具体讨论意见及主持人小结意见、讨论日期、记录者的签名等。

（十三）麻醉术前访视记录是指在麻醉实施前，由麻醉医师对患者拟施麻醉进行风险评估的记录。麻醉术前访视可另立单页，也可在病程中记录。内容包括姓名、性别、年龄、科别、病案号，患者一般情况、简要病史、与麻醉相关的辅助检查结果、拟行手术方式、拟行麻醉方式、麻醉适应证及麻醉中需注意的问题、术前麻醉医嘱、麻醉医师签字并填写日期。

（十四）麻醉记录是指麻醉医师在麻醉实施中书写的麻醉经过及处理措施的记录。麻醉记录应当另页书写，内容包括患者一般情况、术前特殊情况、麻醉前用药、术前诊断、术中诊断、手术方式及日期、麻醉方式、麻醉诱导及各项操作开始及结束时间、麻醉期间用药名称、方式及剂量、麻醉期间特殊或突发情况及处理、手术起止时间、麻醉医师签名等。

（十五）手术记录是指手术者书写的反映手术一般情况、手术经过、术中发现及处理等情况的特殊记录，应当在术后24h内完成。特殊情况下由第一助手书写时，应有手术者签名。手术记录应当另页书写，内容包括一般项目（患者姓名、性别、科别、病房、床位号、住院病历号或病案号）、手术日期、术前诊断、术中诊断、手术名称、手术者及助手姓名、麻醉方法、手术经过、术中出现的情况及处理等。

（十六）手术安全核查记录是指由手术医师、麻醉医师和巡回护士三方，在麻醉实施前、手术开始前和患者离室前，共同对患者身份、手术部位、手术方式、麻醉及手术风险、手术使用物品清点等内容进行核对的记录，输血的患者还应对血型、用血量进行核对。应有手术医师、麻醉医师和巡回护士三方核对、确认并签字。

知识拓展

（十七）手术清点记录是指巡回护士对手术患者术中所用血液、器械、敷料等的记录，应当在手术结束后即时完成。手术清点记录应当另页书写，内容包括患者姓名、住院病历号（或病案号）、手术日期、手术名称、术中所用各种器械和敷料数量的清点核对、巡回护士和手术器械护士签名等。

（十八）术后首次病程记录是指参加手术的医师在患者术后即时完成的病程记录。内容包括手术时间、术中诊断、麻醉方式、手术方式、手术简要经过、术后处理措施、术后应当特别注意观察的事项等。

（十九）麻醉术后访视记录是指麻醉实施后，由麻醉医师对术后患者麻醉恢复情况进行访视的记录。麻醉术后访视可另立单页，也可在病程中记录。内容包括姓名、性别、年龄、科别、病案号，患者一般情况、麻醉恢复情况、清醒时间、术后医嘱、是否拔除气管插管等，如有特殊情况应详细记录，麻醉医师签字并填写日期。

（二十）出院记录是指经治医师对患者此次住院期间诊疗情况的总结，应当在患者出院后24h内完成。内容主要包括入院日期、出院日期、入院情况、入院诊断、诊疗经过、出院诊断、出院情况、出院医嘱、医师签名等。

（二十一）死亡记录是指经治医师对死亡患者住院期间诊疗和抢救经过的记录，应当在患者死亡后24h内完成。内容包括入院日期、死亡时间、入院情况、入院诊断、诊疗经过（重点记录病情演变、抢救经过）、死亡原因、死亡诊断等。记录死亡时间应当具体到分钟。

（二十二）死亡病例讨论记录是指在患者死亡一周内，由科主任或具有副主任医师以上专业技术职务任职资格的医师主持，对死亡病例进行讨论、分析的记录。内容包括讨论日期、主持人及参加人员姓名、专业技术职务、具体讨论意见及主持人小结意见、记录者的签名等。

（二十三）病重（病危）患者护理记录是指护士根据医嘱和病情对病重（病危）患者住院期间护理过程的客观记录。病重（病危）患者护理记录应当根据相应专科的护理特点书写。内容包括患者姓名、科别、住院病历号（或病案号）、床位号、页码、记录日期和时间、出入液量、体温、脉搏、呼吸、血压等病情观察、护理措施和效果、护士签名等。记录时间应当具体到分钟。

第二十三条　手术同意书是指手术前，经治医师向患者告知拟施手术的相关情况，并由患者签署是否同意手术的医学文书。内容包括术前诊断、手术名称、术中或术后可能出现的并发症、手术风险、患者签署意见并签名、经治医师和术者签名等。

第二十四条　麻醉同意书是指麻醉前，麻醉医师向患者告知拟施麻醉的相关情况，并由患者签署是否同意麻醉意见的医学文书。内容包括患者姓名、性别、年龄、病案号、科别、术前诊断、拟行手术方式、拟行麻醉方式，患者基础疾病及可能对麻醉产生影响的特殊情况，麻醉中拟行的有创操作和监测，麻醉风险、可能发生的并发症及意外情况，患者签署意见并签名、麻醉医师签名并填写日期。

第二十五条　输血治疗知情同意书是指输血前，经治医师向患者告知输血的相关情况，并由患者签署是否同意输血的医学文书。输血治疗知情同意书内容包括患者姓名、性别、年龄、科别、病案号、诊断、输血指征、拟输血成分、输血前有关检查结果、输血风险及可能产生的不良后果、患者签署意见并签名、医师签名并填写日期。

知识拓展

第二十六条 特殊检查、特殊治疗同意书是指在实施特殊检查、特殊治疗前，经治医师向患者告知特殊检查、特殊治疗的相关情况，并由患者签署是否同意检查、治疗的医学文书。内容包括特殊检查、特殊治疗项目名称、目的、可能出现的并发症及风险、患者签名、医师签名等。

第二十七条 病危（重）通知书是指因患者病情危、重时，由经治医师或值班医师向患者家属告知病情，并由患方签名的医疗文书。内容包括患者姓名、性别、年龄、科别，目前诊断及病情危重情况，患方签名、医师签名并填写日期。一式两份，一份交患方保存，另一份在病历中保存。

第二十八条 医嘱是指医师在医疗活动中下达的医学指令。医嘱单分为长期医嘱单和临时医嘱单。

长期医嘱单内容包括患者姓名、科别、住院病历号（或病案号）、页码、起始日期和时间、长期医嘱内容、停止日期和时间、医师签名、执行时间、执行护士签名。临时医嘱单内容包括医嘱时间、临时医嘱内容、医师签名、执行时间、执行护士签名等。

医嘱内容及起始、停止时间应当由医师书写。医嘱内容应当准确、清楚，每项医嘱应当只包含一个内容，并注明下达时间，应当具体到分钟。医嘱不得涂改。需要取消时，应当使用红色墨水标注“取消”字样并签名。

一般情况下，医师不得下达口头医嘱。因抢救急危患者需要下达口头医嘱时，护士应当复诵一遍。抢救结束后，医师应当即刻据实补记医嘱。

第二十九条 辅助检查报告单是指患者住院期间所做各项检验、检查结果的记录。内容包括患者姓名、性别、年龄、住院病历号（或病案号）、检查项目、检查结果、报告日期、报告人员签名或者印章等。

第三十条 体温单为表格式，以护士填写为主。内容包括患者姓名、科室、床号、入院日期、住院病历号（或病案号）、日期、手术后天数、体温、脉搏、呼吸、血压、大便次数、出入液量、体重、住院周数等。

第四章 打印病历内容及要求

第三十一条 打印病历是指应用字处理软件编辑生成并打印的病历（如Word文档、WPS文档等）。打印病历应当按照本规定的内容录入并及时打印，由相应医务人员手写签名。

第三十二条 医疗机构打印病历应当统一纸张、字体、字号及排版格式。打印字迹应清楚易认，符合病历保存期限和复印的要求。

第三十三条 打印病历编辑过程中应当按照权限要求进行修改，已完成录入打印并签名的病历不得修改。

第五章 其他

第三十四条 住院病案首页按照《卫生部关于修订下发住院病案首页的通知》（卫医发〔2001〕286号）的规定书写。

第三十五条 特殊检查、特殊治疗按照《医疗机构管理条例实施细则》（1994年卫生部令第35号）有关规定执行。

知识拓展

第三十六条　中医病历书写基本规范由国家中医药管理局另行制定。

第三十七条　电子病历基本规范由卫生部另行制定。

第三十八条　本规范自2010年3月1日起施行。我部于2002年颁布的《病历书写基本规范（试行）》（卫医发〔2002〕190号）同时废止。

知识拓展

病历书写的七大要点

一、精辟和正确地表达主诉

主诉是患者就诊时的主要症状或体征和发病期限。期限用阿拉伯数字表示。症状或体征在前，发病时限在后，主诉可引导医生对疾病的诊断思路。如间断咯血时间1年，就提示是肺部或支气管的某种疾病。主诉时间与现病史时间一致，第一诊断要与主诉相符合。特殊患者可用诊断式体检做主诉，如食管癌患者6个月后来院化疗而住院，可以写成食管癌术后6个月，第2次住院化疗等，有癌症和手术部位、时间、治疗需求即可。

二、重视病史采集、体格检查及必要的辅助检查

现病史是指患者本次疾病的发生、演变、诊疗等方面的详细情况，应当按时间顺序书写，内容包括发病的主要症状特点及其发展变化情况，伴随症状发病后诊疗经过及结果、睡眠、饮食等情况的变化，以及与鉴别诊断有关的阳性或阴性资料等。既往史不能遗漏，重点是输血史、药物过敏史、传染病史、手术史、外伤史。询问病史要按系统逐项进行。体检要认真仔细进行，按诊断学入院记录的要求书写好，重点是体温、脉搏、呼吸、血压、神志、瞳孔大小和巩膜是否黄染、角膜反射如何、皮肤是否有出血点、蜘蛛痣、瘀斑、黄染等，颈抵抗感是否有，颈静脉是否充盈，双肺是否有啰音，心脏是否有各种杂音及其传导，胸部叩诊是否有实变，腹部的视、触、叩、听检查情况，重点是肠鸣音和移动性浊音，腹壁是否有压痛和反跳痛，是否触及肿块。病理反射的检查。化验、心电图、X线、CT、超声波等检查是按病情情况进行选择，反对大检查，也反对无检查，总之要选择有助于疾病诊断和鉴别诊断的检查。

三、诊断

诊断要按医学院校的教材诊断标准和鉴别诊断进行，要重视第一诊断和重要并发症的书写。各种症状不能写成第一诊断，如肾绞痛、急性尿潴留，第一诊断应是肾结石或输尿管结石并肾绞痛。死亡患者的第一诊断应是导致死亡的主要疾病。修改或补充诊断要写入入院记录和病志中。

四、病程记录

病程记录是患者入院的治疗转归和病情变化的记录，重点要反映患者休克、心衰、咯血、发热、腹痛、呕吐、手术时间的确定和治疗经过和转归。首次病志应由当班医生书写，病志能反映医生的思维。病志要体现二级查房、三级查房、疑难病讨论。危重患者抢救一

知识拓展

定要有上级医生参与，不能只有一人参与。即使医生是主治医生也不能这样，对防患医疗纠纷有好处。重要药物的更改，如抗生素、强心药、降压药、升压药等，各种辅助检查结果在当天病志中要有记录，腹穿、腰穿、导尿、胸穿等操作要书写专门的记录，外科患者要体现手术的指征和手术时间，争取时间就是生命。术前讨论和手术记录都要按卫计委要求书写完成。要重视会诊医生的意见，会诊单要有具体会诊时间。要重视手术主刀写手术记录。请院外教授手术也要亲自书写有关医疗文书，如写手术记录和会诊单等。

五、医嘱

医嘱要有针对性，如诊断冠心病并发肺部感染的患者要把抗生素治疗写在前面。心衰、休克患者更应如此。这点在临床中往往有所忽视而产生了不应有的后果。医嘱要与诊断相符合。长期医嘱和临时医嘱应由当班医生书写。

六、关键的变化和措施要交代清楚

大型抢救要有专门记录，患者死亡时要有心电图记录。要认真确实观察病情变化，抢救要及时，抢救时间要准确到时、分。抢救措施要得力，记录要体现科室的力量和人员参与，使患者及家属满意。

七、其他

1. 入院后的各种告之书要按时、准确、完全。这是防止各种医疗纠纷的重要一环。

2. 死亡讨论记录要认真讨论和书写。对这点不能走过场，只有这样才能吸取经验教训，求得不断提高，特别是对死因要认真分析，科主任要听取各级医生的意见。讨论7天内完成，并有科主任审查和签字。

3. 出院医嘱要具体，不能笼统写，如继续抗感染治疗、继续换药、必要时化疗之类的空洞语言，应该有药物的名称、数量、用法、时间，出院后什么时间来院化疗或伤口拆线等。如果没写就有可能产生医患纠纷。

4. 任何患者住院过程中至少要有一次科主任查房记录，即使是主治医师、副主任医师管的患者或住院时间只有几天的患者。

5. 病历首页要严格按卫计委的要求书写，项目要填写完整。尤其是常漏写的电话号码、住址、损伤、中毒的外部因素，医院感染名称、诊断符合情况、手术操作编码、年龄、职业等。出院记录和病历首页的诊断要一致，转归要真实。

6. 各种签名不能别人代写，要医生本人签字。

7. 各种修改要按卫计委要求修改，不能采用擦、挖等手段。

总之要按卫计委的“病历书写基本规范”要求，按时、按内容、按质、按人完成，书写好病历，确保医疗安全和医疗质量。

第三十课　临床常用诊断技术

一、胸腔穿刺术

实训目的

1．掌握：胸腔穿刺术的临床目的、适应证及方法。
2．熟悉：胸腔穿刺术的准备工作。

【准备工作】

1．胸腔积液　胸穿包一个（包括：带胶管、控制卡的胸腔积液专用穿刺针1套、血管钳2个、10ml注射器2个、小镊子1个、无菌棉球若干、无菌手套2双、无菌纱布块5块，消毒盘1个），碘伏棉球若干、2%利多卡因5ml规格2支、胶布1小卷、模拟人。

2．气胸　胸穿包一个（包括：带胶管及100ml抽气管的气胸专用胸腔穿刺针1套、血管钳2个、10ml注射器2个、小镊子1个、无菌棉球若干、无菌手套2双、无菌纱布块5块，消毒盘1个），碘伏棉球若干、2%利多卡因5ml规格2支、胶布1小卷、模拟人。

【实训内容】

（一）临床目的

1．取胸腔积液进行一般性状检测、化学检测、显微镜监测和细菌学检测，明确积液的性质，寻找引起积液的病因。

2．抽出胸膜腔的积液和积气，减轻液体和气体对肺组织的压迫，使肺组织复张，缓解患者的呼吸困难等症状。

3．抽吸胸膜腔的脓液，进行胸膜腔冲洗，治疗脓胸。

4．胸膜腔给药，可胸膜腔注入抗生素或者抗癌药物。

（二）适应证

1．诊断性　原因未明的胸腔积液，可做诊断性穿刺，做胸水涂片、培养、细胞学和生化学检查以明确病因，并可检查肺部情况。

2．治疗性　通过抽液、抽气或胸腔减压治疗单侧或双侧胸腔大量积液、积气产生的压迫、呼吸困难等症状；向胸腔内注射药物（抗肿瘤药或促进胸膜粘连药物等）。

（三）操作步骤

1．确定穿刺部位

（1）胸腔积液：选叩诊为实音及呼吸音明显减低处，一般在腋后线或肩胛线第7～8肋间部位。现多做 B 型超声检查确定穿刺点及进针深度，并应注意参照 X 线检查结果及查体情况。包裹性积液及少量积液者，则必须于 X 线检查及 B 型超声检查标记定位后立即穿刺或在超声引导下穿刺。

（2）气胸：参照胸部透视或拍片结果，一般选取第 2 肋间锁骨中线交界处为穿刺点。如局部有胸膜粘连或其他情况不宜穿刺者，可选腋前线第 4 肋间穿刺。如为张力性气胸，病情危急无法做 X 线检查时，可按上述部位直接做诊断性穿刺。

2．穿刺方法

（1）嘱患者取坐位面向椅背，双臂曲肘上举，俯于椅背上，前额伏于前臂上。病重不能坐起者取半卧位或患侧卧位，患侧前臂上举抱于枕部。

（2）穿刺点应根据胸部叩诊选择实音最明显部位，胸液多时通常取肩胛线或腋后线第 7 ～ 8 肋间，腋中线第 6 ～ 7 肋间或腋前线第 5 肋间隙为穿刺点。穿刺前应结合 X 线或超声波检查定位，穿刺点可用蘸甲紫（龙胆紫）的棉签在皮肤上做标记。

（3）常规皮肤消毒，以穿刺点为中心，向周边环形扩展至少 15cm，戴口罩和无菌手套，覆盖消毒洞巾。

（4）用 2% 利多卡因沿下一肋骨上缘的穿刺点自皮下至胸膜壁层进行局部浸润麻醉。

（5）术者以左手示指与中指固定穿刺部位的皮肤，右手将穿刺针后的胶皮管用血管钳夹住，然后进行穿刺。穿刺时先将穿刺针沿局部麻醉处徐徐刺入，当针锋阻力突然消失时，再接上注射器，松开止血钳，抽吸胸腔内积液，抽满后再次用血管钳夹闭胶管，尔后取下注射器，将液体注入弯盘中，以便计量或送检。助手用止血钳协助固定穿刺针，以防针刺入过深损伤肺组织。也可以带三通活栓的穿刺针进行胸腔穿刺，进入胸膜腔后，转动三通活栓使其与胸腔相通，进行抽液。注射器抽满后，转动三通活栓使其与外界相通，排出液体。另外还可以使用带有三通装置的套管针穿刺法进行胸膜腔穿刺。该三通装置分别连接 50ml 注射器、套管针、带有引流袋的引流管。穿刺前先将注射器与套管针相通，保持负压状态。然后用上法穿刺进入胸膜腔，见液体流出后拔出针芯，再速将三通管与套管口连接，注射器吸出送检胸液标本后转动三通开关，使导管针与引流管接通，将引流袋放低，将胸腔积液缓慢放出。根据需要抽液完毕后可注入药物（图 30-1，彩图见书后）。

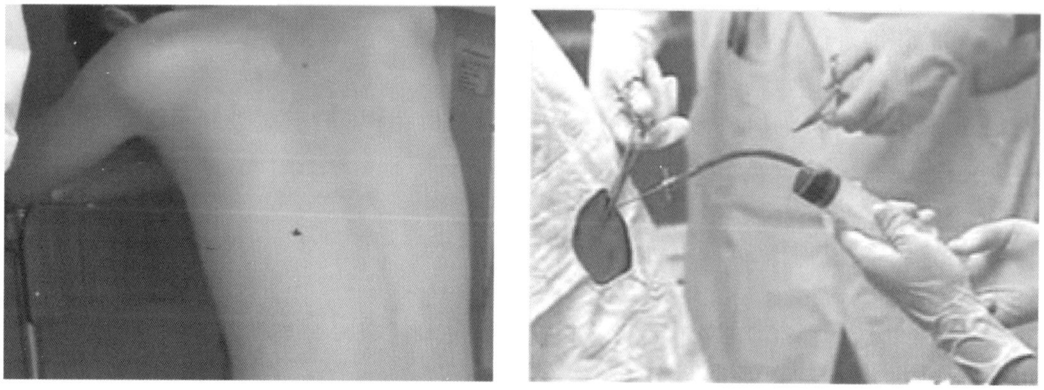

图 30-1　胸腔穿刺术

（6）抽液完毕后拔出穿刺针，穿刺部位覆盖无菌纱布，稍用力压迫片刻，用胶布固定后嘱患者静卧。

（四）注意事项

1．操作前应向患者说明穿刺目的，消除顾虑；对精神紧张者，可于术前半小时给地西泮（安定）10mg，或可待因 0.03g 以镇静止痛。

2．操作中应密切观察患者的反应，如有头晕、面色苍白、出汗、心悸、胸部压迫感或剧痛、昏厥等胸膜过敏反应，或出现连续性咳嗽、气短、咳泡沫痰等现象时，立即停止抽液，并皮下注射 0.1% 肾上腺素 0.3 ~ 0.5ml，或进行其他对症处理。

3．一次抽液不宜过多、过快，诊断性抽液 50 ~ 100ml 即可；减压抽液，首次不超过 600ml，以后每次抽液量不超过 1000ml；如为脓胸，每次尽量抽尽。疑为化脓性感染时，助手用无菌试管留取标本，行涂片革兰氏染色镜检、细菌培养及药敏试验。做细胞学检查至少需 100ml，并立即送检，以免细胞自溶。

4．严格无菌操作，抽液过程中要防止空气进入胸膜腔，始终保持胸腔负压。

5．避免在第 9 肋间以下穿刺，以免刺破膈肌损伤腹腔脏器。

6．恶性胸腔积液，可在胸腔内注入抗肿瘤药或硬化剂诱发化学性胸膜炎，促使脏层与壁层胸膜粘连，闭合胸腔。

（五）操作练习

学生 2 ~ 4 人一组在模型人上训练，老师现场指导。

二、腹腔穿刺术

实训目的

1．掌握：腹腔穿刺术的目的、适应证及方法。
2．熟悉：腹腔穿刺术的准备工作。

【准备工作】

腹腔穿刺包 1 个、5% 利多卡因 5ml 规格 1 支、5ml 注射器 1 个、碘伏棉球若干、腹腔穿刺训练模型。

【实训内容】

（一）临床目的

1．明确腹水的性质，找出病原，协助诊断。

2．适量地抽出腹水，以减轻患者腹腔内的压力，缓解腹胀、胸闷、气急、呼吸困难等症状，减少静脉回流阻力，改善血液循环。

3．向腹膜腔内注入药物。

4．注入定量的空气（人工气腹）以增加腹压，使膈肌上升，间接压迫两肺，减小肺活动度，促进肺空洞的愈合，在肺结核空洞大出血时，人工气腹可作为一项止血措施。

5．施行腹水浓缩回输术。

6．诊断性（如腹部创伤时）或治疗性（如重症急性胰腺炎时）腹腔灌洗。

（二）适应证

1．腹水原因不明，或疑有内出血者。

2．大量腹水引起难以忍受的呼吸困难及腹胀者。

3．需腹腔内注药或腹水浓缩再输入者。

（三）操作步骤

1．选择适宜的穿刺点

（1）患者取平卧位，穿刺点可选择：①左下腹脐与髂前上棘连线中、外1/3交点，此处不易损伤腹壁动脉。②脐与耻骨联合连线中点上方1.0cm、偏左或偏右1.5cm处（图30-2）。

（2）患者侧卧位，穿刺点在脐水平线与腋前线或腋中线之延长线相交处，此处常用于诊断性穿刺。

2．消毒、局麻　常规消毒，戴无菌手套，铺消毒洞巾，自皮肤至壁腹膜以2%利多卡因做局部麻醉。

3．穿刺操作　操作者左手固定穿刺部皮肤，右手持20ml或50ml注射器，针经麻醉处刺入皮肤后，以45°斜刺入腹肌，再与腹壁呈垂直角度刺入腹腔抽吸腹水（图30-3）。穿刺结束后，消毒针孔部位，并按住针孔3min，防止腹水渗漏，纱布覆盖，加蝶形胶布固定。大量放液者需加用腹带加压包扎。

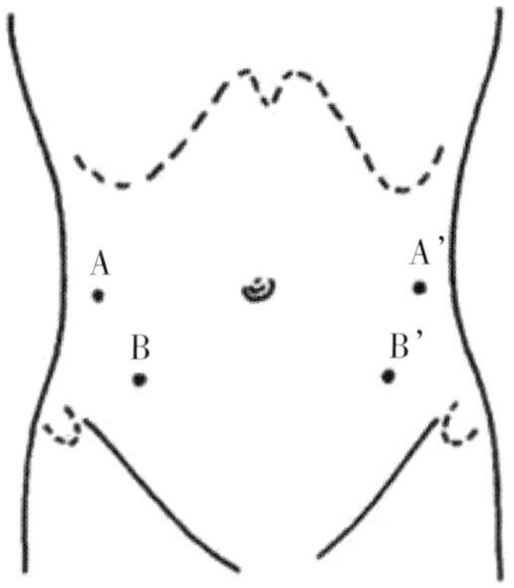

A、A'经脐水平线与腋前线交点

B、B'髂前上棘与脐连线中、外1/3交点

图30-2　腹腔穿刺进针点

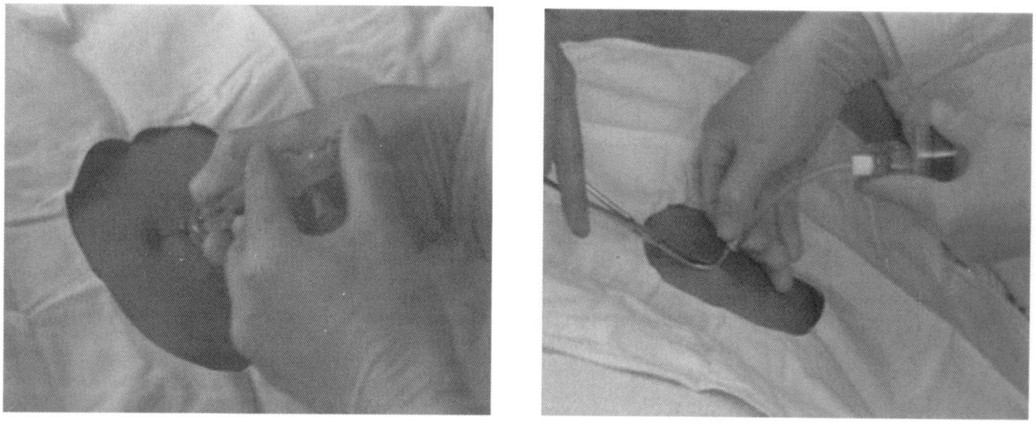

图30-3　腹腔穿刺术

（四）注意事项

1．有肝性脑病先兆、结核性腹膜炎粘连性包块、巨大卵巢囊肿及包虫性囊性包块、大量腹水伴有严重电解质紊乱、精神异常或不能配合的患者和妊娠妇女禁忌穿刺。

2．严格无菌操作，避免腹腔内继发感染。

3．术中密切观察患者反应，如有头晕、心悸、恶心、气短、脉搏增快及面色苍白等表现，应立即停止操作，并做适当处理。

4．放液不宜过多、过快，肝硬化患者一次放腹水不超过3000ml，否则可导致水、电解质紊乱及大量蛋白丢失，严重者可引起休克，还可诱发肝性脑病。

（五）操作练习

学生2～4人一组在模型人上训练，老师现场指导。

三、骨髓穿刺术

实训目的

1．掌握：骨髓穿刺术的临床目的、适应证、实训内容及方法。
2．熟悉：骨髓穿刺术的准备工作。

【准备工作】

治疗盘内盛棉签、胶布、手套、碘酊、乙醇、局部麻醉药等，洁净玻片 6 ～ 8 张，推片 1 张，细菌培养瓶（按需要准备）。骨髓穿刺包内盛无菌盒 1 个、孔巾 1 条、血管钳 1 把、20ml 及 2ml 注射器各 1 副、7 号针头 1 个、纱布、16 号骨髓穿刺针 1 副。

【实训内容及方法】

（一）临床目的

1．各种原因不明的贫血、粒细胞减少、血小板减少或全血细胞减少。
2．临床怀疑白血病或白血病治疗过程中的病情观察。
3．发热原因不明需做骨髓检查或培养者。
4．骨髓腔注药治疗白血病。
5．骨髓干细胞培养或骨髓移植。
6．恶性肿瘤怀疑骨髓转移等。

（二）适应证

1．外周血细胞数量和质量异常者 如原因不明和（或）难以诊断的贫血、白细胞减少、粒细胞减少或缺乏、白血病、血小板减少、脾功能亢进、骨髓瘤、淋巴瘤、类白血病反应和类脂质代谢紊乱病等。

2．原因不明的肝、脾、淋巴结肿大、发热、骨质破坏、骨痛、胸腔黏液、蛋白尿及肾受损（年龄较大者）、心包黏液、女性阴道出血、月经周期紊乱、男性阴茎异常勃起等症状（应警惕白细胞浸润）。

3．需治疗观察或其他检查　白血病疗效观察、骨髓细胞免疫学分型、遗传学检查以及骨髓细胞培养等。

4．恶性肿瘤呈骨髓转移、结缔组织病、寄生虫病等。

（三）操作步骤

1．体位　髂前上棘或胸骨穿刺取仰卧位，髂后上棘穿刺取俯卧位或侧卧位，棘突穿刺取侧卧位或坐位。

2．穿刺点定位　①髂前上棘穿刺点，在髂前上棘后 1 ～ 2cm 处，操作方便，易固定，危险性小；②髂后上棘穿刺点，在骶椎两侧，臀部上方突出处（图 30-4），此处骨皮质薄，骨髓腔大，容易刺入；③腰椎棘突穿刺点，一般取第 3、4 腰椎棘突；④胸骨穿刺点，在胸骨柄或胸骨体相当于 1、2 肋间隙的位置，胸骨较薄（约 1cm），严防穿通胸骨，发生意外。由于胸骨骨髓液含量丰富，仅适于其他部位穿刺失败后选用。

3．消毒　用碘伏在穿刺点部位，自内向外进行皮肤消毒，消毒范围直径约 15cm。解开穿刺包，术者戴无菌手套，检查穿刺包内器械，注意穿刺针是否通畅，并铺消毒孔巾。

4．局部麻醉　以2%利多卡因做局部皮下、皮内直至骨膜浸润麻醉。

5．骨髓穿刺　将骨髓穿刺针的固定器固定在适当的长度上（髂骨穿刺约1.5cm，胸骨穿刺约1cm）（图30-4）。术者用左手拇指和示指绷紧并固定穿刺部位皮肤，右手持针向骨面垂直刺入（胸骨穿刺应与骨面成30º～40º角）旋转进针，缓缓钻入骨质至阻力感消失，穿刺针能固定在骨内，示针尖已达骨髓腔（图30-5，彩图见书后）。

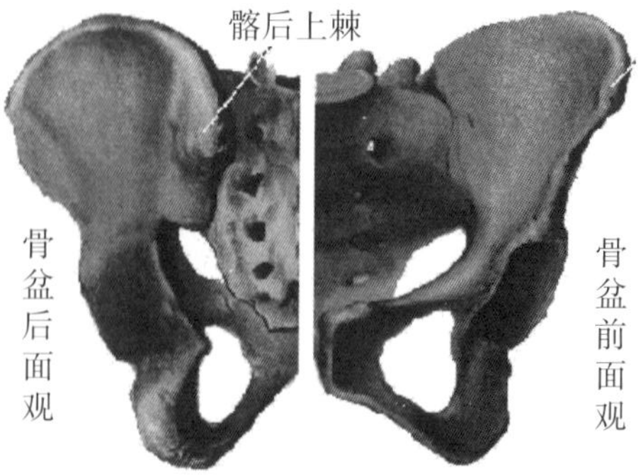

图30-4　髂前上棘、髂后上棘穿刺部位及进针要点

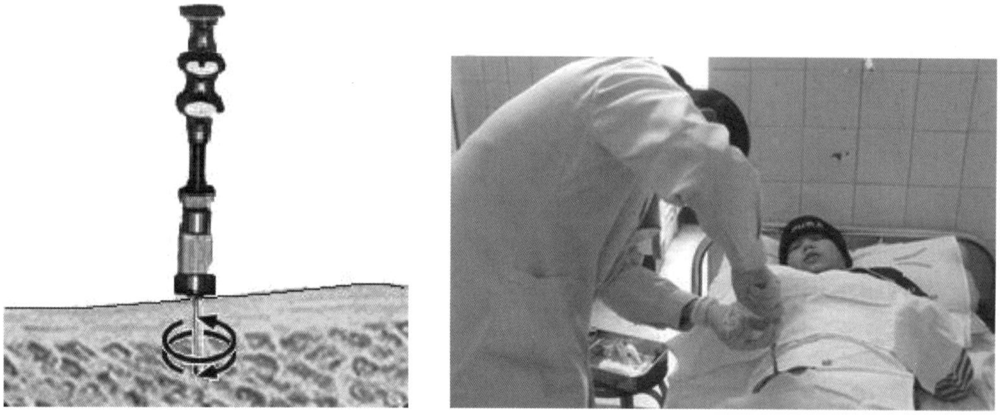

图30-5　骨髓穿刺术

6．取骨髓液　拔出针芯，可见针芯前段表面有少许血性液体，提示可能是骨髓。接上10ml或20ml的干燥注射器，缓缓用力抽吸。患者此时可感到一种轻微锐痛，随即可见少许红色骨髓液进入注射器内，若做血细胞学检查，仅需骨髓0.1～0.2ml即可，将骨髓液滴于载玻片上，立即涂片数张，以免发生凝固。做骨髓细菌培养或找狼疮细胞，则应抽取1～2ml送检。

7．如未能抽出骨髓液，可能是针腔被堵塞或干抽，此时应重新插入针芯，稍加旋转再钻入少许或退出少许，拔出针芯，如见针芯带有血迹，再接上注射器抽吸，即可取得骨髓。如反复改变深度均未成功，要考虑有无骨髓纤维化的可能，可换另一穿刺部位。

8．抽毕，插入针芯后拔针，消毒穿刺点，覆盖无菌纱布，按压1～2min，胶布固定。

（四）术后处理

整理用物，医疗垃圾分类处置，标本及时送检，并做详细穿刺记录。

（五）注意事项

1．严格执行无菌操作，以免发生骨髓炎。

2．穿刺针和注射器必须干燥，以免发生溶血。

3．穿刺时用力不宜过猛，尤其做胸骨穿刺。

4．针头进入骨质后避免摆动过大，以免断针。

5．一次穿刺失败时需重新穿刺，若穿刺针管内染有血迹，则应更换穿刺针再穿，否则可导致所取骨髓液凝固，影响检查结果的准确性。

6．骨髓造血组织分布不均，有时需多次从不同部位抽取骨髓液检查，方能协助诊断。

7．多次干抽时应进行骨髓活检。

8．穿刺时应注意观察患者面色、脉搏、血压，如发现患者精神紧张、大汗淋漓、脉搏快等休克症状时，立即停止穿刺，并做相应处理。

9．穿刺后注意局部有无出血，一般静卧 2 ～ 4h。

（六）操作练习

学生 2 ～ 4 人一组分组在模型人上训练，一人为术者、一人为助手，老师现场指导。

四、腰椎穿刺术

实训目的

1．掌握：腰椎穿刺术的临床目的、适应证、实训内容及方法。

2．熟悉：腰椎穿刺术的准备工作。

【准备工作】

治疗盘内盛碘伏棉球若干、胶布、腰穿包（内有穿刺针头、测压管、5ml 注射器、7 号针头、试管、孔巾、无菌手套 2 双、无菌试管 3 ～ 6 支），注射药物（按需要准备），2% 利多卡因 5ml。

【实训内容】

（一）临床目的

1．中枢神经系统感染性疾病。

2．脑血管性疾病而 CT 扫描阴性者。

3．疑为颅内占位病变但颅内高压征象不明显。

4．原因不明的昏迷、抽搐等疾病。

5．可疑椎管内病变确定有无椎管阻塞。

6．脊髓腔造影，药物鞘内注射或治疗性放脑脊液。

（二）适应证

1．中枢神经系统炎症性疾病的诊断与鉴别诊断　包括化脓性脑膜炎、结核性脑膜炎、病毒性脑膜炎、霉菌性脑膜炎、乙型脑炎等。

2．脑血管意外的诊断与鉴别诊断　包括脑出血、脑梗死、蛛网膜下腔出血等。

3．肿瘤性疾病的诊断与治疗　用于诊断脑膜白血病，并通过腰椎穿刺鞘内注射化疗药物治疗脑膜白血病。

（三）操作步骤

1．患者左侧卧位于硬板床上，背部与床面垂直，脊柱尽量靠近床边。头向前胸部屈曲，两手抱膝紧贴腹部，使躯干呈弓形，腰部尽量后弓使椎间隙增宽，便于穿刺（图 30-6）。脊柱与床面平行，两髂前上棘连线与床面垂直。

2．以髂后上棘的连线与后正中线的交点作为穿刺点较为适宜（约为第 3、4 腰椎棘突间隙），有时也可在上一或下一腰椎棘突间隙进行（图 30-7）。

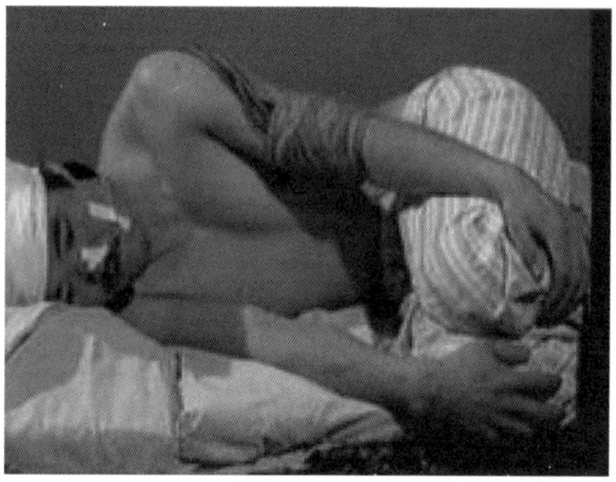

图 30-6 腰椎穿刺时患者体位

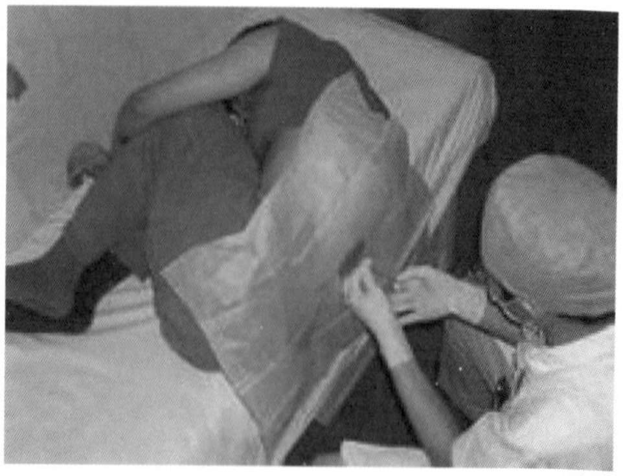

图 30-7 腰椎穿刺术

3．常规局部消毒，戴无菌手套，盖无菌洞巾，用 2% 利多卡因自皮肤至椎间韧带做局部麻醉。先做皮内麻醉，然后做皮下麻醉，再后通过棘上韧带、棘间韧带、黄韧带和硬脊膜递进麻醉。麻醉过程中应坚持先抽吸后注药的原则，以防注入血管内。

4．用左手固定穿刺点皮肤，右手持腰椎穿刺针刺入腰椎间隙，进针方向应与患者背面垂直，针尖稍斜向头部的方向，缓慢刺入。一般成人进针深度为 4 ～ 6cm，儿童则为 2 ～ 4cm。一旦针头穿过棘上韧带、棘间韧带、黄韧带和硬脊膜，顿感阻力消失，此时缓慢将穿刺针针芯拔出，则可见脑脊液流出。用灭菌试管收集脑脊液送检。

5．一般在放脑脊液前先接上测压管测量压力。测压时，颈部及躯干伸直，全身肌肉松弛，呼吸均匀，如能见到测压管中液平面随呼吸上下波动，即可测压。正常侧卧位脑脊液压力为 70 ～ 180mmH_2O。

6．取下测压管后收集脑脊液标本，一般 2 ～ 5ml。若颅内压增高时放液需谨慎，不把针芯完全拔出，用针芯控制放液速度，缓慢放出，最好不要超过 2ml。

7．采集脑脊液后，再接上测压管，测试脑脊液终压。然后将针芯插入穿刺针内，拔出穿刺针，涂上碘伏，覆盖无菌纱布，用胶布固定。

8．术后，患者去枕平卧 4 ～ 6h，对颅内压增高者，卧床时间应延长到 1 ～ 2 天，且严密观察。测知颅内压过高者，穿刺后立即静脉滴注脱水剂，以免发生脑疝。

（四）注意事项

1．疑有颅内高压，但又必须穿刺来协助诊断，可先用脱水剂降低颅内压，并选用细穿刺针，放脑脊液速度宜慢（可将针芯不完全抽出），取少量（2 ～ 3ml）脑脊液。

2．穿刺部位不宜选在有皮肤感染处。

3．进针时需控制力量，尤其将达蛛网膜下腔时必须缓慢，避免阻力突然消失时针尖损伤马尾神经及血管。

4．穿刺时患者出现呼吸、脉搏、面色异常等表现，应立即停止操作，并及时做相应处理。

5．鞘内给药时，应先抽出同等量的脑脊液，然后再注入等量药物。

（五）操作练习

学生 2 ～ 4 人一组在模型人上训练，老师现场指导。

附录 1　临床执业医师实践技能考试

一、考试机构或组织

（一）考试机构或组织的基本要求

承担医师资格实践技能考试的机构或组织，除符合《中华人民共和国卫生部令》第 4 号第 4 章第 18 条规定外，还应符合：

（1）实践技能考试机构或组织，应根据考试内容设置若干考站，具备实践技能考试条件，便于管理。

（2）考试机构或组织应设候考室，并必须明示考生须知、考试流程图和考站分布图等。

（3）考试机构或组织须设考试引导员，负责引导考生进入每个考站和传递考生评分册，保证考试秩序和纪律。

（二）考试机构或组织器材配置

临床类：

（1）一般器械：听诊器、血压计、手套、叩诊锤、手电筒、压舌板、检眼镜、皮尺、棉签、手术衣、隔离衣、消毒器具、换药包、扩创包、棉垫、绷带、夹板、缝合用垫枕、三角巾、吸氧设备、导尿管、胃管、担架、硬板、穿刺包、吸痰器、心内注射器和针头等。

（2）医学教学模拟人，需符合体检、换药、穿刺、导尿、吸氧、插导管、心肺复苏等操作需要。

（3）简易呼吸器、电除颤设备、多媒体计算机、耳机、投影仪、分规。

二、考试实施

（一）考试实施的基本要求

1．实践技能考试采用三站式考试的方式，考生依次通过考站接受实践技能的测试。考点根据考试机构或组织的设置规模，合理安排考生的考试时间。

2．考点在准考证上注明考生应携带的物品［如身份证明（身份证、军官证、护照）、工作服、口罩、帽子以及口腔类所需的离体牙等］，并提前 10 天通告考生。

3．考生持准考证应考，考试机构或组织要严格把关，考前认真核对考生准考证和身份证明，并对应试者所提交的试用期一年的实践材料进行审核。

4．每位考生必须在同一考试机构或组织进行测试。

5．医师资格实践技能考试总分值为 100 分，合格分数线为 60 分。

6．医师资格实践技能考试过程中，不得对人体进行创伤性操作。

7．在体格检查和基本操作采用 2 名考生相互操作时，要男女考生分开，并至少为女考生安排 1 名女考官。

（二）考官

担任临床执业医师实践技能考试的考官，应符合《中华人民共和国卫生部令》第 4 号第 4 章第 19 条、第 20 条、第 21 条规定。在同一考试机构或组织的各考站的考官原则上不能来自同一单位（医院）。

（三）考试内容及考试方式

第一考站：

（1）考试内容：病史采集和病例分析。

（2）考试方法：纸笔考试。

第二考站：

（1）考试内容：体格检查和基本操作技能。

（2）考试方法：体格检查采用考生互相操作或考生在被检者身体上进行操作模式；基本操作考试方法采用在医学教学模拟人或医用模块等设备上进行操作，考官在操作后提出相关问题。

第三考站：

（1）考试内容：心肺听诊、影像（X线、CT）诊断、心电图诊断和医德医风。

（2）考试方式：多媒体考试，考生在计算机上根据题目要求进行作答。

（四）考试时间与各站分数

考站	考试项目		分值		考试时间（分钟）			考试设备	考试方法
第一考站	病史采集		15分	35分	10		21	试题卡	笔试
	病例分析		20分		11				
第二考站	基本操作技能		18分	36分	11		21	医学模拟人	操作 口试
	体格检查1		18分		10			模特或考生	
第三考站	体格检查2	肺部听诊	5	29分	4	8	18	多媒体	多媒体考试
		心脏听诊	5		4				
	X线片	小项目	4		2	4			
		大项目	4		2				
	心电图	小项目	4		2	4			
		大项目	4		2				
	医德医风		3		2	2			
合计			100分		60				

注：临床执业医师实践技能考试成绩当年有效。

附录 2　2017 年临床执业医师实践技能考试大纲

一、职业素质

（一）医德医风
（二）沟通能力
（三）人文关怀

二、病史采集

（一）发热
*（二）皮肤黏膜出血
（三）疼痛
　　头痛、胸痛、腹痛、关节痛、腰背痛
（四）咳嗽与咳痰
（五）咯血
（六）呼吸困难
（七）心悸
（八）水肿
（九）恶心与呕吐
（十）呕血与便血
（十一）腹泻与*便秘
（十二）黄疸
（十三）消瘦
（十四）无尿、少尿与多尿
（十五）尿频、尿急与尿痛
（十六）血尿
（十七）抽搐与惊厥
*（十八）眩晕
（十九）意识障碍

三、体格检查

（一）一般检查

1．全身状况　生命征（体温、脉搏、呼吸、血压）、发育（包括身高、体重、头围）、体型、营养状态、意识状态、面容、体位、姿势、步态。

2．皮肤

3．淋巴结

（二）头颈部

1．眼　外眼检查（包括眼睑、巩膜、结膜、眼球运动）、瞳孔的大小与形状、对光反射

（直、间接）、集合反射。

2．口　咽部、扁桃体。

3．颈部　甲状腺、气管、血管。

（三）胸部

1．胸部视诊

（1）胸部的体表标志：包括骨骼标志、垂直线标志、自然陷窝、肺和胸膜的界限。

（2）胸壁、胸廓、胸围。

（3）呼吸运动、呼吸频率、呼吸节律。

2．胸部触诊　胸廓扩张度、语音震颤、胸膜摩擦感。

3．胸部叩诊　叩诊方法、肺界叩诊、肺下界移动度。

4．胸部听诊　听诊方法、正常呼吸音、异常呼吸音、啰音、胸膜摩擦音。

5．乳房检查（视诊、触诊）。

6．心脏视诊　心前区隆起与凹陷、心尖搏动、心前区异常搏动。

7．心脏触诊　心尖搏动及心前区异常搏动、震颤、心包摩擦感。

8．心脏叩诊　心界叩诊及左锁骨中线距前正中线距离的测量。

9．心脏听诊　心脏瓣膜听诊区、听诊顺序、听诊内容（心率、心律、心音、心音改变、额外心音、心脏杂音、心包摩擦音）。

10．外周血管检查

（1）脉搏：脉率、脉律。

（2）血管杂音：静脉杂音、动脉杂音。

（3）周围血管征。

（四）腹部

1．腹部视诊

（1）腹部的体表标志及分区

（2）腹部外形、腹围

（3）呼吸运动

（4）腹壁静脉

（5）胃肠型和蠕动波

2．腹部触诊

（1）腹壁紧张度

（2）压痛及反跳痛

（3）肝脾触诊及测量方法

（4）腹部包块

（5）液波震颤

（6）振水音

3．腹部叩诊

（1）腹部叩诊音

（2）肝浊音界

（3）移动性浊音

（4）肋脊角叩击痛

（5）膀胱叩诊

4．腹部听诊

（1）肠鸣音

（2）血管杂音

（五）脊柱、四肢、肛门

1．脊柱检查

（1）脊柱弯曲度

（2）脊柱活动度

（3）脊柱压痛与叩击痛

2．四肢、关节检查

3．肛门指诊

（六）神经

1．神经反射

（1）深反射：跟腱、肱二头肌、膝反射。

（2）浅反射（腹壁反射）。

2．脑膜刺激征　颈强直、Kernig征、Brudzinski征。

3．病理反射（Babinski征）

四、基本操作

（一）手术区消毒、铺巾

（二）手术刷手法

（三）穿、脱手术衣

（四）戴无菌手套

（五）手术基本操作

切开、缝合、结扎、止血。

（六）清创术

（七）开放性伤口的止血包扎

（八）脓肿切开术

（九）换药与拆线

（十）吸氧术

（十一）吸痰术

（十二）胃管置入术

（十三）三腔二囊管止血法

（十四）导尿术

（十五）动、静脉穿刺术

（十六）胸腔穿刺术

（十七）腹腔穿刺术

*（十八）腰椎穿刺术

*（十九）骨髓穿刺术

（二十）脊柱损伤的搬运

（二十一）四肢骨折现场急救外固定术

（二十二）心肺复苏

（二十三）简易呼吸器的应用

（二十四）穿、脱隔离衣

五、辅助检查

（一）心电图

1．正常心电图
2．窦性心动过速
3．窦性心动过缓
4．房性期前收缩
5．心房颤动
6．阵发性室上性心动过速
7．室性期前收缩
8．室性心动过速
9．心室颤动
10．房室传导阻滞
*11．左、右束支传导阻滞
*12．左、右心室肥厚
13．急性心肌梗死

（二）X 线平片影像诊断

1．正常胸片
2．肺炎
3．浸润型肺结核
4．肺癌
5．心脏增大　二尖瓣型、主动脉型和普大型。
6．气胸
7．胸腔积液
8．正常腹平片
9．消化道穿孔
10．肠梗阻
11．泌尿系统阳性结石
12．长骨骨折
*13．肋骨骨折

***（三）X 线胃肠道造影影像诊断**

*1．食管静脉曲张
*2．食管癌
*3．消化性溃疡
*4．胃癌
*5．结肠癌

（四）CT 影像诊断

*1．肺炎
*2．肺结核
*3．肺癌
*4．肝癌
*5．肝血管瘤
*6．肝囊肿

*7．急性胰腺炎
*8．腹部外伤　肝损伤、脾损伤、肾损伤。
9．颅脑外伤　颅骨骨折、急性硬膜外血肿、急性硬膜下血肿。
10．脑出血
11．脑梗死

***（五）超声诊断**

*1．肝硬化
*2．急性胆囊炎
*3．胆囊结石
*4．肾结石

（六）实验室检查结果判读

1．血、尿、粪常规
2．血沉
*3．骨髓常规检查
4．凝血功能及 * 纤溶活性检查　PT、APTT、血浆纤维蛋白原、*D- 二聚体
5．痰液病原学检查
6．脑脊液常规及生化检查
7．胸水常规及生化检查
8．腹水常规及生化检查
9．肝功能
10．肾功能
11．血清电解质
12．血糖及糖化血红蛋白
13．血脂
14．心肌损伤标志物 *CK、CK-MB、肌钙蛋白。
15．血、尿淀粉酶
16．血清铁、铁蛋白、总铁结合力。
*17．甲状腺功能
18．乙肝病毒免疫标志物
*19．自身抗体（ANA、RF、抗环瓜氨酸肽抗体、抗双链 DNA 抗体）。
20．血气分析
21．肿瘤标志物　AFP、CEA、*CA19-9、CA125。
22．血、尿 hCG 检测

六、病例分析

（一）呼吸系统

1．慢性阻塞性肺疾病
2．支气管哮喘
*3．支气管扩张
4．肺炎
5．肺结核
*6．肺癌
*7．呼吸衰竭

8．血胸和气胸
9．肋骨骨折

（二）心血管系统

1．心力衰竭
*2．心律失常
3．冠心病
4．高血压
*5．心脏瓣膜病
*6．结核性心包炎

（三）消化系统

*1．胃食管反流病
2．食管癌
3．胃炎
4．消化性溃疡
5．消化道穿孔
6．胃癌
7．肝硬化
*8．肝癌
9．胆石病、胆道感染
10．急性胰腺炎
*11．溃疡性结肠炎
12．肠梗阻
13．结、直肠癌
*14．肠结核
15．结核性腹膜炎
16．急性阑尾炎
17．肛管、直肠良性病变
18．腹外疝
19．腹部闭合性损伤　肝、脾、肠、肾损伤。

（四）泌尿系统（含男性生殖系统）

1．急性肾小球肾炎
2．慢性肾小球肾炎
3．尿路感染
*4．尿路结石
*5．前列腺增生
*6．慢性肾病（慢性肾衰竭）

（五）女性生殖系统

1．异位妊娠
2．急性盆腔炎
*3．子宫颈癌
*4．子宫肌瘤
*5．卵巢癌
*6．卵巢囊肿蒂扭转或破裂

（六）血液系统
1．缺铁性贫血
2．再生障碍性贫血
3．急性白血病
*4．淋巴瘤
*5．特发性血小板减少性紫癜
（七）内分泌系统
1．甲状腺功能亢进症
*2．单纯性甲状腺肿
3．糖尿病
（八）神经系统
1．脑出血
2．脑梗死
*3．蛛网膜下腔出血
*4．急性硬膜外血肿
（九）运动系统
1．四肢长管状骨骨折
2．大关节脱位
（十）风湿免疫性疾病
1．系统性红斑狼疮
*2．类风湿关节炎
（十一）儿科疾病
1．肺炎
2．腹泻
*3．维生素D缺乏性佝偻病
4．小儿常见发疹性疾病　麻疹、*风疹、幼儿急疹、水痘、*手足口病、*猩红热
（十二）传染病
1．病毒性肝炎（助理医师只要求甲型病毒性肝炎、乙型病毒性肝炎）
2．细菌性痢疾
*3．流行性脑脊髓膜炎
*4．艾滋病
（十三）其他
1．软组织急性化脓性感染
2．急性乳腺炎
3．乳腺癌
4．一氧化碳中毒
5．急性有机磷农药中毒
注：带*内容临床助理医师实践技能考试大纲不要求。

知识拓展

医务人员应具备的基本素质

一、救死扶伤，实行革命人道主义，这是每个医护人员应具有的最基本的职业道德，要做到一切从患者出发，对工作极端负责，对技术精益求精，全心全意为人民服务。

二、待患者如亲人，急患者之所急，想患者之所想，尊重、体贴患者，讲文明礼貌，做到接待热心、解释耐心、观察细心，使患者得到安慰，增强与疾病斗争的信心。

三、廉洁奉公，一视同仁，看病不以貌取人，不论职位高低、生人熟人、老孺儿残，都一样热情接待，精心诊治，不开虚假证明，不徇私情，不搞不正之风。

四、严格执行规章制度。上班坚守岗位，不做私事，坚持患者操作要正规，行为要谨慎，诊断要全面，治疗要精心，用药要检查，不开大处方，不使用假冒伪劣、霉变药品。

五、正确处理好医疗中各种关系。尊重同行意见，尊重上级，爱护下级，互敬互学，取长补短，团结协作，维护整体，不炫耀己长，揭人之短，高傲自大，同行相轻。

六、要有严谨的学术态度。要努力学习先进技术和理论，努力实践，与时俱进，勇于创新。

七、认真实行保护性制度。不泄露患者隐私，对病情要仔细分析诊断，不得随意夸大或敷衍了事。

八、养成良好卫生习惯。仪表端正，礼仪服务，不得在诊室内随地吐痰、吸烟、嚼口香糖，要保持诊室、病房新鲜、整洁、肃静、环境优美，为患者创造良好的卫生环境。

附录 3　临床执业医师实践技能考试答题思路和技巧

病史采集题是根据大纲要求的病症综合起来的，一般有 50 多道题让考生抽。回答很有技巧，在进行任何症状的采集时都应用以下“公式”，即可得 80% 的分值。

【病史采集公式】

一、现病史（10 分）

1．根据主诉及相关鉴别询问（8 分）

（1）病因、诱因（1 分）。

（2）主要症状特点，性质，程度，部位，发作时间（2 分）。

次要症状特点，性质，程度，部位，发作时间（2 分）。

（3）伴随症状（2 分）。

（4）全身状态，即发病后一般状态（1 分）。

2．诊疗经过（2 分）

（1）是否到医院就诊？做过哪些检查？

（2）治疗及用药的情况？效果怎么样？

二、既往史（3 分）

1．药物过敏史（一定要提及，每年评分都有此项）（1 分）。

2．与该疾病有关的其他病史：既往类似病史及手术史（2 分）。

注意：问诊技巧（2 分）

（1）条理性差、不能抓住重点（扣 0.5 分）。

（2）没有围绕病情询问（扣 0.5 分）。

（3）问诊语言不恰当（扣 0.5 分）。

（4）暗示性问诊（扣 0.5 分）。

【病史采集答题思路和技巧】

病史采集是给出一个简短的病史，让考生进行详细病史的询问采集。下面对例题做示范性答题：男性，23 岁，发热伴鼻塞 3 天。

首先仔细分析简短病史，从中找到患者的主症，也就是患者感觉最严重的促使他就医的因素。在一个简短的病史中，主症可能在前，也可能在后，例如这个例题显示的症状有两个：发热、鼻塞。显然主症是发热。找到主症后，第二步就是找到辅症，就是指仅次于主症促使他就医的因素。例题显示的辅症就是鼻塞。在一个简短的病史中，除了主症、辅症之外，一定还有附加条件，例题中显示的附加条件是：男性，23 岁。经过以上分析后，我们可以得出一个结论：

根据主诉分析结果：

主症：发热 3 天；辅症：鼻塞；附加条件：男性，23 岁。

据此分析，可以粗略地推测这个疾病可能归属于什么系统。

采集病史的要点是现病史。现病史的采集分两部分：

一、现病史

1. 根据主诉及相关鉴别询问
（1）发病诱因：有无受累、着凉？（1 分）
（2）主要症状：体温多高？是否为持续发热？有无寒战？(2 分)
次要症状：鼻塞的性质，鼻分泌物的情况。(2 分)
（3）伴随症状：有无打喷嚏、咳嗽、咽喉肿痛、头痛出汗等？(2 分)
（4）一般情况：发病后的食欲、二便、睡眠和体重情况？(1 分)
2. 诊疗经过
（1）是否到医院就诊？做过什么检查？(1 分)
（2）做过什么治疗？效果怎么样？(1 分)

二、既往相关病史

（1）是否有药物过敏史？(1 分)
（2）与本病史相关的既往病史：既往有无耳鼻喉科相关病史及手术史等？（2 分）

三、问诊技巧得分

1. 能围绕病情询问。(1 分)
2. 条理性强、能抓住重点、问诊思路清晰。(1 分)
依据分析结果，再粗略地推测这个疾病可能归属于哪个系统。
疾病归类分析：急性上呼吸道感染。

这样，在采集病史时就不会因为疾病归类错误而出现大的偏差。(注意：这一部分不作为卷面回答分值)

以上的病史采集，一定要努力做到逻辑性强，层次、条理清楚，切忌思维混乱，东一句西一句地乱问。如果你问的条理不清，即使问诊的内容都有，也很难获得高分。另外需要强调的是，一定要避免暗示性问诊，否则可能会被判定为无效回答。

四、围绕主诉来询问

单靠一个主诉不能做出诊断，但还是有倾向性的，如：24 岁，女，发热，咳血，结核的可能性较大；而 45 岁，男，发热，咳血，则考虑为肺癌，两者采集的倾向则有所区别，这些还是要靠知识积累的。总之，采集时如按照上面的方式，大部分分值已到手。

【病史采集练习】

一、发热

（一）现病史

1. 根据主诉及相关鉴别询问
（1）发病诱因：有无受凉、创伤？(1 分)
（2）主要症状特点：热度、病程、性质（持续性还是间断性）、发热规律（稽留热还是弛张热）、持续时间、加重或缓解因素。(2 分)
次要症状：鼻塞的性质，鼻分泌物的情况。(2 分)
（3）伴随症状：有无寒战、结膜充血、淋巴肿大、肝脾大、出血、昏迷。(2 分)

（4）一般情况：发病以来饮食、睡眠、大小便及体重变化。（1分）

2．诊疗经过

（1）发病以来是否到医院就诊，做过什么检查。（1分）

（2）做过什么治疗，效果怎么样。（1分）

（二）既往相关病史

（1）是否有药物过敏史？（1分）

（2）与本病史相关的既往病史：既往有无耳鼻喉科相关病史及手术史等？　（2分）

二、头痛

1．病因诱因。

2．主要症状特点　发作急缓程度、病程、疼痛出现时间、部位、范围、性质、程度、持续时间、加重或缓解因素（与咳嗽、喷嚏、体位的关系）。

3．伴随症状　是否伴发热、呕吐、眩晕、焦虑、失眠、视力改变。

4．全身状态　发病以来饮食、睡眠、大小便及体重变化。

5．诊疗经过　发病以来是否到医院检查过，曾做过哪些检查和治疗，口服退热药能否缓解。

6．相关疾病史。

7．药物过敏史、手术史。

三、胸痛

1．病因诱因。

2．主要症状特点　发作急缓程度、病程、胸痛部位、范围、性质（有无放射痛？）、程度、持续时间、影响疼痛的因素（体力活动、精神紧张）与呼吸、咳嗽、体位、吞咽的关系。

3．伴随症状　有无发热、咳嗽、咳痰、咯血、吞咽困难、呼吸困难、休克表现。

4．全身状态　发病以来饮食、睡眠、大小便及体重变化。

5．诊疗经过　发病以来是否到过医院检查，曾做过哪些检查和治疗，口服硝酸甘油能否缓解。

6．相关疾病史　既往有无类似发作史，有无高血压、高血脂、糖尿病、心脏病、结核病史、烟酒嗜好。

7．药物过敏史、手术史。

四、腹痛

1．病因诱因。

2．主要症状特点　发作急缓程度、病程、部位、性质、范围、发生时间（餐前还是餐后）、与进食关系、与体位关系。

3．伴随症状　有无腹泻、便秘、恶心呕吐、反酸、血尿，皮肤、巩膜有无黄染，有无月经来潮。

4．全身状态　发病以来饮食、睡眠、大小便及体重变化及月经情况。

5．诊疗经过　发病以来是否到医院检查过，曾做过哪些检查和治疗、治疗是否有效。

6．相关病史　既往有无类似发作史，有无不洁饮食史、暴饮暴食史、腹部病史、结石史、手术史、妇科病史。

7．药物过敏史。

五、关节痛

1．病因诱因。

2．主要症状特点　起病急缓、病程（演变）、性质（是否游走性，有无红肿热痛、关节畸形）、程度、与天气、活动关系。

3．伴随症状　是否有发热、皮疹、肌肉疼痛、肌无力、肌萎缩、淋巴肿大、肝脾大。

4．全身状态　发病以来饮食、睡眠、大小便及体重变化情况。

5．诊疗经过　发病以来是否到医院检查过，曾做过哪些检查和治疗。非甾类解热镇痛药、激素、抗生素治疗情况、治疗是否有效。

6．相关病史　既往有无类似发作史、关节外伤史、关节病史、结核史、风湿史，疑有传染病的应了解流行病史。

7．药物过敏史、有无关节手术史。

六、水肿

1．病因诱因。

2．主要症状特点　水肿部位、发生快慢、进展速度、程度、性质（凹陷性、非凹陷性）、有无颜面水肿、何时加重、水肿与月经期关系。

3．伴随症状　有无高血压、血尿、蛋白尿，有无胸闷、憋气、发绀、呼吸困难，有无皮肤黄染、食欲缺乏、厌油、腹胀，有无长期腹泻、消瘦、体重减轻，近期有无服药史。

4．全身状态　发病以来饮食、睡眠、大小便及体重变化情况。

5．诊疗经过　发病以来是否到医院检查过，曾做过哪些检查和治疗，治疗是否有效。

6．相关病史　既往有无类似发作史，有无高血压病史、肝病史及心脏、肾、营养不良性疾病史。

7．药物过敏史、手术史。

七、呼吸困难

1．病因诱因。

2．主要症状特征　起病急缓（是突发性还是渐进性）、程度、性质（是吸气性、呼气性、还是呼吸都感到困难）、缓解因素、与体位、时间的关系。

3．伴随症状　有无发热、胸痛、咳嗽、咳痰（痰液性状）、咯血（咯血量及血的性状）、有无夜间阵发性呼吸困难及端坐呼吸。

4．全身状态　发病以来饮食、睡眠、大小便及体重变化情况。

5．诊疗经过　发病以来是否到医院检查过，曾做过哪些检查和治疗，治疗是否有效。

6．相关病史　既往有无类似病史、有无季节性发作过敏史、高血压、心脏病、支气管炎、肺疾患、职业史（粉尘或刺激性气体接触史）。

7．药物过敏史及其他过敏史。

八、咳嗽与咳痰

1．病因诱因　有无呼吸道、胸膜、心血管疾病，有无服用血管紧张素转换酶抑制剂。

2．主要症状特征　咳嗽性质（干性、湿性）、程度、时间与节律（清晨起床或体位改变时加剧）、咳嗽的音色、痰的颜色、性状、气味、痰量，咳痰与体位的关系。

3．伴随症状　有无发热、胸痛、呼吸困难、咯血，怀疑支气管扩张时要注意有无杵状指。

4．全身状态　发病以来饮食、睡眠、大小便及体重变化情况。

5．诊疗经过 发病以来是否到医院检查过，曾做过哪些检查和治疗，治疗是否有效。

6．相关病史 既往有无类似病史，既往有无百日咳、麻疹、支气管肺炎、支气管哮喘、结核病等病史和吸烟史。

7．药物过敏史。

九、咯血

1．病因诱因 支气管疾病、肺部疾病、心血管疾病、血液病。

2．主要症状特征 咯血的性质（咳出还是呕出）、咯血的量、血液的颜色和性状。

3．伴随症状 有无发热、盗汗、胸痛、呼吸困难、呛咳、脓痰，有无皮肤黏膜出血，是否伴黄疸。

4．全身状态 发病以来饮食、睡眠、大小便及体重变化情况。

5．诊疗经过 发病以来是否到医院检查过，曾做过哪些检查和治疗，治疗是否有效。

6．相关病史 既往有无类似病史，既往有无百日咳、麻疹、心肺疾病、血液病，有无结核病史及结核患者接触史，个人工作史和吸烟史如何。

7．有无药物过敏史。

十、恶心与呕吐

1．病因诱因。

2．主要症状特征 恶心和呕吐的病程、发病急缓（持续性、间歇性）、呕吐程度、呕吐的频率、呕吐物的量、呕吐与进餐的关系、呕吐的前驱症状（吐前恶心还是不伴恶心，突发喷射状呕吐）、呕吐物的性状、颜色、气味。

3．伴随症状 有无腹泻、腹胀、发热、寒战、食欲缺乏、消化不良、消瘦乏力，有无皮肤、巩膜黄染，有无头痛、头晕、意识障碍。

4．全身状态 发病以来饮食、睡眠、大小便及体重变化情况。

5．诊疗经过 发病以来是否到医院检查过，曾做过哪些检查和治疗，治疗是否有效。

6．相关病史 既往有无类似病史、既往有无不洁饮食史、传染病接触史、有无消化系统疾病、有无高血压和头部外伤史、有无腹部手术史、有无肝肾疾病、神经官能症，末次月经是否正常（注意早孕）。

7．有无服药史及药物过敏史。

十一、呕血

1．病因诱因 饮酒、粗糙或带刺食物、异物、激惹性药物、停用抑酸药。

2．主要症状特征 呕血的病程（初发、复发）、首发时间、发作次数、持续时间、呕血量、性状、颜色。

3．伴随症状 有无头晕、心悸、出汗、口渴、尿量减少（了解出血量对全身的影响），有无发热、腹痛、呕吐、黑便、反酸，有无皮肤巩膜黄染。

4．全身状态 发病以来饮食、睡眠、大小便及体重变化情况。

5．诊疗经过 发病以来是否到医院检查过，曾做过哪些检查和治疗，治疗是否有效。

6．相关病史 既往有无类似病史、有无摄入粗糙食物或异物史、有无剧烈呕吐、有无消化性溃疡、肝硬化食管静脉曲张破裂出血、出血性胃炎、反流性食管炎、胃癌、有无血液病、有无饮酒史和非甾体类解热镇痛药服药史。

7．有无药物过敏史和消化道手术史。

十二、便血

1. 病因诱因。

2. 主要症状特征　便血的初发复发时间、病程、发作次数、性质（持续性、间歇性）、每次持续时间、每日便血次数、便血量、血液颜色、与大便的关系（相混、不相混）、便血形式（与大便一起排出还是便后滴出、喷射性、纸巾上有无鲜血）、注意与摄入动物血制品、铁剂、铋剂后的黑便相鉴别。

3. 伴随症状　有无呕血、腹痛、大便习惯改变、腹部包块、食欲缺乏、乏力、消瘦、发热及周身出血倾向、皮肤巩膜黄染、贫血休克症状。

4. 全身状态　发病以来饮食、睡眠、大小便及体重变化情况。

5. 诊疗经过　发病以来是否到医院检查过，曾做过哪些检查和治疗，治疗是否有效。

6. 相关病史　既往有无类似病史、有无剧烈呕吐史、有无消化系统疾病、肛肠疾病（肛瘘、内痔、直肠息肉）、血液病、心血管病、有无摄入动物血制品、铁剂、铋剂史、有无饮酒史及服用非甾体类解热镇痛药、抗凝药史。

7. 有无药物过敏史及胃肠手术史。

十三、腹泻

1. 病因诱因。

2. 主要症状特征　腹泻起病的急缓、病程、性质（持续性、间歇性、复发性）、大便的次数和每次大便的量、粪便的性状、颜色。

3. 伴随症状　是否有寒战高热、腹痛、直肠的刺激症状（里急后重）、恶心呕吐、腹胀及脱水症状。

4. 全身症状　发病以来饮食、睡眠、大小便及体重变化情况。

5. 诊疗经过　发病以来是否到医院检查过，曾做过哪些检查和治疗、治疗是否有效。

6. 相关病史　既往有无类似病史、有无不洁饮食史、近期有无腹泻患者接触史、有无消化系统疾病、有无服泻药史、流行病学史。

7. 有无药物过敏史及胃肠手术史。

十四、黄疸

1. 病因诱因。

2. 主要症状特征　起病缓急、病程（进行性、波动性、间歇性、复发性）、皮肤巩膜黄染程度及色泽、是否伴陶土样便、是否伴浓茶色或酱油色尿、注意与胡萝卜、柑橘或药物引起的皮肤黄染鉴别。

3. 伴随症状　是否伴寒战高热、腹痛、腹胀、食欲缺乏、恶心呕吐乏力，是否有体重下降，是否有蜘蛛痣、皮下出血。

4. 全身症状　发病以来体重和睡眠、大小便变化情况。

5. 诊疗经过　发病以来是否到医院检查过，曾做过哪些检查和治疗，治疗是否有效。

6. 相关病史　既往有无类似病史，有无肝炎或肝炎患者接触史，有无肝胆系统疾病史、消化系统疾病。

7. 有无药物过敏史。

十五、消瘦

1. 病因诱因　体质性消瘦、神经内分泌疾病引起的消瘦、慢性消耗性疾病引起的消瘦、药物引起的消瘦。

2．主要症状特征　体重下降的时间和范围、食欲变化（亢进、正常、减退）。

3．伴随症状　是否伴发热（低热）、怕热多汗、盗汗，大小便次数是否正常，是否有恶心呕吐、腹痛、腹泻。

4．全身症状　发病以来体重和睡眠是否正常。

5．诊疗经过　发病以来是否到医院检查过，曾做过哪些检查和治疗，治疗是否有效。

6．相关病史　既往有无类似病史，有无慢性胃肠炎、肝胆胰系统疾病，有无结核病、肿瘤等慢性消耗性疾病。

7．过去有无服用减肥药，有无药物过敏史。

十六、心悸

1．病因诱因　心率异常、心律失常、心脏搏动增强及心搏量增加、心脏神经官能症。

2．主要症状特征　心悸病程、性质（间歇性或阵发性），发作频率、持续时间、缓解因素、进展情况、与体力活动关系。

3．伴随症状　是否伴心前区疼痛不适、呼吸困难、咳嗽咳痰、头痛头晕、发热、感染、多汗、消瘦、失血。

4．全身症状　发病以来饮食、睡眠、大小便情况是否正常。

5．诊疗经过　发病以来是否到医院检查过，曾做过哪些检查和治疗（特别是心电图），治疗是否有效。

6．相关病史　既往有无类似病史，有无高血压病、各种心脏病、慢性呼吸系统疾病、贫血、甲亢及神经官能症，有无烟酒嗜好。

7．有无药物过敏史。

十七、惊厥

1．病因诱因　特发性（癫痫）、症状性（各种心脑血管疾病及中毒、代谢障碍）。

2．主要症状特征　惊厥发作形式（全身抽搐、持续性强直性痉挛、局限性抽搐）、发作时间、持续时间、缓解因素。

3．伴随症状　是否伴发热、血压增高、脑膜刺激征、剧烈头痛、意识丧失。

4．全身症状。

5．诊疗经过　发病以来是否到医院检查过，曾做过哪些检查和治疗，治疗是否有效。

6．相关病史　既往有无类似病史、有无脑部外伤史、有无脑部疾病、感染性疾病、心血管疾病史。

7．有无药物过敏史。

十八、意识障碍（昏迷、嗜睡、狂躁、谵妄）

1．病因诱因　急性重症感染、颅脑疾病、内分泌与代谢障碍、心血管疾病。

2．主要症状特征　发病的急缓、昏迷前有无前驱症状、意识障碍的程度、意识障碍的过程（时轻时重、波动性大、清醒后再度昏迷）、四肢自主运动和肌张力如何。

3．伴随症状　是否伴随发热、头痛、呕吐、呕血、黄疸、水肿、血压变化、抽搐、大小便异常、心悸、气短等，并注意这些症状与意识障碍的先后次序。

4．全身症状。

5．诊疗经过　发病以来是否到医院检查过，曾做过哪些检查和治疗，治疗是否有效。

6．相关病史　既往有无类似病史，有无心、肝、肺、肾等慢性疾患，有无糖尿病、高血压及脑部疾病。

7．有无药物过敏史，有无烟酒嗜好。

十九、少尿

1．病因诱因　肾前性、肾实质性、肾后性。
2．主要症状特征　每天排尿次数及尿量、小便颜色。
3．伴随症状　是否伴水肿、腰痛、排尿困难、腹泻及高血压。
4．全身症状　发病以来的饮食、睡眠和体重变化。
5．诊疗经过　发病以来是否到医院检查过，曾做过哪些检查和治疗，治疗是否有效。
6．相关病史　既往有无类似病史，有无肝肾疾病、泌尿系统疾病、高血压、盆腔手术史。
7．有无药物过敏史。

二十、多尿

1．病因诱因　高渗性多尿、低渗性多尿。
2．主要症状特征　每天的排尿次数及尿量，夜间排尿的次数和夜间尿量多少。
3．伴随症状　是否伴发热、口渴、多饮、多食、消瘦。
4．全身症状　发病以来的饮食、睡眠及大小便情况。
5．诊疗经过　发病以来是否到医院检查过，曾做过哪些检查和治疗，治疗是否有效。
6．相关病史　既往有无类似病史，有无结核、肿瘤、肝肾病史，有无糖尿病。
7．近期有无服用利尿药，有无药物过敏史。

二十一、血尿

1．病因诱因。
2．主要症状特征　小便的颜色、性质（全程血尿、初始血尿、终末血尿）。
3．伴随症状　是否伴腰痛、尿痛、尿流中断、水肿、尿路刺激征。
4．全身症状　发病以来的饮食、睡眠及大小便情况。
5．诊疗经过　发病以来是否到医院检查过，曾做过哪些检查和治疗，治疗是否有效。
6．相关病史　既往有无类似病史，有无尿路结石史、泌尿系统感染史、高血压病史。
7．有无药物过敏史。

【病例分析】

病例分析一般会有 85 个病例供考生选择。病例分析中重点注意三点：诊断、诊断依据和进一步检查。

1．诊断　一定要写全，要主次有序。如慢性支气管炎的病例诊断要写：(1) 慢性支气管炎合并感染；(2) 阻塞性肺气肿；(3) 肺源性心脏病；(4) 心功能几级（分级）。

要注意病史及辅助检查中提供的每个线索，各个系统中的疾病并不多，很容易判断出来，特别是外科及妇产科，病种更少，一旦抽到，则立刻可断定是什么疾病。诊断一定要写全。一些基本化验值也应知道，如血钾低，则在诊断中应加上低钾血症；一些疾病的基本特征是要掌握的，如膈下游离气体，则为消化道穿孔；外伤后出现昏迷及中间清醒期，则为硬膜外血肿；如有瞳孔的改变则考虑有脑疝出现，诊断就要加上脑外伤；脾破裂可以有被膜下出血，可以在伤后一周才出现出血性休克症状，要加以注意。

2．诊断依据　一定要用病史及辅助检查中给的资料，按诊断的顺序对应列出，如上面提到的一些具体疾病特征就是诊断的重要依据。

3．鉴别诊断　要围绕着病变的部位及特征写出几种疾病，一般有 3、4 种。如果不了解，可以将相近的疾病多写几种。

4．进一步检查　举几个例子供大家理解，如胃癌，进一步检查可做 CT（确定是否有肝、腹腔转移）；胸片（确定有无肺转移）；心绞痛，进一步检查可做 24h 动态心电图、动态监测血清心肌酶；闭合性腹部损伤（脾破裂），进一步检查有腹腔穿刺、腹部 B 超、腹部 X 线。

5．治疗　重点写治疗原则，也要有主次。注意不要忘记支持治疗及一些预防复发、健康教育等项目。

病例分析相对困难一些，为了更好地说明，结合例题进行学习。

病例摘要：

男性，36 岁。间断性上腹痛 8 年，复发 1 月余，黑便 2 天。

8 年前开始，反复于劳累或季节变化时出现上腹痛，以空腹为主，疼痛时向腰背部放射，并伴反酸、嗳气，进食后症状可缓解。近一月来疼痛加重，进食后不缓解，前两天发现有黑便呈粥样，每天 3 ~ 4 次，便后自觉头晕、心悸、全身乏力。发病以来，食欲欠佳，近 2 日尿量减少，睡眠尚可，体重无明显减轻。否认肝胆病史，无近期服药史，无药物过敏史及手术、外伤史。饮酒 10 年，平均 2 两 / 日。

查体：T 36.8 ℃，P 108 次 / 分，R 18 次 / 分，BP 110/60 mmHg。神志清，表情自然，自动体位，查体合作，轻度贫血貌，皮肤、巩膜无黄染，未见肝掌、蜘蛛痣，浅表淋巴结未触及，双肺呼吸音清，叩诊心界不大。心率 108 次 / 分，律齐，各瓣膜区未闻及杂音。腹平软，剑突下压痛（+），无反跳痛，腹部未扪及包块，移动性浊音（－），肠鸣音 9 次 / 分，双下肢无水肿。神经反射正常。

实验室检查：WBC 6.5×10^9/L，N 70%，L 30%，PLT 130×10^9/L，RBC 3.8×10^{12}/L，Hb 88g/L。

考试要求结合上述病例，回答如下 5 个问题：

1．诊断。

2．诊断依据。

3．鉴别诊断。

4．进一步检查。

5．治疗原则。

[诊断]：十二指肠球部溃疡
上消化道出血
中度贫血

答题技巧：

1．要抓住病例中的主要阳性资料，包括：病史、症状、体征和辅助检查的内容。一般试题给的阳性资料会比较全面，但是其中也出现一些干扰思路的资料，必须认真鉴别，确认。

2．诊断要全，切忌答出一个主要的疾病诊断而忽略了其他必要的疾病诊断。

3．实在没有把握的诊断，可以写出，在后面加（？）；或用“待除外”的语气写出诊断，以提示考官你注意到了这个诊断。

[诊断依据]

1．明确的诱因　季节变化、劳累、受凉。

2．典型的临床症状表现　慢性、周期性发病，规律性疼痛（饥饿痛），进食后缓解；排黑便伴血容量不足表现。

3．体格检查　贫血貌，上腹压痛，肠鸣音活跃。

4．实验室检查　血红蛋白降低。

答题技巧：

1．要全面，有诊断意义的全都要写出来。为了做到这一点，在寻找诊断依据时，要从诱因开始到辅助诊断，一步一步地思考，不要遗漏。

2．要有层次，避免过于“简单扼要”，要将各种概念如腹膜刺激征等分解后回答。

[鉴别诊断]

1．胃溃疡出血。

2．胃癌合并出血。

3．食管胃底静脉曲张破裂出血。

4．糜烂性出血性胃炎。

答题技巧：

1．考试不要求答具体的鉴别要点，只要求写出需要鉴别的疾病名称，回答要尽可能全面。

2．避免为了全面而将一些根本不存在鉴别意义的疾病也写出来，这样可能适得其反。

[进一步检查]

1．首选胃镜检查。

2．必要时可行 X 线钡餐和腹腔血管造影。

3．动态观察血红蛋白和便潜血变化。

答题技巧：

要想在“进一步检查”问题上不出遗漏，在思维方式上要注意从两个方面去思考：一是对明确诊断有意义的检查；二是对严密观察病情，掌握病情发展有意义的检查。在本例中胃镜是为了明确诊断，动态观察血红蛋白和便潜血变化是为了掌握上消化道出血的病情变化。

[治疗原则]

1．一般治疗　控制饮食，注意休息，适当的生活指导。

2．促进溃疡愈合和止血治疗　首选 PPI 类抑酸剂可加用黏膜保护剂，如有 HP 感染应进行联合抗菌治疗

3．可酌情胃镜下止血或外科手术治疗。

答题技巧：

对治疗原则的回答，要注意两点：

1．要从临床实际出发，全面考虑。多数人容易忽视的“一般治疗”的内容也很关键，一定要根据疾病的情况而相应调整其内容。

2．所谓“治疗原则”要掌握好尺度，既不能十分详细也不要过于简单。首先，不需要详细到要用什么药，怎么用，剂量等；其次，也不要简单到如“对症治疗，消炎治疗”等太概括的语言，应进行适当的分解回答。

附录 4　临床执业医师实践技能考试注意事项及评分细则

一、体格检查（两位考生互相检查不同项目，例：甲给乙检查血压，乙给甲检查眼，依次类推）测试项目 21 项：

（一）一般检查（小项目）

1．血压（间接测量法）（6 分）

（1）检查血压计（1 分）。

关键：先检查水银柱是否在“0”点。

（2）肘部位置正确（1 分）。

肘部置于心脏同一水平。

（3）血压计气袖绑扎部位正确、松紧度适宜（1 分）。

气袖均匀紧贴皮肤缠于上臂，其下缘在肘窝以上 2 ～ 3cm，肱动脉表面。

（4）听诊器胸件放置部位正确（1 分）。

胸件置于肱动脉搏动处（不能塞在气袖下）。

（5）测量过程流畅，读数正确（2 分）。

向气袖内充气，边充气边听诊，肱动脉搏动声消失，水银柱再升高 20 ～ 30mmHg 后，缓慢放气，双眼观察汞柱，根据听诊和汞柱位置读出血压值。

考官可复测一次，了解考生测定血压读数是否正确。

2．眼（眼球运动、对光反射）（6 分）

（1）眼球运动检查方法正确（2 分）。

检查者置目标物，如棉签或手指尖，于被检者眼前 30 ～ 40cm，嘱患者头部不动，眼球随目标物方向移动，一般按左、左上、左下，右、右上、右下 6 个方向的顺序进行。

（2）对光反射（间接、直接）检查方法正确（2 分）。

①直接对光反射是将光源直接照射被检者瞳孔，观察瞳孔变化（1 分）。

②间接对光反射是指光线照射一眼时，另一眼瞳孔立即缩小，移开光线，瞳孔扩大。间接对光反射检查时，应以一手挡住光线，以防光线照射到要检查之眼而形成直接对光反射（1 分）。

（3）眼球震颤检查方法正确（2 分）。

嘱被检者头部不动，眼球随医师手指所示方向垂直、水平运动数次，观察眼球是否出现一系列有规律的快速往返运动。

（4）调节与集合（辐辏）反射：嘱被检者注视 1m 远以外检查者示指，然后将示指迅速移近距眼球 10cm 左右处，正常反应是两侧瞳孔缩小，称调节反射；重复上述检查，但示指缓慢移近被检查者眼球，此时两侧眼球向内聚合，称集合反射。

3．浅表淋巴结（6 分）

（1）颈部淋巴结检查（2 分）。

检查时，嘱被检者头稍低，或偏向检查侧，放松肌肉，利于触诊。医师手指紧贴检查部位，由浅及深进行滑动触诊，一般顺序：耳前、耳后、乳突区、枕骨下区、颈后三角、颈前三角。

（2）滑车上、腋窝淋巴结检查（1 分）。

检查滑车上淋巴结时，以左（右）手扶托被检者左（右）前臂，以右（左）手向滑车上由浅及深进行触摸。检查腋窝时面对被检者，检查者应一手将被检者前臂稍外展，以右手触诊被检者左侧腋窝，左手检查右侧腋窝，检查腋窝两侧由浅及深至腋窝顶部。

（3）锁骨上淋巴结检查（1分）。

被检者取坐位或仰卧位，头部稍向前屈，检查者用左手触患者右侧，右手触患者左侧，由浅部逐渐触摸至锁骨后深部。

（4）腹股沟淋巴结检查（1分）。

被检者平卧，检查者站在被检者右侧，右手四指并拢，以指腹触及腹股沟，由浅及深滑动触诊，先触摸腹股沟韧带下方水平组淋巴结，再触摸腹股沟大隐静脉处的垂直组淋巴结。左右腹股沟对比检查。

（5）触及淋巴结时能表述部位、大小、质地、数量、活动度、有无粘连、压痛、局部皮肤变化（红肿、瘢痕、瘘管）等8项（1分）。

能讲出4项的，可得1分；仅讲出2项者，得0.5分。

4．颈部（甲状腺触诊、气管触诊）（6分）

（1）甲状腺触诊手法正确（3分）。

① 甲状腺峡部触诊：检查者站于被检者前面，用拇指（或站于被检者后面用示指）从胸骨上切迹向上触摸，可触到气管前软组织，判断有无增厚，此时请被检者做吞咽动作，可感到此软组织在手指下滑动，判断有无增大和肿块（1分）。

② 甲状腺侧叶触诊：一手拇指施压于一叶甲状软骨，将气管推向对侧，另一手示、中指在对侧胸锁乳突肌后缘向前推挤甲状腺侧叶，拇指在胸锁乳突肌前缘触诊，被检者配合吞咽动作，重复检查，可触及被推挤的甲状腺。用同样方法检查另一叶甲状腺。注意在前位检查时，检查者拇指应交叉检查对侧，即右拇指查左侧，左拇指查右侧。

③ 后面触诊：被检者取坐位，检查者站在被检查者后面，一手示、中指施压于一叶甲状软骨，将气管推向对侧，另一手拇指在对侧胸锁乳突肌后缘向前推挤甲状腺，示、中指在其前缘触诊甲状腺。再配合吞咽动作，重复检查。用同样方法检查另一侧甲状腺。

在②③检查方法中可以任选一种，操作正确者得2分，在检查过程中，如果没有令被检者做吞咽动作，应扣1分。

（2）能表述甲状腺肿大程度、对称性、硬度、表面光滑或有无结节、压痛感等（1分）。

（3）检查气管方法、三手指放置部位正确并能表达气管正中或偏移（2分）。

检查时让被检者取舒适坐位或仰卧位，使颈部处于自然正中位置，检查者将示指与环指分别置于两侧胸锁关节上，然后将中指置于气管之上，观察中指是否在示指与环指中间，或以中指置于气管与两侧胸锁乳突肌之间的间隙，据两侧间隙是否等宽来判断气管有无偏移。

5．外周血管检查（6分）

（1）脉搏：测试脉率、脉律方法正确（2分）。

检查者以示指、中指、环指指腹平放于被检者手腕桡动脉处，数其每分钟搏动次数（60～100次/分钟）和感知其节律。

（2）测毛细血管搏动征及水冲脉方法正确（2分）。

①毛细血管搏动征：用手指轻压被检者指甲末端或以玻片轻压被检者口唇黏膜，可使局部发白，发生有规律的红、白交替改变即为毛细血管搏动征（1分）。

②水冲脉：检查方法是握紧被检者手腕掌面，示指、中指、环指指腹触于桡动脉上，遂将其前臂高举超过头部，有水冲脉者可使检查者明显感知犹如水冲的脉搏（1分）。

③枪击音检查，操作正确（2分）。

枪击音：在外周较大动脉表面（常选择股动脉），轻放听诊器胸件可闻及与心跳一致短促如射枪的声音。主要见于主动脉瓣关闭不全、动脉导管未闭、主动脉瘤破裂、动静脉瘘、甲状腺功能亢进、严重贫血、老年主动脉硬化等。

（二）胸部（肺）、心脏、腹部、神经（大项目）（任选二题共 14 分）

【胸部】

1．胸部视诊（7 分）

（1）能指出胸部体表主要骨骼标志（胸骨上切迹、胸骨柄、胸骨角、肋骨、肋间隙、剑突、肩胛骨、肋脊角）、主要垂直标志线 [前正中线、锁骨中线（左右）、胸骨线（左右）、腋前线（左右）、腋中线（左右）、腋后线（左右）、肩胛线（左右）、后正中线]、分区 [肩胛上区（左右）、肩胛下区（左右）、肩胛间区（左右）、肩胛区（左右）] 及主要自然陷窝（胸骨上窝、锁骨上窝、锁骨下窝、腋窝）（3 分）。

能指出上述全部内容的得 3 分，指出 8 项者得 2 分，少于 4 项者得 0.5 分。

（2）在视诊胸廓形状等内容方面，能提到桶状胸（前后径与左右径几乎相等）、扁平胸（前后径不到左右径的一半）、佝偻病胸（多见于儿童，沿肋骨两侧各肋软骨与肋骨交界处常隆起，形成串珠状）、肋间隙是否饱满、乳房是否对称、脊柱形态（前凸、后凸、侧凸）等（2 分）。

能提到 4 ～ 5 项者满分，2 项者得 1 分，少于 2 项者 0.5 分。

（3）视诊呼吸运动的主要内容时，能提到呼吸类型、深度、频率、呼吸节律者得 2 分，能讲出呼吸频率 1 分，讲出呼吸节律得 1 分。

呼吸类型：腹式、胸式呼吸。

深度：浅快见于呼吸肌麻痹，肺部疾病；深快见于剧烈运动、情绪激动、过度紧张等；深慢称为 Kussmaul 呼吸，见于糖尿病酮症酸中毒、尿毒症酸中毒等。

频率：正常成人呼吸频率为 16 ～ 20 次 / 分。成人呼吸频率超过 24 次 / 分，称为呼吸过速，见于强体力活动、发热、疼痛、贫血、甲状腺功能亢进症、呼吸功能障碍、呼吸功能不全、肺炎、胸膜炎、精神紧张等。成人呼吸频率低于 12 次 / 分，称为呼吸频率过缓，见于深睡、颅内高压、黏液性水肿、吗啡及巴比妥中毒等。

呼吸节律：①潮式呼吸，又称 Cheyne-stokes 呼吸，其特点是呼吸由浅慢逐渐变为深快，然后再由深快转为浅慢，继而出现一段呼吸暂停。每一周期长 30s 至 2min，暂停期可持续 5 ～ 30s。见于脑炎、脑膜炎，颅内压升高，巴比妥中毒等。②间停呼吸，又称 Biots 呼吸，特点为有规律的呼吸几次后，突然停止一段时间，然后又开始呼吸；其临床意义同潮式呼吸，但程度较潮式呼吸更为严重。③抑制性呼吸：由于吸气时胸部发生剧烈疼痛所致的吸气相突然中断，呼吸运动短暂受到抑制，常见于胸膜炎、肋骨骨折等。④叹气样呼吸：在一段正常呼吸节律中插入一次深大呼吸，并常伴有叹息声，见于神经衰弱、精神紧张或抑郁症。

2．胸（肺）部触诊（7 分）

（1）胸部（廓）扩张度双手触诊方法，姿势正确（3 分）。

①前胸廓扩张度的测定，检查者两手置于被检者胸廓下面的前侧部，左右拇指分别沿两侧肋缘指向剑突，拇指尖在前正中线两侧对称部位，两手掌和伸展的手指置于前侧胸壁（2 分）。（或也可取后胸廓扩张度的测定，则将两手平置于被检者背部，约于第 10 肋骨水平，拇指与中线平行，并将两侧皮肤向中线轻推。）

②嘱被检者做深呼吸，观察比较两手感触到胸廓的活动度情况。

（2）语音震颤触诊方法正确（2 分）。

①检查者将左右手掌的尺侧缘轻放于被检者两侧胸壁的对称部位，然后嘱被检者用同等强度重复轻发“yi”长音（1 分）。

②自上至下，从内到外比较两侧相应部位两手感触到语音震颤的异同、增强或减弱（男性、

成人和消瘦者比女性、儿童和肥胖者强，前胸上部比下部强，右上胸比左上胸强）（1 分）。

（3）能正确演示胸膜摩擦感操作方法（2 分）。

操作手法同胸廓触诊（一般在胸廓的前下侧部容易触及，因该处胸廓活动度大，深吸气末尤其明显），当被检者吸气和呼气时均可触及（2 分）。

3．胸（肺）部叩诊（7 分）

（1）间接叩诊：手指动作、方法、顺序正确（3 分）。

①以左中指的第 1、2 节作为叩诊板指，平紧贴于叩击部位表面，右手中指以右腕关节和指掌关节活动叩击左手中指第 2 指骨的前端或第 1、第 2 之间的指关节（1 分）。

②顺序正确：首先检查前胸，由锁骨上窝开始，自第一肋间隙从上至下逐一肋间隙进行叩诊。其次检查侧胸壁，嘱被检者举起上臂置于头部，自腋窝开始向下叩诊至肋缘。最后叩诊背部，嘱被检者向前稍低头，双手交叉抱肘，自上至下进行叩诊，叩诊时应左右、上下、内外对比叩音的变化（1 分）。

（2）直接叩诊：手指动作、方法正确（1 分）。

检查者用中指掌侧或将手指并拢以其指尖对被检者胸壁进行叩击。

（3）叩肺下界移动度（3 分）。

①患者在平静呼吸时，检查者先于被检者肩胛线叩出肺下界的位置，然后嘱被检者做深吸气并屏住呼吸的同时，沿该线继续向下叩诊，当由清音变为浊音时，即为肩胛线上肺下界的最低点（1 分）。

②当患者恢复平静呼吸时，再嘱做深呼气并屏住呼吸，然后由上向下叩诊，直至清音变为浊音，即为肩胛线上肺下界的最高点（1 分）。

③能讲述最高至最低点之间距离即为肺下界移动度（正常为 6 ～ 8cm）（1 分）。

两肺尖的宽度正常为 5 ～ 6cm，肺前界：右肺前界在胸骨线位置，左肺前界在胸骨旁线第 4 ～ 6 肋间隙处。肺下界：平静呼吸时锁骨中线在第 6 肋间隙，腋中线在第 8 肋间隙，肩胛线在第 10 肋间隙。

4．胸部（肺）听诊（7 分）

（1）听诊方法、顺序正确（3 分）。

听诊的顺序一般由肺尖开始，自上而下分别检查前胸部、侧胸部和背部，而且要在上下、左右对称部位进行对比。

（2）能表述肺部听诊四种主要音的名称（4 分）。

正常呼吸音：①支气管呼吸音：正常人在喉部、胸骨上窝、背部第 6、7 颈椎和第 1、2 胸椎附近；②肺泡呼吸音：除支气管呼吸音部位和支气管表现肺泡呼吸音部位外其余部位均可闻及；③支气管肺泡呼吸音：在胸骨角两侧第 1、2 肋间，肩胛间区的第 3、4 胸椎水平及右肺尖可听到。

异常呼吸音：①异常肺泡呼吸音：肺泡呼吸音减弱或消失、增强、呼气音延长、粗糙性呼吸音、断续性呼吸音；②异常支气管呼吸音；③异常肺泡呼吸音。

啰音：①干啰音：呼气相明显。低音调称鼾音，高音调称哮鸣音；②湿啰音：多见于吸气相。大水泡音发生在气管、主支气管或空洞部位，多出现于吸气早期。中水泡音发生于中等大小支气管，在吸气中期。小水泡音在小支气管，多在吸气后期。捻发音多发现于吸气末。

胸膜摩擦音：最容易于腋中线下部胸膜移动度较大的部位听见。

【心脏】

1．心脏视诊（7 分）

（1）心脏视诊方法正确（3 分）。

①被检者仰卧位，暴露胸，检查者在其右侧（1 分）。

②开始时检查者视线与被检者胸廓同高，观察心前区有无隆起及异常搏动（1分）。

③然后，视线逐步高于胸廓，全面观察心前区（1分）。

（2）观察心前区隆起与凹陷、心尖搏动、心前区异常搏动三个主要内容，并能指出其部位（4分）。

①能指出心尖搏动并能正确描述其部位（2分）。（一般位于左第5肋间锁骨中线内0.5 ~ 1.0cm，范围2 ~ 2.5cm。但在约1/3的正常人中尚不能在体外看到心尖搏动）

②能提到还可观察心前区隆起与凹陷（1分）。

③能提到可观察心前区异常搏动（1分）。

2．心脏触诊（7分）

（1）触诊手法正确（3分）。

①检查者右手掌置于被检者心前区开始触诊（1分）。

②然后逐渐以手掌尺侧小鱼际或示指、中指、环指并拢，以其指腹进行触诊（1分）。

③触诊时手掌按压力度适当（1分）。

（2）在心尖搏动区（可用单一示指指腹）确认心尖搏动，并能表达搏动所在体表位置（2分）。

（3）触诊震颤、心包摩擦感（2分）。

①震颤：用手掌或手掌尺侧小鱼际肌平贴于心前区各个部位，以触知有无微细的震动感（1分）。

②心包摩擦感：用上述触诊手法在心前区胸骨左缘第4肋间触诊。或说出如何能使触诊满意的条件（前倾位、收缩期、呼吸末、屏住呼吸）（1分）。

3．心脏间接叩诊（7分）

（1）叩诊手法、姿势正确（2分）。

以左手中指为叩诊板指，平置于心前区拟叩诊的部位。或被检者取坐位时，板指与肋间垂直，当被检者平卧时，板指与肋间平行。

（2）心脏叩诊顺序正确（2分）。

①先叩左界，后右界，由下而上，由外向内。左侧在心尖搏动外2 ~ 3cm处开始叩诊，逐个肋间向上，直至第2肋间（1分）。

②右界叩诊，先叩出肝上界，然后于其上一肋间由外向内，逐一肋间向上叩诊，直至第2肋间（1分）。

（3）叩出正常心浊音界，并能在胸廓体表量出心浊音界（3分）。

叩诊手法同前，自左侧心尖搏动外2 ~ 3cm处开始叩诊，由外向内闻及由清变浊时做出标记，并测量其与胸骨中线垂直距离，再逐一肋间向上叩诊直至第二肋间，将其标记点画成连线。右侧方法同上，将心浊音界标记点画成连线。正常人心相对浊音界：

心右界（cm）	肋间	心左界（cm）
2 ~ 3	Ⅱ	2 ~ 3
2 ~ 3	Ⅲ	3.5 ~ 4.5
3 ~ 4	Ⅳ	5 ~ 6
	Ⅴ	7 ~ 9

（左锁骨中线距胸骨中线为8 ~ 10cm）

评分办法：

①方法和结果正确（3 分）。

②方法和结果基本正确（2 分）。

③方法和结果基本正确，画出心浊音界不正确（1 分）。

4．心脏听诊（7 分）

（1）能正确指出心脏各瓣膜听诊区（3 分）。

（2）听诊顺序正确（2 分）。

从二尖瓣区（心尖搏动最强点）开始，肺动脉瓣区（胸骨左缘第 2 肋间）、主动脉瓣区（胸骨右缘第 2 肋间）、主动脉瓣第二听诊区（胸骨左缘第 3、4 肋间）、三尖瓣区（胸骨左缘第 4、5 肋间），逆时针方向或称倒 8 字。

（3）能表达心脏听诊主要内容（2 分）。

心率（正常成人 60 ～ 100 次 / 分，大多为 70 ～ 80 次 / 分）、心律（正常、心律失常）、正常心音（S_1、S_2、S_3、S_4，一般只能听到 S_1、S_2，部分儿童和青少年可听到 S_3，通常听不到 S_4）、心音改变（响度、分裂、音质的改变）、心脏杂音（收缩期杂音、舒张期杂音、连续性杂音）、心包摩擦音（在胸骨左缘第 3、4 肋间隙可以听到，在坐位、前倾、屏住呼吸时更为明显）等。

【腹部】

1．腹部视诊（7 分）

（1）腹部的体表标志：肋弓下缘、腹上角、腹中线、腹直肌外缘，髂前上棘、腹股沟、脐及分区（4 区法、9 区法）表述正确并能在腹部指示（2 分）。

①能讲出 6 个体表标志的 1 分，讲出 3 ～ 5 个得 0.5 分。

②能表述 4 区法和 9 区法两种划分法的得 1 分，只会一种分区法得 0.5 分。

4 区法：通过脐划一水平线与一垂直线，两线相交将腹部分为四区，即左、右上腹部和左、右下腹部。

9 区法：由两肋弓下缘连线和两侧髂前上棘连线为两条水平线，左右髂前上棘至腹中线连线的中点为两条垂直线，四线相交将腹部划分为井字形九区：左、右上腹部（季肋部），左、右侧腹部（腰部），左、右下腹部（髂窝部）及上腹部，中腹部（脐部），下腹部（耻骨上部）。

（2）视诊方法正确（3 分）。

①被检者平仰卧，充分暴露全腹，双腿屈曲，嘱被检者放松腹肌，检查者在其右侧（1 分）。

②检查者视线与被检者腹平面同水平，自侧面切线方向观察（1 分）。

③再提高视线自上而下视诊全腹（1 分）。

（3）能表述视诊主要内容（2 分）。

①腹部外形、膨隆、凹陷、腹壁静脉（1 分）。

②呼吸运动、胃肠型和蠕动波（1 分）。

2．腹部触诊（7 分）

（1）浅部触诊手法、顺序正确（3 分）。

①检查者立于被检者的右侧，前臂应在腹部表面同一水平，先以全手掌放于腹壁上，使患者适应片刻，并感受腹壁紧张程度，然后以轻柔动作开始触诊（1 分）。

②从左下腹开始，逆时针方向进行触诊，触诊时手指必须并拢，应避免用指尖猛戳腹壁（1 分）。

③检查每个区域后，检查者的手应提起并离开腹壁，不能停留在整个腹壁上移动（1 分）。

（2）在下列项目触诊中，操作方法正确（4 分）。

①腹部异常包块触诊：触及异常包块时应注意位置、大小、形态、质地、压痛、移动度

（1分）。

②液波震颤：患者平卧，双腿屈曲，放松腹壁，检查者以一手掌面贴于患者一侧腹壁，另一手四指并拢稍屈曲，用指端叩击对侧腹壁或指端冲击腹壁。为防止腹壁本身的震动传至对侧，可让另一人手掌尺侧缘压于脐部腹中线上（1分）。

③压痛及反跳痛：检查者用手触诊被检者腹部出现压痛后，手指可于原处稍停片刻，使压痛感觉趋于稳定，然后迅速将手抬起，离开腹壁，被检者感觉腹痛骤然加重（2分）。

3．肝脾触诊（7分）

（1）肝触诊（4分）。

①单手触诊：检查者将右手四指并拢，掌指关节伸直，与肋缘大致平行地放在被检者右上腹部或脐右侧，估计肝下缘的下方。随被检查者呼气时，手指压向腹深部，再次吸气时，手指向前上迎触下移的肝缘。如此反复进行中手指不能离开腹壁并逐渐向肝缘滑动，直到触及肝缘或肋缘为止（2分）。

②双手触诊：检查者右手位置同单手触诊法，而左手托住被检者右腰部，拇指张开置于肋部，触诊时左手向上托推（2分）。

（2）脾触诊（3分）。

①检查者左手绕过腹前方，手掌置于左腰部第7～10肋处，试将其脾从后向前托起，右手掌平放于上腹部，与肋弓大致成垂直方向，配合呼吸，以手指弯曲的力量下压腹壁，直至触及脾缘（1分）。

②当平卧位触诊不到脾时，嘱被检者取右侧卧位，右下肢伸直，左下肢屈曲，此时用双手触诊法（1分）。

③临床上，常将脾大分为轻、中、高三度：深吸气时，脾缘不超过肋下2cm，为轻度肿大；超过2cm至脐平线以上，为中度肿大；超过脐水平线或前正中线则为高度肿大，即巨脾。能描述以上脾大者（1分）。

4．腹部叩诊（7分）

（1）叩诊手法、动作、力量正确（1分）。

间接叩诊、直接叩诊均可，一般常用间接叩诊。

（2）移动性浊音叩诊方法正确（2分）。

让被检者仰卧，自腹中部开始，向两侧腹部叩诊，出现浊音时，板指手不离开腹壁，令被检者右侧卧，使板指在腹的最高点，再叩诊，呈鼓音，当叩诊向腹下侧时，叩诊音又为浊音，再令被检者左侧卧，同样方法叩击，这种因体位不同而出现的浊音区变动现象称移动性浊音。

（3）膀胱叩诊方法正确（1分）。

叩诊在耻骨联合上方进行，当膀胱充盈时，自脐向下叩，当鼓音变为浊音时即为膀胱浊音界，排尿后可转为鼓音。

（4）脊肋角叩击痛检查方法正确（1分）。

检查时，被检者采取坐位或侧卧位，检查者用左手掌平放在患者脊肋角处，右手握拳用轻到中等的力量叩击左手背。

（5）肝浊音界上界叩诊方法正确（1分）。

沿右锁骨中线，由肺区向下叩至腹部。当由清音转为浊音时即为肝上界。

（6）胆囊区叩击法正确（1分）。

被检者平卧，检查者立于其右侧，左手掌平放于胆囊区，紧贴皮肤，右手握空心拳，以其尺侧叩击左手背部（力量适中），观察有无疼痛感。

5．腹部听诊（7分）

（1）听诊操作方法正确并能指出主要听诊部位（3分）。

①应将听诊器胸件置于腹壁上，全面地听诊各区（1 分）。
②顺序正确：左至右，下至上（1 分）。
③能注意在上腹部、脐部、右下腹部及肝、脾区听诊（1 分）。
（2）会听并能表述何谓肠鸣音正常、亢进、消失（2 分）。
①能描述正常肠鸣音：每分钟 4 ～ 5 次（1 分）。
②能描述肠鸣音亢进：每分钟 10 次以上且肠鸣音响亮、高亢（0.5 分）。
③能描述肠鸣音消失标准：3 ～ 5min 听不到肠鸣音（0.5 分）。
（3）能听腹部血管杂音（动脉性和静脉性）（2 分）。
①动脉性杂音听诊部位正确：常在腹中部或腹部一侧（1 分）。
②静脉性杂音听诊部位正确：常在脐周或上腹部（1 分）。
6．神经深、浅反射（7 分）

【深反射】

（1）跟腱（踝反射）（1.5 分）。
被检者仰卧，髋及膝关节稍屈曲，下肢取外旋外展位。检查者左手将被检者足部背屈成直角，以叩诊锤叩击跟腱，反应为腓肠肌收缩，足向跖面屈曲。
（2）肱二头肌反射（1.5 分）。
被检者前臂屈曲 90°，检查者以左拇指置于被检者肘部肱二头肌腱上，然后右手持叩诊锤叩左拇指指甲，可使肱二头肌收缩，引出屈肘动作。
（3）膝反射（2 分）。
坐位检查时，被检者小腿完全松弛下垂（仰卧位检查时，被检者仰卧，检查者以左手托起其膝关节使之屈曲约 120°），右手持叩诊锤叩膝盖髌骨下方股四头肌腱，可引出小腿伸展。

【浅反射】

腹壁反射（2 分）
被检者仰卧，下肢稍屈曲，使腹壁松弛，然后用钝头竹签分别沿肋缘下，脐水平及腹股沟上的平行方向，由外向内轻划腹壁皮肤。正常反应是局部腹肌收缩。
1．脑膜刺激征（7 分）
（1）颈强直测试操作正确（3 分）。
被检者仰卧，颈部放松，检查者左手托被检者枕部，右手置于前胸上部，以左手力量托起枕部做屈颈动作检查。
（2）Kernig 征测试操作正确（2 分）。
被检者仰卧，检查者抬起被检者一侧下肢，使髋关节屈成直角，当膝关节也在近乎直角状态时，检查者左手按住其膝关节，右手将被检者小腿抬高至伸膝，正常人膝关节可伸达 135° 以上，若伸膝受阻，屈肌痉挛或疼痛为阳性。
（3）Brudzinski 征测试操作正确（2 分）。
被检者仰卧，双下肢伸直，检查者在右侧，右手按于被检者胸前，左手托起其枕部，做头部前屈动作时，观察双膝关节是否会有屈曲状。
2．锥体束病理反射（7 分）
（1）Babinski 征（2 分）。
用竹签沿患者足底外侧缘，由后向前至小趾跟部并转向内侧，阳性反应为足拇趾背伸，余趾呈扇形展开。
（2）Oppenheim 征（2 分）。

检查者用拇指及示指沿被检者胫骨前缘用力由上向下滑压，阳性表现同 Babinski 征。
（3）Gordon 征（2 分）。
检查时用手以一定力量捏压被检者腓肠肌中部，阳性表现同 Babinski 征。
（4）Chaddock 征（1 分）。
用锐器竹签在被检者外踝下方足背外缘，由后向前划至趾跖关节处，阳性表现同 Babinski 征。

二、基本操作技能测试项目 19 项

（一）小项目（每项 8 分）

1．手术区消毒（举例：胃手术在医学模拟人上操作）（8 分）
（1）消毒区域（范围）选择正确（2 分）。
上至胸乳头连线，下至腹股沟、耻骨联合，两侧至腋前线之间范围。
（2）持消毒器械方法正确（2 分）。
右手持卵圆钳夹住消毒纱球，浸蘸消毒液。
（3）消毒方法正确（4 分）。
自手术区中心切口线两侧依次向外消毒。
2．清洁伤口换药（在医学模拟人上以脾切除术后为例进行操作）（8 分）
（1）取、开换药包正确（2 分）。
（2）伤口处理正确（1 分）。
（3）覆盖消毒纱布及胶布粘贴方向正确，长度适中（2 分）。
（4）整个换药过程操作流畅正确（2 分）。
3．戴无菌手套（8 分）
（1）开包正确（1 分）。
防止包内侧清洁面的污染。
（2）取手套正确（2 分）。
从手套包内取出手套，捏住手套反折处。
（3）第一只手套戴法正确（2 分）。
右手对准手套五指插入戴好，并将右手四个手指插入另一手套反折处。
（4）第二只手套戴法正确（2 分）。
左手顺势戴好手套，两手分别把反折部翻至手术衣袖口上。
（5）戴好手套后双手位置姿势正确（1 分）。
双手、前臂置于胸前向上，不能接触胸腹部，防止污染。
4．穿、脱隔离衣（8 分）
（1）取衣正确（指挂在架上的隔离衣）（1 分）。
手持衣领取下隔离衣，清洁面朝穿衣者。
（2）开衣、穿衣正确（1 分）。
将衣领的两端向外折，对齐肩缝，露出袖笼。右手持衣领、左手伸入袖内上抖，右手将衣领向上拉，使左手露出。依法穿好右袖，两手上举将衣袖尽量上举。
（3）结领扣、腰带顺序及方法正确（1 分）。
两手持衣领中央，顺边缘向后扣好领扣；双手分别两侧腰下约 5cm 处捏住隔离衣拉向前，用左手按住，右手抓住右后身衣正面边缘。同法，左手抓住左后身衣正面边缘，两边缘对齐，向后拉直并向一侧按压折叠，系好腰带。
（4）脱衣操作正确（1 分）。
解开腰带活结，再解袖口，在肘部将部分袖子塞入工作服袖下，尽量暴露双手前臂；双手消

毒后，解开衣领，一手伸入另一袖口内，拉下衣袖包住手，用遮盖着的一手握住另一衣袖的外面将袖拉下过手。

（5）折叠衣服及挂衣正确（指下次还将使用）（1 分）。

两手于袖内将解开的腰带尽量后甩，然后双手退出，手持衣领，将清洁面反叠向外，整理后，挂放在规定地方。

5．穿、脱手术衣（8 分）

（1）取衣正确（2 分）。

手提衣领两端，抖开全衣。

（2）抖开双手穿入正确（2 分）。

抖开手术衣后双手同时伸入袖筒。

（3）结腰带正确（1 分）。

提出腰带双手交叉向对侧后，让他人系结。

（4）如接台手术时脱衣与脱手套顺序与方法正确（3 分）。

应先脱衣，再脱手套。

6．吸氧术（面罩吸氧法，在医学模拟人上操作）（8 分）

（1）先检查吸氧器具（1 分）。

（2）面罩安装是否与患者面部吻合（2 分）。

（3）开启氧气阀及流量表，调整流量操作正确（1 分）。

（4）氧气流量调节适当（1 分）。

（5）术毕，氧气阀及流量表关闭操作正确（1 分）。

（6）整个操作流畅、正确（2 分）。

7．电动吸引器吸痰术（在医学模拟人上操作）（8 分）

（1）装置吸痰器操作正确（2 分）。

接上电源，打开开关，检查吸引器性能是否良好，吸引管道是否畅通。

（2）模拟人体位正确（2 分）。

半卧或平卧，头转向一侧，昏迷者可用开口器或压舌板帮助开启口腔。

（3）吸痰过程操作正确（4 分）。

①吸痰管从鼻孔插入（或由口颊部插入）至咽部，当吸气时顺势插入气管，插入一定深度时放开导管折叠处进行吸痰，动作轻柔（2 分）。

②一次吸痰持续时间＜ 15s，插入时捏紧吸管，向上提拉吸痰时放松吸管，并将吸管左右旋转，如此反复直到吸净，操作流畅（2 分）。

8．插胃管（在医学模拟人上操作）（8 分）

（1）能叙述使用胃管指征（2 分）。

①胃、口腔、喉手术前准备（0.5 分）。

②中毒洗胃、胃液检查（0.5 分）。

③插胃管营养疗法（0.5 分）。

④胃扩张、幽门梗死者（0.5 分）。

（2）放置胃管时模拟人体位正确（2 分）。

模拟人半卧位或平卧位。

（3）放置胃管时操作流畅、正确（4 分）。

①清洁鼻孔、润滑导管，由一侧鼻孔缓缓插入，胃管达咽喉部时，嘱患者做吞咽动作逐步插入（2 分）。

②当胃管插入 45 ～ 55cm 时，应检查胃管是否插入胃内，检查方法如下：试抽胃液或向胃

管内注入空气屆时用听诊器于胃部听诊（1分）；或将胃管末端置于盛水碗内，观察有无气泡逸出。(1分)。

（二）大项目（每项12分）

1．导尿术（在医学模拟人上操作）(12分)

(1) 患者体位及冲洗清洁操作正确（3分)。

①模拟人仰卧，两腿屈膝外展，臀下垫油布或中单（1分)。

②用肥皂液清洗患者外阴（1分)。

③男性翻开包皮清洗，女性翻开大阴唇清洗（1分)。

(2) 消毒、铺巾正确（3分)。

①以蘸2%红汞（红药水）或0.1%苯扎溴铵或0.1%氯己定（洗必泰）的棉球，男性自尿道口向外旋转擦拭数次消毒，再由龟头向阴茎消毒；女性由尿道口向外周消毒（2分)。

②男性用消毒巾裹住阴茎，女性铺洞巾露出尿道口（1分)。

(3) 插入导尿管操作正确（3分)。

①考生戴无菌手套站于模拟人右侧，以左手拇、示指挟持阴茎，并将阴茎提起与腹壁成钝角（1分)。

②右手将涂有无菌润滑油的导尿管慢慢插入尿道，导尿管外端用止血钳夹闭，将其开口置于消毒弯盘中，男性进入15～20cm，女性进入6～8cm，松开止血钳，尿液即可流出（2分)。

(4) 留置导尿操作正确（3分)。

可采用端带充气套囊的Curity乳胶导尿管，成人一般用14号导管，插入后经侧管注气4～5ml，固定。

2．胸膜腔穿刺术（在医学模拟人上操作）(12分)

(1) 患者体位正确（2分)。

模拟人取坐位面向椅背，两前臂置于椅背上，前额伏于前臂上。不能起床者可取半坐卧位，患侧前臂上举双手抱于枕部。

(2) 穿刺点选择正确（2分)。

穿刺点选在胸部叩诊实音最明显部位，一般常取肩胛线或腋后线第7～8肋间；有时也选腋中线第6～7肋间或由超声波定位确定。

(3) 消毒、铺巾、局麻、无菌操作正确（2分)。

常规消毒皮肤，消毒直径约15cm，戴无菌手套，覆盖消毒洞巾。用2%利多卡因在下一肋骨上缘的穿刺点自皮至胸膜壁层进行局部浸润麻醉。

(4) 穿刺操作正确（5分)。

①考生以左手示指与中指固定穿刺部位的皮肤，右手将穿刺针的三通活栓转到与胸腔关闭处，再将穿刺针在麻醉处缓缓刺入，当针锋抵抗感突然消失时，转动三通活栓使其与胸腔相通，进行抽液，首次抽液不超过600ml，以后每次不超过1000ml（2分)。

②助手用止血钳协助固定穿刺针，以防刺入过深损伤肺组织。注射器抽满后，转动三通活栓使其与外界相通，排出液体（1分)。

③如用较粗的长穿刺针代替胸腔穿刺针时，应先将针座后连续的胶皮管用血管钳夹住，穿刺进入胸膜腔后再接上注射器，松开钳子，抽液（1分)。

④抽液结束时，穿刺口消毒，局部用消毒纱布覆盖、固定（1分)。

(5) 术后处理正确（1分)。

术后严密观察，当可能发生胸部压迫、气胸或昏厥等症状时须立即诊治。

3．腹腔穿刺术（在医学模拟人上操作）(12分)

(1) 术前嘱排尿、模拟人体位正确（1分)。

术前须排尿以防穿刺损伤膀胱；让模拟人坐在靠背椅上，衰弱者可取其他适当体位如半卧位、平卧位或侧卧位。

（2）穿刺点选择正确（2 分）。

选择适宜的穿刺点：(任选 1 个，位置正确可得 2 分)

①左下腹脐与髂前上棘连线中、外 1/3 交点，此处不易损伤腹壁动脉。

②脐与耻骨联合连线中点上方 1.0cm、偏左或偏右 1.5cm 处，此处无重要器官且易愈合。

③侧卧位，在脐水平线与腋前线或腋中线之延长线相交处，此处常用于诊断性穿刺。

④少量积液，尤其有包裹性分隔时，须在 B 超引导下定位穿刺。

（3）消毒、局麻操作正确（3 分）。

常规消毒、戴无菌手套，铺消毒洞巾，自皮肤至壁腹膜以 2% 利多卡因做局部麻醉。

①操作流畅正确（3 分）。

②操作流畅基本正确（2 分）。

③操作错误（0 分）。

（4）穿刺操作正确（6 分）。

①考生左手固定穿刺部皮肤，右手持针经麻醉处刺入皮肤后，以 45° 斜刺入腹肌，再垂直刺入腹腔（2 分）。

②也可直接用 20ml 或 50ml 注射器及适当针头进行诊断性穿刺。大量放液时，可选用 8 号或 9 号针头，并于针座接一橡皮管，助手用消毒血管钳固定针头，并夹持胶管，以输液夹子调整速度。将腹水引入容器中记量并送检。肝硬化腹水患者一次放液不超过 3000ml（2 分）。

③穿刺结束后，消毒针孔部位，并按住针孔 3min，以防止渗漏，纱布覆盖，加蝶形胶布固定。大量放液者需加用腹带加压包扎（2 分）。

4．腰椎穿刺术（在医学模拟人上操作）(12 分)

（1）患者体位、姿势正确（2 分）。

模拟人侧卧于硬板床上，背部与床面垂直，头向前胸屈曲，两手抱膝紧贴腹部，使躯干呈弓形；或由助手在考生对面一手挽住模拟人头部，另一手挽双下肢腘窝处并用力抱紧，使脊柱尽量后凸以增宽椎间隙，便于进针。

（2）穿刺操作正确（10 分）。

①穿刺点选择正确（2 分）：以髂后上棘连线与后正中线的交会处为穿刺点，此处相当于第 3 ～ 4 腰椎棘突间隙，有时也可在上一或下一腰椎间隙进行。

②常规消毒皮肤正确（2 分）：戴无菌手套、盖洞巾，用 2% 利多卡因自皮肤到椎间韧带做局部麻醉。

③穿刺正确（3 分）：术者用左手固定穿刺点皮肤，右手持穿刺针以垂直背部的方向缓慢刺入，针尖稍斜向头部，成人进针深度 4 ～ 6cm，儿童 2 ～ 4cm。当针头穿过韧带与硬脑膜时，有阻力突然消失落空感。此时可将针芯慢慢抽出，即可见脑脊液流出。

④测压与抽放液（2 分）：放液前先接上测压管测量压力。正常侧卧位脑脊液压力为 70 ～ 180mm 水柱或 40 ～ 50 滴 / 分。撤去测压管，收集脑脊液 2 ～ 5ml 送检。如需做培养时，应用无菌操作法留标本。

⑤术后处理（2 分）：术后将针芯插入后一起拔出穿刺针，覆盖消毒纱布，用胶布固定。去枕平仰卧 4 ～ 6h。

5．骨髓穿刺术（在医学模拟人上操作，选点：髂后上棘或髂前上棘）(12 分)

（1）患者体位（与选择穿刺部位有关，可任选一个穿刺点）正确（2 分）。

①髂后上棘穿刺点：模拟人俯卧位，骶椎两侧，臀部上方突出的部位。

②髂前上棘穿刺点：模拟人仰卧位，髂前上棘后 1 ～ 2cm，取骨面较平点。

（2）无菌操作，消毒、铺洞巾、局麻操作正确（4分）。

常规皮肤消毒（直径约15cm），术者戴无菌手套，铺洞巾，2%利多卡因局麻至骨膜。

①正确流畅（4分）。

②操作基本正确（3分）。

③操作不正确（1分）。

④全错（0分）。

（3）穿刺操作正确（6分）。

①将骨髓穿刺针固定器固定在适当的长度上（髂骨穿刺约1.5cm），用左手的拇指和示指固定穿刺部位，以右手持针向骨面垂直刺入，当针尖接触骨质时，则将穿刺针围绕针体长轴左右旋转，缓缓钻刺骨质，当感到阻力消失且穿刺针已固定在骨内时，表示已进入骨髓腔。若穿刺针未固定，则应再钻入少许达到能固定为止（2分）。

②拔出针芯，放于无菌盘内；接上干燥的10ml或20ml注射器，用适当力量抽吸（若针头确在骨髓腔内，抽吸时患者感到一种轻微酸痛），随即有少量红色骨髓液进入注射器中。骨髓吸取量以0.1～0.2ml为宜（1分）。

③将抽取的骨髓液滴于载玻片上，速做涂片数张备送做形态学及细胞化学染色检查（1分）。

④如未能抽出骨髓液，则可能是针腔或皮下组织块阻塞或干抽，此时应重新插上针芯，稍加旋转或再钻入少许或退出少许，拔出针芯，如见针芯带有血迹时，再行抽吸（1分）。

⑤抽吸完毕，将针芯重新插入；局部消毒，左手取无菌纱布置于针孔处，右手将穿刺针连同针芯一起拔出，随即将纱布盖于皮肤针孔处，并按压1～2min，再用胶布将纱布加压固定（1分）。

6．开放性伤口的止血包扎（在医学模拟人上操作，胫骨开放性骨折）（12分）

（1）准备工作（2分）。

消毒钳、持针器、镊子、缝合线、剪刀、引流条或橡皮膜，外用生理盐水、消毒纱布、棉垫、绷带、胶布、夹板等。

（2）清洗去污，伤口处理（5分）。

除去伤口周围脏物，用外用生理盐水清洗创口周围皮肤，消毒伤口麻醉，切除失去活力的组织，必要时可扩大伤口，再用过氧化氢（双氧水）反复清洗、止血，缝合伤口，无菌纱布或棉垫覆盖伤口，胶布固定。

（3）夹板固定，操作正确（5分）。

夹板长度超过膝关节，上端固定至大腿，下端固定至踝关节及足底。膝关节、踝关节处垫以敷料再以绷带捆扎。

7．脊柱损伤的搬运（利用医学模拟人操作）（12分）

（1）能叙述脊柱损伤搬运原则（2分）。

保持模拟人脊柱伸直位严禁弯曲。

（2）就地取材（2分）。

木板床或硬质平板担架。

（3）搬运操作方法正确（8分）。

①用木板或门板搬运（2分）。

②搬运时必须保持脊柱伸直位不能屈曲或扭转，三人或四人施以平托法使模拟人平稳移到木板上（6分）。（禁用搂抱或一人抬头、一人抬足的搬运方法，若发现此种情况不能得分）

8．人工呼吸（口对口呼吸，在医学模拟人上操作）（12分）

（1）模拟人体位、头部位置、开放呼吸道，保持气管畅通等操作正确（3分）。

模拟人置于硬板床上或地上，头向后仰，将下颌推向前上方，用拇指压下唇使口张开，清除呕吐物，保持呼吸道畅通。

（2）口对口呼吸操作正确（6 分）。

①一手以拇指及示指捏住患者鼻孔，使其闭塞（2 分）。

②然后口对口密切接触（2 分）。

③向模拟人口内吹气，以见胸起伏为度（2 分）。

（3）吹气频率、力度掌握正确（3 分）。

结合胸外心脏按压（80 ～ 100 次 / 分），按压与吹气之比为 30 ： 2。单人操作时胸按压 30 次，吹气 2 次。

9．胸外心脏按压（在医学模拟人上操作）（12 分）

（1）是否注意患者背部需垫板（或硬质床）（1 分）。

（2）施术者手掌在患者胸前着力点选择正确（2 分）。

考生两手掌重叠，一手掌置于患者胸骨中、下 1/3 交界处的正中线上，另一手掌置于其手背上，手指不触及胸壁。

（3）按压动作正确（4 分）。

双臂绷直，双肩中点垂直于按压部位，利用考生上身重量有节奏地垂直下压。

（4）按压频率与力度（按压深度）正确（2 分）。

速率 80 ～ 100 次 / 分，下压深度 3 ～ 5cm。

（5）是否注意保持患者气管通畅（2 分）。

应让模拟人头向后仰，将下颌推向前上方，使患者呼吸道畅通，如有呕吐物应注意清除。

（6）以下 5 个指标中能描述胸外心脏按压 2 个有效指标的可得 1 分：

①颈动脉搏动。

②原扩大瞳孔再度缩小。

③出现自主呼吸。

④神志逐渐恢复，睫毛反射与对光反射出现。

⑤面色、口唇、指甲及皮肤等色泽再度转红。

10．简易呼吸器的使用（在医学模拟人上示意操作）（12 分）

（1）能连接呼吸器各部件（3 分）。

（2）注意并能保证呼吸道通畅操作正确（3 分）。

（3）如已气管插管，接上呼吸器操作正确（3 分）。

（4）挤压气囊（气球）频率、力度正确（3 分）。

11．气管插管术（在医学模拟人上操作）（12 分）

（1）模拟人体位、头、颈部位置正确（3 分）。

仰卧、抽去枕并将枕垫于颈部，使头尽量后仰让口、咽、喉三轴线接近重叠。

（2）置入喉镜操作正确（6 分）。

考生左手持喉镜，自口右侧角置入，将舌体挡向左侧，再将镜移至正中，见到悬雍垂。沿舌背弧度将镜再稍向前置入咽部，见到会厌，挑起会厌，显露声门，右手以握笔状持导管从右侧弧形斜插口中，将导管前端对准声门后轻柔地插入气管内。

（3）检查插管是否在气管（3 分）。

向已插导管中注气（或吹气）时，进行两肺听诊是否有呼吸音，以确认导管插入气管内。

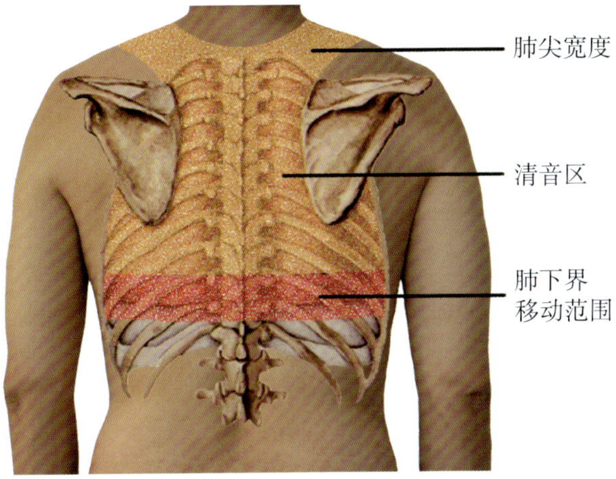

图 5-1　背部叩诊

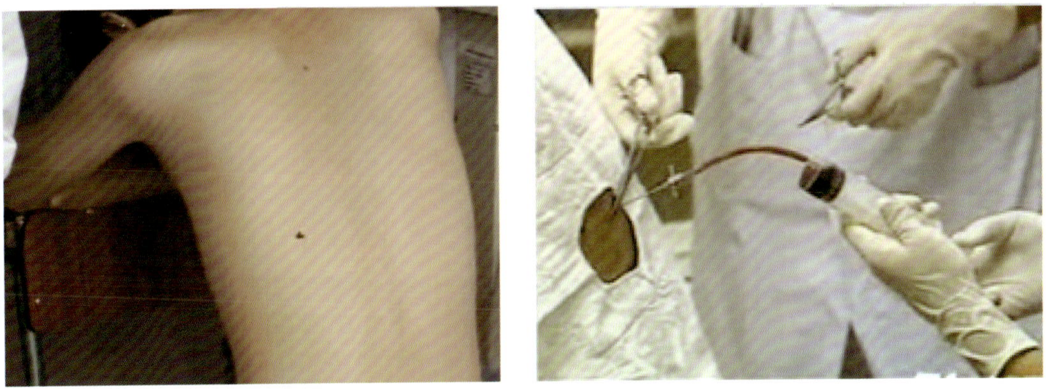

图 30-1　胸腔穿刺术

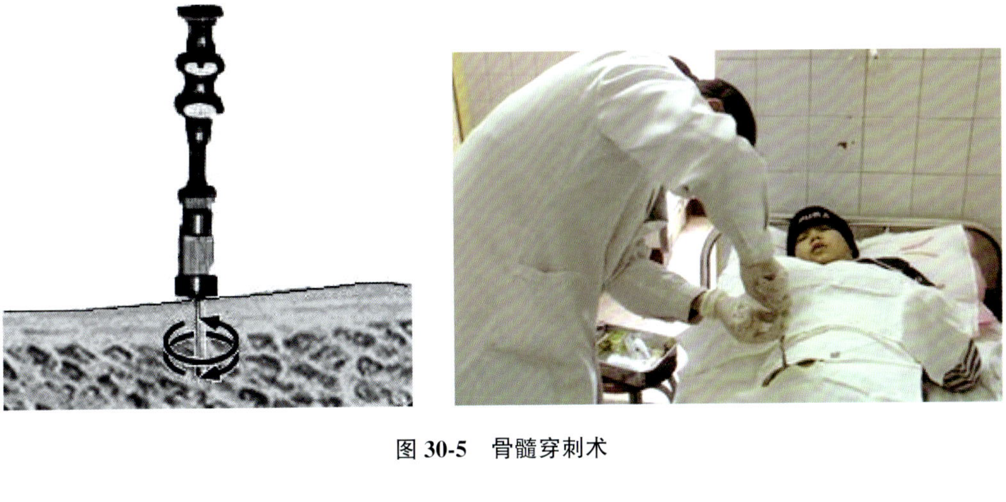

图 30-5　骨髓穿刺术